U0287158

（中文翻译版）

小儿心脏病用药手册

Handbook of Pediatric Cardiovascular Drugs

（原书第 2 版）

主　编　〔美〕理查德·穆诺兹（Ricardo Munoz）

　　　　〔美〕爱德华多·M·达·克鲁兹（Eduardo M. da Cruz）

　　　　〔美〕卡罗·G·维特利（Carol G. Vetterly）

　　　　〔美〕戴维德·S·库伯（David S. Cooper）

　　　　〔美〕唐纳德·贝里（Donald Berry）

主　译　赵青威

副主译　李朵璐　奚苗苗

顾　问　赵　杰　张幸国

科 学 出 版 社

北 京

图字：01-2022-0892

内 容 简 介

　　本书共19章，详细论述了心脏生理，临床药动学在儿科实践中的应用，药物基因组学，药物经济学，心血管系统急救用药，利尿药，β受体阻滞药，血管紧张素转化酶抑制药与血管紧张素受体阻滞药，抗心律失常药，免疫抑制药在小儿心脏移植中的应用，机械辅助循环抗凝血，肺动脉高压的药物治疗，抗栓药与抗纤溶药，镇静催眠药和麻醉剂，多器官衰竭患者用药管理，高胆固醇血症和血脂异常的药物治疗，体外膜肺氧合与透析/持续肾替代治疗中的药物清除，肠外营养，用药差错。本书内容经典，实用性强，适于各级临床医师，特别是儿科医师阅读参考。

图书在版编目（CIP）数据

　　小儿心脏病用药手册：原书第2版 /（美）理查德·穆诺兹（Ricardo Munoz）等主编；赵青威主译 . —北京：科学出版社，2022.3
　　书名原文：Handbook of Pediatric Cardiovascular Drugs (2th)
　　ISBN 978-7-03-071845-7

　　Ⅰ . ①小⋯　Ⅱ . ①理⋯ ②赵⋯　Ⅲ . ①小儿疾病 - 心脏病 - 用药法 - 手册　Ⅳ . ① R725.405-62

　　中国版本图书馆 CIP 数据核字（2022）第 041409 号

　　责任编辑：路　弘 / 责任校对：张　娟
　　责任印制：赵　博 / 封面设计：龙　岩

First published in English under the title
Handbook of Pediatric Cardiovascular Drugs, edition: 2
edited by Ricardo Munoz, Eduardo da Cruz, Carol G. Vetterly, David Cooper and Donald Berry
Copyright © Springer-Verlag London, 2014
This edition has been translated and published under licence from Springer-Verlag London Ltd., part of Springer Nature.

科 学 出 版 社 出版
北京东黄城根北街 16 号
邮政编码：100717
http://www.sciencep.com
天津市新科印刷有限公司 印刷
科学出版社发行　各地新华书店经销
*

2022 年 3 月第 一 版　开本：850×1168　1/32
2022 年 3 月第一次印刷　印张：12 5/8
字数：450 000
定价：85.00 元
（如有印装质量问题，我社负责调换）

译者名单

主　译　赵青威

副主译　李朵璐　奚苗苗

顾　问　赵　杰　张幸国

译　者（以姓氏笔画为序）

卜书红　于　倩　马葵芬　王　刚　王　宇

王春林　田　庄　史天陆　师少军　吕良忠

任少琳　羊红玉　孙德清　李朵璐　李晓宇

杨志福　杨跃辉　吴佳莹　吴惠珍　张毕奎

张鹏霄　陈　建　陈　娜　罗　敏　周　华

周伯庭　赵青威　柳　琳　饶跃峰　姜赛平

徐　斑　黄　萍　奚苗苗　梁星光　楼　燕

缪　静　戴海斌

原著前言

　　为了帮助医务工作者安全正确地使用儿科心血管药物,我们于2008年出版了第1版《小儿心脏病用药手册》。5年后,随着知识的更新,我们编写了新的版本。第1版由众多著名的作者合作,介绍了儿科心血管疾病的基本用药。对于每天面对儿科心血管病患者(从新生儿到青少年)的医务工作者,这本袖珍参考手册可以满足他们的需求。本书并不是为了全面综述所有的心血管药物,而是为了给医务工作者提供基本药物信息,从而协助其日常的临床实践。

　　我们真诚希望本书,能对从事复杂且高风险的小儿先天性心脏病的医师、研究员、住院医师、中级医师、药剂师、护师和多学科医疗组中的其他医务工作者提供帮助。

Ricardo Munoz

Eduardo M. da Cruz

Carol G. Vetterly

David S. Cooper

Donald Berry

译 者 前 言

儿童作为一个特殊的群体,身体器官和生理功能尚未发育成熟,在药品的使用上与成人有很大的差别。而全球范围内儿科制剂普遍缺乏,导致目前我国儿童用药普遍以成人药品来代替,无疑加大了儿童用药的风险。

在儿科心血管疾病领域,尚缺乏药物治疗相关的参考书籍,给相关医务人员的工作开展和儿科心血管疾病的规范化治疗造成了较大困扰。为进一步促进儿科心血管药物治疗的不断规范及推广,在广泛调研的基础上,综合各方面意见,一致认为由 Springer 出版社发行、美国 Ricardo Munoz 等专家编著的 *Handbook of Pediatric Cardiovascular Drugs*(Second Edition)在专业性、科学性及实用性等各方面均获得较高评价。本书着重介绍了儿科的用药特点及相关心血管疾病的基本用药,包括常见药物的适应证、规格、用法用量、药代学特征、注意事项等,内容简明扼要,可作为从事儿科心血管疾病治疗的医务工作者的口袋丛书之一。因此,我们组织了一批全国儿科、心血管科等专业权威的临床医学专家及长期从事一线工作的资深临床药学专家,费时一年余,精心译制了该手册,并由科学出版社正式出版发行,以期为我国儿科心血管药物治疗的临床应用及研究提供参考。

最后,特别感谢各兄弟院校、医疗机构的临床医学、药学诸位专家在本书的编译及审稿过程中的辛勤付出。同时,本书的编译工作得到了中华医学会临床药学分会及各编委所在院校领导、科学出版社的大力支持,还吸纳了众多同行专家的宝贵意见,在此一并致以诚挚谢意！若发现内容疏漏或错误，希望读者及时指正，以便补充修订，使本书更臻完善。

浙江大学医学院附属第一医院　赵青威

2022 年 3 月

目　录

第 1 章

心 脏 生 理

了解心脏的生理对于理解本书中提及的各种情况和药物机制至关重要。本章将对心脏生理进行简述并重点讲述新生儿和儿童心脏的独特之处,重点是让读者熟悉一些基本概念,详细内容将在后续章节讨论。为便于进一步了解相关知识,本章总结中也列出了一些详细资料。

第一节 心脏的基本结构和电生理功能

人的心脏主要由 2 个相连的泵组成,将血液输送至肺循环和体循环中。心脏由 2 个心房(主要接收静脉血)、2 个心室(泵出血液)、瓣膜(防止血液回流)和传导系统(传导驱动心脏活动的电脉冲)组成。电信号通过一系列生化过程被传导并被转换成机械活动,其中无一例外都有离子(主要是 Na^+,Ca^{2+},K^+)通过电压门控离子流动和下游蛋白进行相互作用。这些组分的不完整会导致心脏疾病,同样这也是药物治疗的机制所在。

心脏的节律和相应的收缩准确地对应着电脉冲(动作电位)的传播(图 1-1)。正常情况下,每个动作电位起始自窦房(sino-atrial,SA)结,这是一组存在于右心房上方特殊的心肌细胞。这些细胞具有自主性,意味着它们会自发地发出电冲动(除极)。之后电脉冲通过细胞与细胞之间的连接(称为间隙连接)传导至附近的心房细胞。最终,除极波到达第二组位于心房底部、靠近心脏中心、被称为房室(atrio-ventricular,AV)结的特殊细胞群。由于心房和心室被二、三尖瓣水平的环状纤维组织隔绝,电脉冲只能通过 AV 结进行传导。动作电位经过 AV 结处时会有短暂的(约 0.1s)内源性延迟,之后很快延希氏束和浦肯野纤维在心室肌内传播。这一迅速传导的网络像导线一样将电冲动传导至心尖部,使得心室协调、有效地收缩。

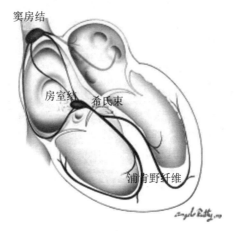

图 1-1　参与正常心脏传导的结构

一、动作和静息电位

　　静息状态下,心肌细胞膜内外的电位差为负值(静息电位)。电位差来自于细胞膜上离子通道和跨膜转运活动,是心肌(和心脏)传导电冲动的必要条件。如果有足够的刺激,心肌细胞对 Na^+ 通透性发生改变,导致膜内外的电位差变为正值(除极)。之后,心肌细胞对 K^+、Cl^- 和 Ca^{2+} 的通透性发生变化导致细胞内电位最终恢复为负值。以时间作图,动作电位的变化通常分为 5 期(图 1-2),对应心肌细胞膜通透性的改变。抗心律失常药物就是针对细胞膜通透性进行作用,影响动作电位的变化。例如,Ⅰa 类药物(普鲁卡因、丙吡胺和奎尼丁)影响 Na^+ 内流,导致 0 期除极速度减慢和复极轻度延长。

二、自律性

　　自律性是指一个或者一簇心肌细胞自发除极、并触发动作电位进行传导的内在能力。这些细胞被称为"起搏细胞",包括 SA 结和 AV 结细胞。

　　在心脏节律特别缓慢时(例如窦房结停搏、完全心脏阻滞),希氏束-浦肯野细胞及心室心肌细胞也可以自动除极。由于起搏细胞除极更快,

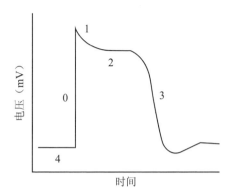

图 1-2　浦肯野纤维的动作电位

4 相是电刺激前的静息状态；0 期是 Na^+ 内流导致的快速除极期；
1 期是复极早期，由于 Na^+ 通道关闭和 Cl^- 外流所致；2 期也被称为平
台期，主要由 Ca^{2+} 内流所致；3 期是快速复极期，主要由 K^+ 外流所
致；mV.毫伏

在心脏节律正常时这些细胞的自律性并不显现。而损伤后，不具有自律
性的细胞可能会因电流外漏获得膜传导性和自动除极，从而出现自主性
心动过速。图 1-3 显示 SA 结和 AV 结细胞动作电位。4 期除极时斜率
为正，逐渐朝向阈值电位，即 0 期动作电位的起始处。4 期除极的斜率
是决定动作电位起始速度即心率的关键。自主神经系统对心脏自律
性进行调节，因此作用于中枢（右美托咪定、可乐定）或者在心肌细胞

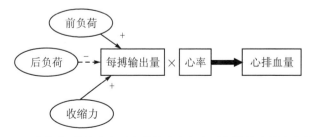

图 1-3　前负荷、收缩力和后负荷的改变都会对每搏输出量产生影响

水平影响动作电位和传导的药物(地高辛、β受体阻滞药)均会影响自律性。临床实践中,许多药物兼有直接作用于心肌和影响自主神经的作用。

三、电机械偶联

在宏观水平,动作电位从右心房顶沿 AV 结、希氏束-浦肯野系统最终传导至心室肌,才能使得心肌有序、协调地收缩和舒张。在细胞水平,心肌的收缩舒张则需要电-机械偶联,这需要胞质内 Ca^{2+} 浓度发生改变。除极开始后,由于钙内流和肌质网内储备钙的释放,胞质内钙浓度显著上升。Ca^{2+} 直接作用于收缩组分肌动蛋白和肌球蛋白的相互作用,导致肌纤维缩短。正如心肌细胞收缩要依赖 Ca^{2+},心肌细胞舒张也是主动过程,需要以三磷腺苷(adenosine triphosphate,ATP)作为能量将 Ca^{2+} 从胞质中迅速释放出来从而抑制收缩。新生儿心脏的钙转运过程尚未成熟,导致过度依赖细胞外钙浓度来维持心脏的收缩力。要进一步了解收缩组分之间下游的相互作用和电机械偶联过程,读者可以阅读本章节最后提及的参考文献。

四、心律失常

这里仅对几类心律失常的机制进行简单介绍。心脏的节律异常可分为心动过缓和心动过速。心动过缓主要是由于冲动自右心房顶传导至 AV 结和希氏-浦肯野过程中发生延迟或者阻滞,多数因 AV 结组织受累〔一度和二度Ⅰ型(即文氏现象)传导阻滞〕或者希氏-浦肯野系统受累所致〔二度Ⅱ型(莫氏现象)和三度(完全)传导阻滞〕。心动过缓也可见于窦房结疾病(自律性不足),由于起搏不足不能提供生理需要的心率。引起心动过速的原因较多,可以来自心房、心室或者 AV 结。但是根本机制可以分为自律性增强和折返两种。自律性增强的心动过速是由存在异常自律性的细胞或者细胞群所致,它们自动除极速度比窦房结快,因此会发出高于生理节律的心率。自律性增强的心动过速最常见于异位房性心动过速、多源房性心动过速和交界区心动过速。自律性增强的心动过速多在发生时存在"温醒阶段"和(或)停止前出现"冷却阶段",虽然总体节律较快,心率还是有微小的变化。相反,折返型心动过速则是由于存在额外、非生理性的电通路,允许电冲动返回至早前传导经过并已开始复极的心脏区域。这种"短路"导致同一冲动循环往复并引发持续除极。折返型心动过速具有特征性的突发突止,而且心动过速时心率无变化。折返通路可以只存在于心房(心房扑动)、心室(室性心动过速)或者 AV 结内(AV 结折返型心动过速),也可以由连接心房、AV 结和(或)心室的组织组成(旁路型心动过速)。

第二节　心脏生理学

诊治血流动力学紊乱的关键依然是对基础生理概念的理解,即前负荷、收缩力和后负荷,这些概念最早在 19 世纪晚期被提出,会直接影响每搏输出量,并与心率共同影响心排血量(图 1-4)。

一、前负荷

前负荷是指在生理范围内,心室根据收缩前充盈程度(舒张末容量/纤维长度)来改变收缩力的内在能力。舒张末容积越大,心室纤维牵拉越长,收缩力就越大。这种收缩力随着前负荷增长而增加的关系一直持

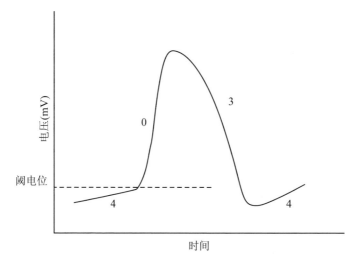

图 1-4　窦房结或者房室结细胞动作电位

4 期曲线特点是斜率为正,逐渐除极接近阈值(即自律性),在 0 期出现上升支。

mV.毫伏。3 期为复极期,细胞恢复至基线或者静息电位

续至心肌收缩力真正开始下降时。前负荷与收缩力之间的关系被称为Frank-Starling机制。从概念上讲,前负荷多被认为等同于患者的血管内容量。在低容量的状态下(如脱水),心肌收缩力及心排血量均减低。临床通常采用中心静脉压力(central venous pressure,CVP)来反映容量状态,因为CVP近似等于心室舒张末压力。假设心室顺应性(压力-容量曲线)正常,并且不存在严重的三尖瓣(或者二尖瓣)狭窄,临床就可以用CVP来替代前负荷。在临床中解读CVP时必须谨慎(例如有舒张功能异常或者缩窄性心包炎时,心室顺应性较差,此时较低的前负荷显示为"正常"CVP)。

二、收缩力

前面已经提及,在生理范围内,心肌纤维(前负荷)越伸长、收缩力越大。然而,收缩力(或者正性肌力)特别是指在给定前负荷的前提下心肌的反应程度,可以被认为是任何前负荷的"倍增因子"(图1-5)。收缩力是肌肉纤维的内在能力,相对独立于前负荷或者后负荷。换句话说,无论前负荷如何,正性肌力(例如输入多巴胺)时收缩力增加,负性肌力时(如收缩功能异常)则收缩力减低。低心排血量时(例如扩张型心肌病),可以使用药物(如多巴胺、低剂量肾上腺素、米力农、地高辛)增加收

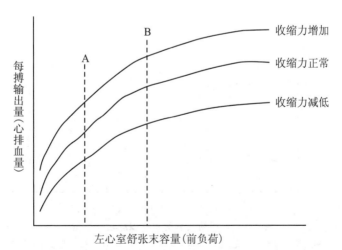

图1-5　Frank-Starling曲线显示不同前负荷、心排血量和收缩力之间的关系

缩力来改善心排血量。这些治疗除了正性肌力作用,还会有其他不良反应(例如增加心肌耗氧、导致显著心动过速或者心律失常),可能会影响其疗效。

相比于较大的前负荷 B,前负荷 A 的心排血量较低。如果前负荷固定,心排血量则受正性肌力状态(收缩力)影响。

三、后负荷

后负荷是指收缩时心室壁的张力,经常被定义为心室收缩时需要对抗的负荷。临床中,后负荷通常被认为是体循环血管阻力,即主要为动脉阻力。然而依据 LaPlace 定律,心室张力不仅与心室压力正相关,也与心室直径正相关,与室壁厚度负相关。因此,对左心室而言,后负荷的主要组成部分是外周血管阻力、动脉壁僵硬度、主动脉内血流的多少、血液黏稠度及左心室壁厚和直径。同样,对于右心室,后负荷主要受到肺动脉阻抗、肺血管阻力、肺循环内血容量、血液黏稠度及右心室壁厚和直径的影响。临床中左心室后负荷增加的见于主动脉狭窄(阻力增加),主动脉缩窄和高血压(阻力和血管壁僵硬度增加),扩张型心肌病(心室扩大)。无论前负荷多少,后负荷越大,心肌纤维收缩越受限,每搏量就越低。换言之,后负荷决定收缩末心室腔的大小,这种作用独立于收缩前的心室容量(前负荷)。

四、压力-容量曲线

将以上的概念转换成图表有助于充分理解每个特征在体内的自身特点及它们之间的相互影响。压力-容量曲线有助于理解前负荷、收缩力和后负荷的作用和相互作用。如图 1-6a 所示,通过图底部的曲线来演示心室舒张性能(顺应性)和前负荷的相应改变,心动周期中心室容量以直角表示,收缩力则用收缩末容量的对角线表示(收缩末压力容量关系)。收缩开始(点 A),压力增加(等容收缩)直到心室压力超过主动脉压力,此时主动脉瓣开放,心室开始射血(点 B)。随着继续排血,心室开始松弛,直至最终压力下降低于主动脉压力(点 C)。此时心室压力降低但是容量保持不变(等容舒张)直至压力低于左心房,二尖瓣开放(点 D)。舒张期心室容量增加,直至下一周期收缩开始,如此循环往复。直角内面积代表每搏做功,沿 X 轴、垂直线之间的距离即为每搏排血量。

如图 1-6b 所示,前负荷增加,每搏量较基线增加,但是收缩末容量均受到后负荷(以及收缩力)的限制。后负荷减低时(点划线),收缩末容量随之减低,而每搏量增加。相反,后负荷增加导致收缩末容量增加(即心肌纤维缩短减低)及每搏量减少。如图 1-6c 所示,收缩力改变(正性肌力)也会影响每搏量。最后,在给定前负荷情况下,心室顺应性差异(图底部曲线的斜率和形状)会导致舒张末容量(心肌纤维张力)的不同,同样也会影响每搏量(图 1-6d)。

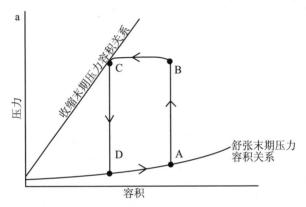

图 1-6　a.程式化的压力容积环

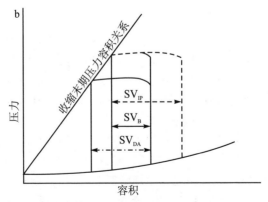

图 1-6　b.收缩末期压力容积关系

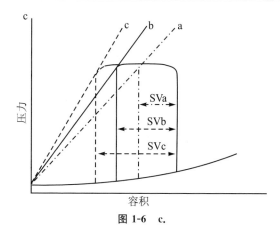

图 1-6　c.

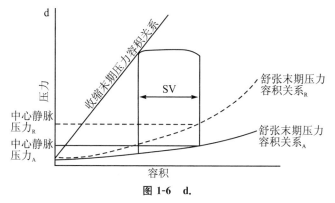

图 1-6　d.

沿逆时针方向是舒张末容量和收缩开始,等容收缩(A-B),主动脉瓣开放(B),心室收缩(B-C),主动脉瓣关闭(C)和等容舒张期(C-D),二尖瓣开放(D)和心室舒张充盈(D-A)。AB 线和 CD 线之间的容量差即为每搏量;图 1-6(b)前负荷增加导致每搏量较基线增加,但是这两个时刻的收缩末容积受到后负荷(压力容积曲线的高点)和收缩力(收缩末期压力容积关系曲线斜率)限制。在后负荷减少的情况下,通过降低收缩末容量来增加每搏量(SV_{DA})。图 1-6(c)在已给定的前后负荷时,每搏量随收缩力变化。ESPVR 曲线中 A,B,C 代表逐渐增加的正性肌力状态。图 1-6(d)心室顺应性变化对 SV 的影响由 2 条舒张末期压力容积关系曲线显示。在心室顺应性减低时,需要更高的中心静脉压力(CVP)才能获得同样的心室舒张末容量和每搏量

五、临床测定心功能和收缩力

患者能否进行床旁评估受现有临床技术的限制。例如,使用阻力导管画出压力容积环能够使临床医师对血流动力学不稳定患者的状态(包括对治疗的反应)有充分的了解,但是由于该技术有侵入性而且需要连续监测,对大多数患者并不适用。因此,大多数临床医师会依赖一些替代技术和临床经验来进行治疗。例如通常用 CVP 来估测患者的前负荷,用体循环血压估测后负荷,超声心动图评价心室收缩功能等。评价收缩功能的特异指标有缩短分数(SF),射血分数(EF)和轴向纤维缩短速度(Vcfc)。SF 和 EF 意义类似,测量缩短程度来评估左心室收缩功能。用左心室收缩末容量(LVEDV)和舒张末容量(LVESV)来计算 EF,用左心室腔长度或者内径(LVESD 和 LVEDD)来计算 SF。公式如下:

$$EF = (LVEDV - LVESV) / LVEDV \times 100$$
$$SF = (LVEDD - LVESD) / LVEDD \times 100$$

用二维超声测量左室容量来计算 EF,M 型超声测量左心室内径计算 SF。这些指标均容易获得,并能够定量评估左心室收缩功能,但是受到前后负荷的影响;前后负荷随时间变化,不能保持稳定。另外一种测量心室功能的方法,即平均 Vcfc,采用 LV 射血速度来评价收缩功能,不依赖前负荷和心率,但是仍然受到后负荷影响。

室壁应力,即每单位心肌横断面的张力,被认为是评价心室后负荷的最佳指标,因为它代表左心室室壁厚度(质量)。平均 Vcfc 和 LV 室壁张力之比可以评估收缩功能而不受前负荷、心率和后负荷的影响。遗憾的是,这些指标都不能体现心室舒张功能——一个经常被低估,但却是导致心力衰竭的重要因素。舒张功能也有可以测量的指标,但是并非本章讨论的内容。

第三节　儿童心脏的独特之处

从结构、生理和解剖角度讲,新生儿和儿童的心脏异于成人。动物研究显示相较于成年个体,新生个体心脏的收缩和舒张功能均较低。从结构角度讲,功能的差异很大程度上是源于心肌细胞对钙调控的不同。不成熟心肌细胞含有较少的肌质网,因此细胞内钙存储有限。肌质网膜转运蛋白的数量和活动度减低进一步使得新生儿心脏的钙流动与成人有所不同。由于钙调控不同，不成熟心肌细胞更加依赖于细胞外钙来完成心肌纤维的收缩和舒张。新生儿和婴儿心脏的其他独特之处还有，与成熟心脏相比，每个心肌细胞中含有的收缩组分较少，非心肌细胞所占比例比心肌细胞更高。另外，成人心肌细胞内收缩组分呈线性平行排列，而新生儿心脏内收缩组分排列是紊乱的。因此，前者会影响生成收缩张力，而后者可能是导致新生儿和婴儿心脏顺应性较差的原因。

诸多结构差异会影响新生儿和婴儿的心脏特征。例如新生儿和婴儿心脏对血浆钙浓度比较敏感，因此在心脏手术后，通常会输注钙来进行强心治疗。同样，由于心室顺应性较差，导致新生儿和婴儿通过提高每搏量来增加心排血量的能力有限。因此，新生儿、婴儿及一部分儿童更多地依赖增加心率来提高心排血量。临床上就可以解释婴儿、儿童通常心率较快，不能耐受成人的正常心率。

当对新生儿、婴儿、儿童进行评价时，必须对基础心脏解剖结构进行细致的评估，因为即使明显的结构异常也可以没有临床症状。这些异常会因低心排血量导致心力衰竭（例如，由于主动脉缩窄、左心室发育不良或者严重的主动脉瓣狭窄导致左心受阻），或者会因为肺循环血量增多导致心力衰竭（例如，室间隔缺损或者动脉导管未闭导致较大的左向右分流）。

第四节　分流性疾病和计算

儿童心脏科常会遇到有血液分流的结构性心脏病。需要明确术语和分流的计算。遇到先天性心脏病、需要对分流进行定量时，要谨记在心的是出生时体循环和肺循环血管阻力发生显著改变并持续一段时间。这些变化会影响分流的方向和程度，此时诸多的治疗手段（例如药物、机械通气和吸入气体）被用来改善分流程度，降低分流对患者的影响。同样重要的是充分理解心排血量、血管阻力和血压之间的关系。这种关系被称为 Ohm 定律（电压＝电流×阻力），其中电压被压力（P）替代，电流和阻力被心排血量（Q）和血管阻力（R）替代，即为等式 $\triangle P = Q \times R$。

如本章开始所说，心脏主要由相连的 2 个泵组成。右心将血泵入肺循环，左心将血泵入体循环。没有分流时，右心排血量（Qp）与左心排血量（Qs）相等，即 Qp : Qs ＝1。当左向右分流时，Qp : Qs＞1；右向左分流时 Qp：Qs＜1。简单的经验法则是(类似于电流)，"血液流向阻力低的地方"。因此，肺循环和体循环之间的阻力差是决定分流方向和程度的主要因素。心室分流(室间隔缺损)和血管水平分流(主肺动脉窗，动脉导管未闭和手术产生的动脉分流)遵循这一原则，心房水平分流的方向和强度并非由阻力差而是由左、右心室相对顺应性所决定。临床中，血流和压力相对容易测定，阻力通常需要计算获得。重新安排上述等式，肺血管阻力(PVR) ＝△P/Qp，△P 是跨肺压力[平均肺动脉压－平均肺静脉压(或者左心房)]；同样，体循环阻力(SVR) ＝ △P/Qs，△P 是指跨体循环压力[平均动脉压－中心静脉压]。

在日常的临床实践中，只有了解胎儿期、新生儿期和成人期 PVR 和SVR 的正常生理变化，医师才能对每个患者的情况进行合理的推测和有效的治疗。然而有时候临床情况并不明了，因此确定分流程度甚至分流方向就十分必要。这些用于定量分流或者计算阻力的参数大多可以通过心导管、在不同的心腔和大血管内测量压力和取血测量血氧饱和度来获取。另外，重症监护病房床边或者使用热稀释导管(如 Swann-Ganz导管)或者测量氧耗(VO₂)并用 Fick 公式计算均可以获得 Qp 值。这些技术的详细描述并不在本书范围内，简单来说，热稀释导管可以测量 Qp和计算 PVR 所必需的压力，而测量 VO₂ 和相应的血氧饱和度可以计算Qp 和 Qs。

第五节　血流动力学计算

例一　8 周大小患儿合并非限制性大室间隔缺损

	压力（mmHg）	血氧饱和度（％）
上腔静脉	8	68
右心室	85/55	88
肺动脉	70（平均压）	88
肺毛细血管楔压	15	98
主动脉	85/55	98

Hgb＝13.0g/dl，VO₂＝55.8ml/min，BSA＝0.25 m²

通过 Fick 公式计算。

$Qp = VO_2/[Hgb(g/dl) \times 13.6 \times (PV_{sat} - PA_{sat})] = 55.8/[13 \times 13.6 \times (0.98 - 0.88)] = 3.2 \, L/min$

$Qs = VO_2/[Hgb(g/dl) \times 13.6 \times (Ao_{sat} - MV_{sat})] = 55.8/[13 \times 13.6 \times (0.98 - 0.68)] = 1.1 L/min$

因此, Qp : Qs = 3.2/1.1 即 3 : 1[如果仅有血氧饱和度, 也可以去掉其他项目进行计算, 即 $(Ao_{sat} - MV_{sat})/(PV_{sat} - PA_{sat}) = (0.98 - 0.68)/(0.98 - 0.88) = 3 : 1$]。

$QP_i = Qp/BSA = 12.6 L/(min \cdot m^2)$

$PVR = TPG/Qp_i = (70 - 15 mmHg)/12.6 L/(min \cdot m^2) = 3.97 Wood 单位$

例二　5 岁患儿合并非限制性大室间隔缺损

	压力（mmHg）	血氧饱和度（%）
上腔静脉	8	68
右心房	85/55	73
肺动脉	70（平均压）	73
肺毛细血管楔压	15	98
主动脉	85/55	98

$Qp_i = 5.0 L/(min \cdot m^2)$

$Qp : Qs = (0.98 - 0.68)/(0.98 - 0.73) = 1.2 : 1$

因此, $Qs_i = 5.0 \, L/(min \cdot m^2)/1.2 = 4.2 L/(min \cdot m^2)$

$PVR = TPG/Qp_i = (70 - 15 mmHg)/5.0 L/(min \cdot m^2) = 11.0 \, Wood 单位$

$Hgb = 13.0 g/dl, VO_2 = 55.8 ml/min, BSA = 0.7 m^2$

$Qp_i = 4.48 \, L/(min \cdot m^2)$,

$QS_i = 2.65 \, L/(min/m^2)$,

$Qp : Qs = 4.48/2.65 = 1.69 : 1$

$PVR = TPG/Qp_i = (20 - 11 mmHg)/2.65 L/(min \cdot m^2) = 3.4 \, Wood 单位$

例三　大房间隔缺损

	压力（mmHg）	血氧饱和度（%）
上腔静脉	10	72
右心房	10	79
右心室	32/14	83
肺动脉	20（平均压）	83
肺毛细血管楔压	11	99
主动脉	85/55	99

Hgb=12.6g/dl,VO_2=86ml/min,BSA=0.7 m^2

例四　法洛四联症

	压力（mmHg）	血氧饱和度（%）
右心房	10	63
右心室	85/55	63
肺动脉	16（平均压）	63
肺毛细血管楔压	11	
主动脉	85/55	87

Hgb=14.2g/dl,VO_2=62ml/min,BSA=0.3m^2

Qp_i=2.97L/(min·m^2)

QS_i=4.43 L/(min·m^2)

Qp：Qs=2.97/4.43=0.67：1

PVR=TPG/ Qp_i=（16－11mmHg)/2.97 L/(min·m^2)=1.68 Wood 单位

附:常用公式

Qp：Os=（主动脉－混合静脉血氧饱和度)/（肺静脉－肺动脉血氧饱和度)

Qp=VO_2/[13.6×Hgb (g/dl)×(肺静脉－肺动脉血氧饱和度)]

Qs ＝ CO ＝ VO$_2$／[13.6×Hgb（g/dl）×（主动脉－混合静脉血氧饱和度）]

肺血管阻力（PVR）＝ 跨肺压（TPG）／ Qp

跨肺压＝平均肺动脉压力－肺毛细血管楔压（或者左心房压）

体循环阻力（SVR）＝（平均动脉压－中心静脉压）／ Qs

参考文献

[1]　DiMarco JP, Gersh BJ, Opie LH. Antiarrhythmic drugs and strategies. In: Opie LH, Gersh BJ, editors. Drugs for the heart. 6th ed. Philadelphia: Elsevier Saunders; 2005: 218-219.

[2]　Schwartz SM. Cellular and molecular aspects of myocardial dysfunction. In: Shaddy RE, Wernovsky G, editors. Pediatric heart failure. Boca Raton: Taylor & Francis Group, 2005: 71-73.

[3]　Fisher DJ. Basic science of cardiovascular development. In: Garson A, Bricker JT, Fisher DJ, Neish SR, editors. The science and practice of pediatric cardiology. Baltimore: Williams and Wilkins, 1998: 201-209.

[4]　Ralphe JC. Pathophysiology of chronic myocardial dysfunction. In: Slonim AD, Pollack MM, editors. Pediatric critical care medicine. Philadelphia: Lippincott Williams & Wilkins, 2005: 230-234.

第 2 章

临床药动学在儿科实践中的应用

第一节　儿科药动学

药物吸收

1.口服给药　与年长的儿童和成人相比,婴幼儿的药物吸收速率一般较慢。口服给药后药物的吸收效率可能是多变的,尤其是在胃排空时间延长(6~8h)、不可预计胃肠蠕动及达峰时间延迟的婴幼儿期,其胃内pH 在出生后 24h 内达到 1~3,1 周后变成酸中性,随后 2~3 年逐渐下降至成人水平。这种变化可能导致婴幼儿对碱性药物如阿莫西林、红霉素和青霉素的吸收增加,而对弱酸性药物(含苯巴比妥)的吸收减少。

胆汁酸合成减少及脂肪酶分泌不足会减少脂溶性维生素的吸收。在儿童中不规则的蠕动可能会影响小肠药物吸收。出生后 1 周胃窦收缩出现,且经婴幼儿早期阶段肠运动得到改善。其他发育差异包括谷胱甘肽硫转移酶的减少、微生物菌群的改变及内在血流量的改变等。腹泻同样是小肠转运的变量,其可能加快转运,减少和改变缓释物质的吸收。

2.其他给药途径　因相对较大的体表面积、增强的表皮水化程度、减少的表皮及角质层的厚度,在婴幼儿中肾上腺皮质类固醇和乙醇(酒精)等药物的经皮吸收可能增加。与成人相比,婴幼儿及儿童的总体表面积与体重的比率相对较大。

新生儿因外周血流灌注多变和有限的肌肉群,使其肌内注射部位吸收程度可能难以预测。但是,因骨骼肌毛细血管的密度较高而使新生儿肌肉吸收可能更有效。

虽然未进行过年龄相关性观察研究,但地西泮(安定)或咪达唑仑等药物直肠给药可能比口服给药途径的血药浓度更高。尽管直肠药品的排出增强可能同时减少生物利用度,肝代谢的不成熟还是可能会增加新生儿直肠给药的生物利用度。

3.生物利用度　药物的"生物利用度"是指进入体循环的药物量。

其受药物吸收、小肠壁细胞代谢(称首关效应/体循环前代谢)及肝代谢(称"首关效应")影响。生物利用度值低反映出吸收程度低或代谢率高。

第二节　药物分布

药物在蛋白结合、体液、膜转运及血液和组织血流动力学等因素的影响下转运至身体各脏器组织。药物通常迅速从血液分布至高灌注器官如肝和肾,然后缓慢分布至其他器官、组织。结合疾病状态、药物脂溶性、身体组织特征、区域 pH 差异及蛋白结合性等决定性因素,随着时间的推移药物在多个脏器组织之间转运直至保持平衡。

一、分布容积

药物分布容积(Vd)是指药物分布至体液/组织的程度,联系着体内药物量与标准的血药浓度(Css),其定义如下。

$$Vd(L/kg) = \frac{体内药物量(mg)}{标准血药浓度(mg/L)}$$

在临床实践中,这个值可为特定的病患利用标准平均 Vd 值用于苯妥英钠和利多卡因等需尽快达治疗血药浓度的药物"负荷剂量"的快速计算。举个例子,如果一个既定药物的平均人口 Vd 是 1L/kg 且期望血药浓度是 15mg/L,那需要的平均"负荷剂量"即是 15mg/kg。血浆外分布广泛的药物 Vd 值大。

二、总体液和细胞外液量

与成人相比,在新生儿、婴幼儿和儿童中观察到相对于体重而言扩大的总体液值:早产儿总体液量占 80%,新生儿 70%~75%,而成人为 50%~60%。与成人相比,新生儿和小婴儿同时还有相对于体重而言较大的细胞外液量。对氨基糖苷类、青霉素和头孢菌素等水溶性药物显示的分布至总体液情况,婴幼儿将会需要较大的剂量(剂量表示为 mg/kg)以便达到与成人达到的具有可比性的血药浓度。

三、总体脂肪量

早产儿的体脂含量(1%)显著低于足月产儿(15%)和成人(20%)。

脂溶性药物如苯二氮䓬类可能因此在早产儿中表现出较低 Vd 估计值，将导致临床效应增强。

四、蛋白结合作用

药物在血浆中与白蛋白、α-1-酸性糖蛋白（α-1-AG）及脂蛋白等蛋白质结合。白蛋白能在 2 个结合位点结合阴离子药物的主要血清蛋白。位点 I 可结合华法林、磺胺类药、苯妥英钠及丙戊酸等药物，而位点 II 可结合青霉素、苯二氮䓬类。在出生后第 1 年白蛋白的浓度较低的情况下（为成人的 $75\%\sim80\%$），胎儿白蛋白的存在使药物的亲和力下降，以及内源性竞争性物质如胆红素和游离脂肪酸的影响，对有较高游离浓度的药物如苯妥英钠、水杨酸酯和丙戊酸等可能导致游离部分增加。能够高度结合白蛋白的药物与同样能结合白蛋白的内源性物质如胆红素等存在着潜在的竞争性，这意味着对患有高胆红素血症或有患病风险的婴幼儿需谨慎使用头孢曲松和磺胺类药物。

尽管白蛋白和药物的结合是重点，但 α-1-AG 的作用也不容忽视，因其可结合重要的阳离子或中性药物。炎症、急性心肌梗死后的急性时相反应期 α-1-AG 发生改变，可能导致利多卡因、普萘洛尔和奎尼丁等药物的游离血药浓度降低。此外，婴幼儿的 α-1-AG 的浓度是成人水平的 50%，且在出生 1 年后缓慢增加。

第三节　药物消除

体内药物消除主要通过肝或其他代谢位点和（或）肾进行活性药物或生物转化代谢产物的排泄。体内总的药物消除是所有代谢和排泄的总和。

一、代谢

药物代谢通过羟基、氨基或巯基等官能团的转换经生物转化经 I 相反应（氧化、还原、硫化、水解）发生。氧化反应是在混合功能氧化酶（含细胞色素 P450 酶）的催化下经羟基化、脱烷基化、脱氨基作用进行的。随着时间的推移，I 相和 II 相反应逐渐成熟。 I 相反应通常经 1 年可成熟。 II 相反应，亦称合成或结合反应，将这些代谢副产物与葡糖苷酸、硫酸盐、甘氨酸等物质结合。经过Ⅱ相反应后,极性大的代谢产物更易随尿液排出。Ⅱ相反应以较缓慢的速度逐渐成熟,如葡萄糖醛酸化作用的活化需经 3~4 年。

二、药物肝提取

药物经肝清除的效率受肝血流量、蛋白结合性和固有代谢活性影响。一个药物的肝清除率(CLh)是指单位时间内有多少体积血浆中所含的药物被肝清除掉,是关于肝血流量和药物的肝提取率的一个函数,如下。

$$CLh = Q \times \frac{Ci - Co}{Ci}$$

其中,Q 为肝血流量,Ci 及 Co 是药物进、出肝的药物浓度。对于高清除率的药物有美托洛尔、普萘洛尔、利多卡因、硝酸甘油和维拉帕米等,清除率主要取决于肝血流量,当疾病影响肝血流量时,需要剂量调整。

三、细胞色素 P450 同工酶系

药物代谢至非药理活性或低药理活性复合物的过程可以在很多组织进行,然而最主要的药物代谢部位是肝和胃肠道,通过特定的药物代谢酶细胞色素 P450(CYP450)进行代谢。CYP450 主要负责药物代谢,在肝、小肠、肾、肺及脑中存在有最高浓度,迄今为止有超过 30 种人类的同工酶被识别。CYP 酶系根据氨基酸序列的不同而被分为家族和亚家族。

因其基因多态性影响药物代谢及其疗效,目前关注热点集中于这些代谢途径。常用药物超过 90% 都被这 7 种同工酶代谢:3A4、3A5、1A2、2C9、2C19、2D6 和 2E1。药物经 CYP450 代谢的相关知识能用于处方药潜在药物相互作用的评估。

多种因素影响个体的 CYP 活性包括遗传和种族、烟酒等环境因素及疾病。如,肝硬化时,因功能组织的丧失导致 CYP 活性的降低。在炎症和感染时,CYP 活性降低,增加了潜在毒性风险。CYP 活性同时能被抑制活性的物质通过简单的竞争性抑制,或通过不可逆的抑制作用所影响。不可逆抑制药包括如克拉霉素和红霉素、异烟肼、卡马西平、伊立替康、维拉帕米、咪达唑仑、氟西汀和包括香柠檬素在内的葡萄柚产品。

CYP3A4 同工酶途径对绝大多数临床治疗中常用药物的代谢有作用，主要在肝细胞和肠黏膜及十二指肠和食管等部位代谢。约 40% 的活性 CYP3A4 存在于小肠，在尚未进入全身血循环产生药物代谢的"首关"现象，且决定了包括阿片类药物、钙通道阻滞药及 β 受体阻滞药等药物的生物利用度。

CYP3A4 家族的底物的代表药物有西沙必利、泼尼松、环孢素、他克莫司、奎尼丁、胺碘酮、钙通道阻滞药、大多数苯二氮䓬类、常见的他汀类药物、利多卡因、卡马西平和右美沙芬等。3A4 活性的强抑制药包括红霉素等大环内酯类抗生素，唑类抗真菌药，舍曲林、氟西汀和奈法唑酮等抗精神病药。同工酶的活性可能被强诱导药包括苯妥英钠、苯巴比妥、卡马西平和利福平等影响。CYP3A4 活性多变是有证可循的，清除率差别 4～13 倍。

CYP2D6 同工酶途径，影响着约 25% 的药物，以右美沙芬为其药物代谢能力的表型，基于基因多态性展示着重要的可变性。在多达 3%～10% 的白种人和 0～2% 的亚洲人及非洲裔美国人中，可证实 2D6 的底物包括阿片类药物、三环类抗抑郁药氟卡尼、氟西汀、β 受体阻滞药、美西律等的药物代谢速率降低（"慢代谢型"）。2D6 抑制药物包括如胺碘酮和奎尼丁等心血管药物，西咪替丁、氟西汀、帕罗西汀和舍曲林等抗精神病药。此外，同时使用苯妥英钠、苯巴比妥和卡马西平可发生酶的诱导。

CYP2C 同工酶途径也存在基因多态性导致的显著的遗传变异性，潜在影响约 15% 的临床使用药物。3%～5% 的白种人，18%～23% 的亚洲人和 5% 的非洲裔美国人显示其 CYP2C19 活性降低，增加了药物代谢延迟和毒性的风险。此同工酶系的底物包括奥美拉唑、S-华法林、普萘洛尔、托吡酯和地西泮。能抑制此同工酶系的药物代表包括氟康唑和其他有潜在抑制作用的唑类抗真菌药、奥美拉唑、舍曲林、氟西汀和异烟肼。诱导药包括苯妥英钠、苯巴比妥、卡马西平及利福平。

第四种负责约 5% 的药物的代谢同工酶途径是 CYP1A2 酶系，其重要底物包括茶碱、R-华法林和咖啡因，且值得注意的抑制药有唑类抗真菌药、红霉素等大环内酯类抗生素、氟伏沙明、帕罗西汀和异烟肼。

四、代谢功能随年龄的演变

CYP 微粒体酶活性的成熟在不同年龄段以不同的速率出现。婴幼儿的 CYP 活性相当于成人的 30%～60%，且每个 CYP 酶需经一个独特的成熟过程。例如,CYP3A7 在胎儿肝中表现出较高表达,出生后 3 个月时回归至 10％,而成人中则检测不到。CYP3A4 在胎儿中活性较低,但在出生后 1 周快速发展,据报道在产后 6～12 个月时达 50％成人值。婴幼儿中 CYP3A4 的低水平表达可能导致清除西沙必利的能力不足而增加药物毒性风险。

CYP2C,涉及华法林、苯妥英钠、地西泮的代谢,出生后第 1 个月即达最终活性水平的 33％。有趣的是,据报道婴儿猝死综合征中 CYP2C 含量升高,影响经此酶系统代谢的内源性物质,从而影响肺平滑肌松弛。

CYP1A2,涉及对乙酰氨基酚、华法林、咖啡因和茶碱的代谢,在新生儿中活性低,1～3 个月活性增长,1 岁时达成人活性水平的 50％。咖啡因式的去甲基代谢方式随年龄而改变,婴幼儿中 N3-去甲基化较常见。涉及 β 受体阻滞药、可待因、卡托普利及昂丹司琼代谢的 CYP2D 同工酶,需经数年增加活性,才能达成人水平的 66％。婴儿期缺乏 CYP2D,可能导致接受选择性 5 羟色胺再吸收抑制药(SSRI)治疗的母亲产下的婴幼儿发生不良反应。CYP2E1 同工酶在 1 岁时达到成人水平的 40％,1～10 年后达最终的成人水平。

与成人相比,在＜10 岁的儿童中大多数药物清除率的年龄依赖性增长已有报道。这些差异的机制目前尚不明确。

Ⅱ相反应机制同样随时间逐渐成熟,如乙酰转移酶的缓慢发育限制了乙酰化作用状态的准确评估,直到数岁之后才改善。放缓的葡萄糖醛酸化作用活性可能导致氯霉素对婴幼儿的毒性,亦可影响婴幼儿胆红素代谢对吗啡的解毒作用。据报道葡萄糖醛酸化作用活性发展至成人水平需经自 3 个月至＞3 年广泛多变的时期。在婴幼儿期,硫酸盐结合可以作为一个吗啡和氯霉素代谢的替代途径。

五、药物相互作用

药物相互作用是在受体部位因物理或化学效应,药动学竞争或因药效学效应引起的。这些通常被认为是可以预见且理想情况下可以避免的药物不良反应。尽管超过 100 000 种药物相互作用已经被证实,但其中仅小部分因潜在的危害而有临床意义。Glintborg 等在 200 位老年患者的研究中,在 63％的患者中检测到 476 种潜在药物相互作用,尽管仅 4.4％被归类于相对使用禁忌,且病历中无不良反应记录。患者接受多种药物是药物相互作用最大的风险。据 Malone 等报道在约 4600 万人中,有 2500 万人曾因临床需要接受联合用药,且女性多于男性,年长者多于年轻者。最普遍发生的药物相互作用是非甾体消炎药物——华法林的联合用药。儿科人群的数据普遍缺乏,然而 Novak 等报道了接受长期抗癫痫药物治疗的儿科患者中有 3‰ 的严重药物相互作用发生率。

六、细胞色素 P450 在心血管药物相互作用中的意义

CYP450 酶系可能对心血管药物治疗有显著的影响。β 肾上腺素能阻滞药如普萘洛尔、美托洛尔、卡维地洛和噻吗洛尔等经由 CYP2D6 途径代谢,且可能受"诱导药"如利福平和"抑制药"奎尼丁、胺碘酮和西咪替丁等影响。卡维地洛是一个同时有 R-和 S-对映体的外消旋混合物,被 CYP2C9、CYP1A2、CYP3A4 及 CYP2D6 代谢,这样复杂的代谢模式可能缓和阻滞药对卡维地洛的影响。

尽管血管紧张素转化酶(ACE)抑制药前药可能经由 CYP 酶系代谢,目前尚无记录有意义的 CYP-介导的药物相互作用。但是,抑制药如氟康唑和诱导药如利福平可能影响需经由 CYP2C9 转化至活性代谢产物的氯沙坦的血药浓度。

钙通道阻滞药是 CYP3A4 底物,因此有着显著的药物相互作用。维拉帕米和硝苯地平在与利福平联用时观察到药效的降低,而当 CYP3A4 抑制药如唑类抗真菌药物或者奎尼丁与这类钙通道阻滞药物一起使用时,可见生物利用度和潜在毒性的增加。相反的,这类药物中如地尔硫䓬和维拉帕米可能通过 CYP3A4 酶系,对环孢素代谢发挥显著的抑制作用,且被推荐作为降低环孢素剂量以便节约的成本潜在手段。地尔硫䓬同时可能降低三唑仑、咪达唑仑和甲泼尼龙的代谢。当大环内酯类抗菌药物与非二氢吡啶类钙通道阻滞药合用时,可能存在潜在的低血压和休克的风险。

抗心律失常药也都受到与 CYP450 酶系代谢途径相关的重要的药物相互作用的影响,且这类药物可以是多种酶的底物、诱导药或者抑制药,例如奎尼丁,经 CYP3A4 途径代谢,在与抑制药如唑类抗真菌药物和西咪替丁联用时,达到较高血药浓度水平,而与典型诱导药如苯妥英钠和苯巴比妥联用时,达较低血药浓度水平。再者,奎尼丁可能通过抑制 CYP2D6,降低可卡因转化成吗啡的效能。丙吡胺可能被细胞色素酶诱

导药如利福平,抑制药如大环内酯类抗菌药和人免疫缺陷病毒(HIV)蛋白酶抑制药所影响。

除了已记载的与普萘洛尔相互作用是取决于肝血流量以外,利多卡因同样被 P450 诱导药如利福平和抑制药如 HIV 蛋白酶抑制药所影响,需要密切监测血药浓度。美西律会受利福平诱导的 CYP2D6 代谢的影响,也可因其对 CYP1A2 的抑制作用增加茶碱的血药浓度。氟卡尼和胺碘酮在与影响 CYP2D6 途径的 5-羟色胺再摄取抑制药合用时可能产生毒性。

胺碘酮展示了复杂的潜在药物相互作用,机制也主要与其对 CYP450 作用相关。胺碘酮与苯妥英钠、茶碱或环孢素合用时其对 CYP2C9 的抑制作用可能导致不良反应,而苯妥英钠可增加胺碘酮浓度且增加其代谢物浓度。

呋喃香豆素类药,包括含香柠檬素的葡萄柚,在摄入 200～300ml 葡萄柚汁的 24h 内可导致肠道 CYP3A4 的不可逆抑制,摄入新鲜葡萄柚数小时内 CYP3A4 活性降低 47%。虽然最初推荐饮用葡萄柚数小时后再给药,但是其抑制效应可能持续多达 72h。患者个体之间 CYP3A4 各异,导致此相互作用的效应多变且缺乏可预测性。但是肠外给药途径的药物药动学不受其影响。大剂量食用葡萄柚,还可影响肝 CYP3A4 酶。总的来说,葡萄柚的这一作用有望用于通过降低体循环前清除(首关消除)率,增加经 CYP3A4 代谢药物的口服生物利用度(及其疗效)。

多种多样的心血管药物已被证实受葡萄柚汁成分的影响。HMG-CoA 抑制药阿托伐他汀、辛伐他汀及洛伐他汀有最大可能因显著依赖 CYP3A4 肠道代谢而增加其生物利用度,而普伐他汀或氟伐他汀不依赖此代谢途径代谢。二氢吡啶类如非洛地平、尼卡地平及硝苯地平等钙通道阻滞药代表药物,能增加全身生物利用度(1.5～4 倍),增加对血压的作用,老年人中尤其明显。血管紧张素 Ⅱ 受体阻滞药氯沙坦是经 CYP3A4 及 CYP2C9 代谢成活性产物发挥药理作用,葡萄柚汁可降低其代谢转化而降低其疗效。其他药物可明显受葡萄柚影响的药物包括胺碘酮、奎尼丁、西地那非和普罗帕酮。

七、排泄

药物可经尿液、胆汁、汗液、气体或其他液体形式排泄。但是其最重要的途径是胆汁和肾。肾是负责原型药物和(或)其代谢物消除的主要的器官,通过肾小球滤过、肾小管分泌和肾小管重吸收的机制进行肾排泄。影响肾小球滤过的因素包括分子大小、蛋白结合率及功能肾单位数量。弱有机酸碱的肾小管分泌经主动转运实现,受其他物质的竞争影响。药物的肾小管重吸收在远端小管经主动转运或被动转运实现,且可能视尿 pH、尿流量和包括离子化程度等药物性质而定。

在儿科临床方面,新生儿肾小球滤过功能显著降低,且与足月儿相比,早产儿的功能更加不成熟;在出生后 1 周肾小球滤过率(glomerular filtration rate,GFR)增加,出生后 3 周达到成人水平的 50%～60%,8～12 个月达成人水平。与足月儿相比,早产儿 GFR 改善较慢,不论生理年龄,药物清除率持续减少。到 3～6 岁时 GFR(表示为每千克)值超过成人水平。因此,依靠肾小球滤过的药物在婴幼儿早期阶段会表现出药物清除率降低,早产儿更明显,很可能需要降低剂量。但是在儿童早期,因 GFR 增加,按体重调整后的日剂量与成人剂量相比很可能较高。

新生儿肾小管分泌率同样降低,出生后 1 年成熟,在 7 个月达成人水平,其成熟较肾小球滤过功能成熟晚很多。

对婴幼儿多种药物的适当开具而言,肾排泄途径的发育必须被重视,尤其是当治疗指数狭窄的药物如万古霉素和氨基糖苷类药物使用时。通过测定血药浓度进行的治疗药物监测,有利于指导婴幼儿和儿童的个体化给药。

第四节　疾病状态下药动学的改变

一、肝病

在肝病存在的情况下,心血管药物的药动学改变及药物剂量调整的必要性已被广泛探讨。肝病可引起血浆蛋白结合率、肝血流量及经 CYP450 同工酶氧化代谢的显著变化。当肝硬化存在时,因 P450 活性改变及功能肝细胞血供改变等因素,肝病患者显然是需要进行剂量调整的。CYP450 活性可全面降低,但存在酶系的选择性,同 CYP3A4 活性变化一样,CYP1A2 易受肝损伤程度影响。其他肝病,包括慢性活动性肝炎,肝的药物消除影响并不一致。不幸的是,在肝病和充血性心力衰竭患者中肝功能检查值都不能表明药物代谢的改变,因此也无助于剂量调整。

二、肝病中心血管药物应用

血管紧张素Ⅱ受体拮抗药在肝病状态下,药动学及疗效可发生显著改变。在酒精性肝硬化状态下氯沙坦及其活性代谢产物获得较高血药浓度、较低血浆清除率(约 50%)及较高生物利用度。在肝功能不全存在时,缬沙坦同样显示血药浓度明显增加,伴疗效增强及药时曲线下面积(AUC)增加 2 倍。

ACE 抑制药,作为前药,会受肝病影响,肝硬化的存在使其活性形式转化会减少。赖诺普利,作为一个非前药药物,此时可作为首选。

抗心律失常药在肝功能不全状态下,药动学同样可发生显著改变,其血药浓度可用于评估特定患者剂量调整。心力衰竭或肝硬化时,奎尼丁需降低剂量。已有很多研究者报道,普鲁卡因胺药动学参数多变,因此推荐监测普鲁卡因胺血清浓度水平。肝功能不全使利多卡因、美西律、丙吡胺、尼可刹米及氟卡尼的剂量调整成为必需。肝硬化时,因普罗帕酮生物利用度增加、半衰期延长及血药浓度水平增加,推荐其剂量降低 50%~80%。

普萘洛尔,作为一种肝提取率高的药物,当肝血流量改变时,其药动学显示了显著改变,其微粒体酶及其抑制药代谢活性也因肝血流量改变而受损。肝硬化与药物清除率延迟有关。此外,据报道普萘洛尔亦可减少 40%~50% 的利多卡因清除率。

卡维地洛在肝硬化状态下显示生物利用度增加、药物清除率降低及 Vd 增加(280%),故推荐降低初始剂量及注意监测。

在肝硬化肝病存在时,钙通道阻滞药因生物利用度增加、蛋白结合率改变、药物半衰期延长及药物清除率降低等多种原因,通常需要剂量调整及密切监测。以维拉帕米、氨氯地平、非洛地平、伊拉地平、尼莫地平及尼卡地平为易受肝病影响的此类药物的代表。

三、肾病

肾对药物排泄非常重要,对原型药物或同样具有明显药理学活性的代谢物都重要,在严重肾功能不全以及在肾替代支持治疗期间,药物消除会明显改变。

虽然成人剂量指导已从研究中发展成熟,但是儿童特有的剂量调整数据常难以获得。在这种情况下,剂量调整肯定是从成人药动学研究及利用适龄的公式对特定患者肌酐清除率估算外推而得。但是,婴幼儿及儿童在 GFR、Vd 估计值、血浆蛋白浓度及药物亲和力等方面的年龄相关的差异,限制了我们利用成人数据的推算。

在肾功能不全状态下,药动学参数的可行性存在改变并决定给药方案。经口服给药的药物的吸收,可通过降低胃 pH、使用磷酸盐结合药及其他制酸药等方式减低,亦可通过降低 CYP450 活性和改变 P-糖蛋白药物转运来降低肠道体循环前清除率(首关消除),从而增加其生物利用度。

药物分布可因血浆白蛋白浓度降低、白蛋白亲和力降低或存在竞争结合位点的物质及 α-1-AG 水平升高等,使血浆蛋白结合能力降低的因素而改变。Vd 的改变可因体液、肌肉量及脂肪组织的改变而存在。

虽然肾功能不全时常被忽视,慢性肾病中药物代谢的改变对药物清除发挥至关重要的影响。Ⅰ相水解和还原反应均降低,CYP2C9、3A4 及 2D6 活性同样也降低。Ⅱ相乙酰化反应、硫酸化反应及甲基化反应亦会降低。肾代谢是值得重视的,因肾组织容纳 15％ 肝的代谢活性,且参与对乙酰氨基酚、亚胺培南、胰岛素、异丙肾上腺素、吗啡、抗利尿激素及其他药物的代谢。

肾功能不全明显地降低依赖于肾小球滤过、肾小管分泌或同时依赖于上述两条途径的药物的清除,并引起清除率延长。同样重要的是,有药理学活性的药物代谢产物的肾清除延迟的作用,比如别嘌醇、头孢噻肟、哌替啶、咪达唑仑、吗啡和普萘洛尔。

四、透析期间的药物消除

透析期间药物清除受很多因素影响,包括分子量、蛋白结合性、Vd、水溶性等因素,亦包括设备(滤过性能)及技术(血流量、透析液量、超滤率)等技术工艺影响因素。接受间歇性血液透析治疗的患者,残余肾功能的估算对避免剂量调整的低估是非常重要的。儿童特有的剂量指导应当用作药物经血液透析清除后评估补充剂量的基础。

在儿童持续性肾替代治疗(continuous renal replacement therapies,

CRRT)中,剂量确定最好基于反映残余肾功能、非肾清除及经 CRRT 循环清除的总药物清除率的估值确定。Veltri 等利用来自先前研究者的药动学数据和(或)推测的数据来为肾功能不全或间歇性血液透析或其他 CRRT 治疗的儿科患者提供大量的常用药物剂量的指导。

五、肾病中心血管药物应用

有许多药物在肾功能不全时,其药动学和(或)药效学发生明显的改变。血管紧张素转化酶(angiotensin converting enzyme,ACE)抑制药主要经肾清除,需要剂量调整。但是,福辛普利是个例外。须仔细监测电解质(尤其是钾)和肾功能。β 受体阻滞药阿替洛尔、纳多洛尔、索他洛尔及醋丁洛尔同样需要剂量调整。其他抗高血压药和(或)其活性代谢产物甲基多巴、利舍平和哌唑嗪同样可在肾累积。

其他心血管药也需要剂量调整。地高辛的 Vd 改变(约正常的50％),且其负荷剂量和维持剂量都应随肾清除率减少。普鲁卡因胺及其活性代谢产物 N-乙酰卡尼在肾病情况下会蓄积至中毒浓度,上述两种抗心律失常药必须进行剂量调整及密切的血药浓度监测。

六、充血性心力衰竭

充血性心力衰竭(congestive heart failare,CHF)中,肝低灌注和肝窦状隙被动充血可以影响药物代谢。总肝血流量与心排血量成比例减少,对肝提取率高的药物如利多卡因有明显影响。此外,CHF 时,P450 活性不佳已有报道,需改变随后的治疗方案。肝病时,肝功能检查值不能表明药物代谢的改变,因此也无助于剂量调整。

CHF 中心血管药物应用　虽然仅有有限的数据可用,Sokol 等仍总结了 CHF 对重要心血管药物类别的影响。严重 CHF 时 ACI 抑制药如雷米普利可显示出较高的峰浓度及延长的半衰期,但赖诺普利、卡托普利或福辛普利等无明显改变报道。

CHF 状态下抗心律失常药可被影响。推荐密切监测奎尼丁血药浓度水平,由于血浆清除率降低及较高的血药浓度,减少给药剂量是必需的。药动学的多变性同样可出现在普鲁卡因胺上,同样推荐密切监测血清普鲁卡因胺及 N-乙酰卡尼血药浓度及 QTc。

如前所述,充血性衰竭可通过降低与心排血量对应的药物清除率而大大地影响利多卡因药动学。目前主张剂量减少 40%～50% 并密切监测血药浓度水平。同样推荐降低 Vd 减少药物的负荷剂量。CHF 时美西律、尼可刹米、氟卡尼和胺碘酮的剂量同样也需调整。

七、重症监护

1.吸收　休克状态下血流再分布至中枢器官可降低药物口服、舌下含服、肌内给药或皮下给药的吸收面积。此外,血管活性药物静脉输注使用可间接地使灌注改变而影响药物吸收。肠内喂饲可导致药物吸收的改变,已证实对苯妥英钠、喹诺酮和氟康唑有影响。

2.分布　理论上,pH 的改变可改变药物离子化程度及影响组织穿透力。体液浓度及转移的改变可显著影响那些经体液分布的药物如氨基糖苷类药物,液体负荷过重或有体液的"第三间隙"(如腹水或积液)时,Vd 值扩大,液体消耗(如使用利尿药)时,Vd 缩减。心排血量增加的同时可导致药物清除率增加。血浆蛋白结合率改变包括白蛋白的生成减少及 α-1-AG 的生成增加,可影响"游离"(未结合的)药物浓度,能增加酸性药物如苯妥英钠的"游离"浓度和减少碱性药物如哌替啶和利多卡因的"游离"浓度。其他受蛋白结合改变影响的药物包括芬太尼、尼卡地平、维拉帕米、米力农和丙泊酚。

3.代谢　败血症、出血、机械通气和急性心力衰竭可通过影响肝血流量来影响药物代谢,影响肝提取率高的药物包含咪达唑仑和吗啡的代谢。此外,药物如抗利尿激素和 α 受体激动药在重症监护支持使用,对肝血流量产生不利影响。药物代谢中经由 CYP450 酶代谢的 Ⅰ 相反应在急性应激炎症介质存在时会减少。

4.排泄　重症监护室中肾功能不全频发,导致显著药动学改变和剂量调整。延迟的肾清除率致使毒副反应风险产生,须仔细评估肾功能,也需使用已有的如上所说的来自厂家、科学文献和药物剂量列表等多种剂量指导资料,进行剂量调整。

5.药物基因组学　药物基因组学是药物体内处置及应答遗传变异的研究,以基因多态性为重点。此药学新领域有望用于以药物处置个体化基因模式为基础的药物设计改良和筛选、改进药物剂量及避免不必要的药物毒性等方面。由 Hines 及 McCarver 所描述药物基因组学的应用实例包括 CYP2D6 的基因多态性及对 β 受体阻滞药、可待因和抗抑郁药的应答,嘌呤甲基转移酶和儿科白血病化疗药的使用,以及儿科哮喘中对糖皮质激素和其他药物的应答。此领域中很多问题遗留,包括基因筛查的伦理学、表型筛查和关联的准确性、种族划分、临床试验的管理、合理的成本、患者自主权及临床实践实用性。

第五节　结　论

掌握成人、婴幼儿和儿童间药物药动学的变化,是有效安全的药物定量及使用的重要决定因素。对药物吸收、分布、代谢及排泄中年龄相关性差异的了解,可帮助预知可能的差异,以便改善药物使用及监测。特别重要的是回顾细胞色素 P450 酶系对儿科治疗中很多常用药物代谢的作用,以便预估因药物-疾病及药物相互作用而引起的可能的药物清除率的改变。遗憾的是,已公开发表的描述儿童主要心血管药物药动学或肝、肾功能不全或充血性心力衰竭的影响的相关经验很有限,需要继续研究及谨慎使用药物。但是,对在肝疾病和肾疾病及充血性心力衰竭状态下成人的主要心血管药物类别的药动学改变的了解,有助于儿科药物使用原理的阐述。最后,药物基因组学领域有望在儿科实践中作为一门增加药物选择性和安全性的学科。

参考文献

[1] Tetelbaum M,Finkelstein Y,Nava-Ocampo AA,et al.Back to Basics：Understanding drugs in children：pharmacokinetic maturation.Pediatr Rev,2005,26:321-327.

[2] Pal VB,Nahata MC.Drug dosing in pediatric patients.In：Murphy JE,editor.Clinical pharmacokinetics.2nd ed.Bethesda：American Society of Health-System Pharmacists,Inc,2001:439-465.

[3] Kearns GL,Abdel-Rahman SM,Alander SW,et al.Developmental pharmacology-drug disposition,action,and therapy in infants and children.N Engl J Med,2003,349:1157-1167.

[4] Benedetti MS,Blates EL.Drug metabolism and disposition in children.Fundam Clin Pharmacol,2003,17:281-299.

[5] Alcorn J,McNamara PJ.Ontogeny of hepatic and renal systemic clearance pathways in infants.Clin Pharmacokinet,2002,41:1077-1094.

［6］ deWildt SN,Kearns GL,Leeder JS,et al.Cytochrome P450 3A: ontogeny and drug disposition.Clin Pharmacokinet,1999,37:485-505.

［7］ Mann HJ.Drug-associated disease: cytochrome P450 interactions.Crit Care Clin,2006,22:329-345.

［8］ Sokol SI,Cheng A,Frishman WH,et al.Cardiovascular drug therapy in patients with hepatic diseases and patients with congestive heart failure.J Clin Pharmacol,2000,40:11-30.

［9］ Trujillo TC,Nolan PE.Antiarrhythmic agents.Drug Saf,2000,23:509-532.

［10］ Glintborg B, Andersen SE, Dalhoff K. Drug-drug interactions among recently hospitalized patients-frequent but most clinically insignificant.Eur J Clin Pharmacol,2005,61:675-681.

［11］ Malone DC,Hutchins DS,Haupert H,Hansten P,et al.Assessment of potential drug-drug interactions with a prescription claims database. Am J Health Syst Pharm,2005,62:1983-1991.

［12］ Novak PH,Ekins-Daukes S,Simpson CR,et al.Acute drug prescribing to children on chronic antiepilepsy therapy and the potential for adverse drug interactions in primary care.Br J Clin Pharmacol,2005,59:712-717.

［13］ Flockhart DA,Tanus-Santos JE.Implications of cytochrome P450 interactions when prescribing medication for hypertension. Arch Intern Med,2002,162:405-412.

［14］ Henneman A,Thornby KA.Risk of hypotension with concomitant use of calcium channel blockers and macrolide antibiotics. Am J Health Syst Pharm,2012,69(12):1038-1043.

［15］ Bailey DG,Dresser GK.Interactions between grapefruit juice and cardiovascular drugs.Am J Cardiovasc Drugs,2004,4:281-297.

［16］ Stump AL,Mayo T,Blum A.Management of grapefruit-drug interactions. Am Fam Physician,2006,74:605-608.

［17］ Rodighiero V.Effects of liver disease on pharmacokinetics.Clin Pharmacokinet,1999,37:399-431.

［18］ Veltri MA,Neu AM,Fivush BA,Parekh RS,et al.Drug dosing during intermittent hemodialysis and continuous renal replacement therapy.Pediatr Drugs,2004,6:45-65.

［19］ Joy MS,Matzke GR,Armstrong DK,et al.A primer on continuous renal replacement therapy for critically ill patients. Ann Pharmacother,1998,32:

362-375.

[20] Gabardi S, Abramson S. Drug dosing in chronic kidney disease. Med Clin North Am, 2005, 89:649-687.

[21] Boucher BA, Wood GC, Swanson JM. Pharmacokinetic changes in critical illness. Crit Care Clin, 2006, 22:255-271.

[22] Ince I, deWildt SN, Peeters MY, et al. Critical illness is a major determinant of midazolam clearance in aged 1 month to 17years. Ther Drug Monit, 2012, 34(4):381-389.

[23] Hines RN, McCarver DG. Pharmacogenomics and the future of drug therapy. Pediatr Clin North Am, 2006, 53:591-619.

第 3 章

药物基因组学

第一节　药物基因组学

人类基因组计划使人们对传统医药转变为个体化治疗的给药模式充满期待。人们激动地发现人类基因组计划在使药物疗程优化的同时可以避免那些潜在的毒性反应。目前制订患者药物治疗方案的方法基于患者的体型、假定的器官功能以及临床研究中的现有依据或者专家共识小组的指南。在为患者制订合适的方案时,虽然药动学(机体如何影响药物吸收、分布、代谢、排泄)和药理学(药物如何影响机体)的知识非常有用,但这些方案并没有涉及患者间的差异,尤其对生长发育的儿科患者。相同的剂量在那些病情相似的患者身上可产生不同的治疗效果和毒副作用。针对这种差异性做出的一般解释包括种属、年龄、并发症、药物相互作用、营养差异(补充剂相互作用、食物相互作用)、器官功能或给药途径的机制不同(肠插管、吸入装置)等因素。但是,遗传变异在药物治疗中同样发挥着重要作用。药物基因组学这个词首次出现在20世纪50年代,但直到最近10年,围绕这一重要因素的研究才真正呈现爆炸性增长。完整的人类基因组序列和人类基因组单体型图计划标记出了不同种族背景之间的基因差异,这有助于研究由遗传因素引起的药物反应的变化。利用药物基因组学,可以在新药研发中发现靶点或为患者进行个体化治疗,但目前其转化和应用到临床实践是有限的。FDA目前已批准了超过120种药物的标记物作为药物基因组学的指标,但仅有少数药物有常规给药方案修改的具体建议。心血管药物的研究资料表明:利用药物基因组学可以解释疗效和毒性反应在患者之间的差异。目前还没有任何针对儿科患者的关于药物基因组学的具体建议。

药物基因组学的基础是基因致使药物有不同的分布和效应。遗传药理学和药物基因组学两个词在使用时可替换,区别是单基因与多基因对药效的影响。药物基因组学方面的变化与药动学的药物代谢酶、转运途径及药效学的药物靶点相关。药物代谢酶可因遗传差异而改变其功能。药物需要通过酶的代谢途径来进行生物转化，其代谢物可能无药理活性、具有更强的药理活性或相同活性的。例如，如果一个药物是前体药物，需代谢转化成活性物质，而负责这种转化的酶通道由于突变成失活蛋白质（多态性），则无活性药物的浓度会高于目标浓度，同时有活性的会远低于目标浓度，这可能会导致治疗失败。相反，如果一个活性药物需要通过代谢途径转化为无活性药物或化合物从体内排出。基因多态性的存在，使体内药物无法转化排出，从而使临床效应增强，也因此会引起毒性反应或药物不良事件。许多心血管药物存在与代谢途径相关的多态性，特别是通过细胞色素 P450（CYP450）途径代谢的药物。同样，如果一个药物转运蛋白存在多态性，那么特异性化合物分布和排泄的改变，也会破坏该药物的治疗和不良反应。此外，多态性通过影响药物靶点活性也可改变药物效应。在某些种族中，由于遗传变异引起的治疗反应或毒性特征的改变更为常见。多态性的具体例子将在本章节中探讨。

我们在进行儿童药物基因组学研究时，重点要认识到：生长发育的差异可引起药物代谢酶和转运蛋白的活性更加复杂。

第二节　华法林

在儿童中，对血栓的治疗与预防有一些指征需要使用最常用的处方抗凝血药华法林。华法林狭窄的治疗窗、与饮食药物相互作用及患者年龄和并发症等因素致使针对病人的治疗方法变得棘手。除了这些，华法林药效也受遗传因素的影响。华法林是维生素 K 还原酶抑制药（VKOR）。维生素 K 能使凝血因子 Ⅱ、Ⅶ、Ⅸ、Ⅹ 活化，华法林通过抑制这个途径从根本上减少了维生素 K 的总量，从而减少血栓。维生素 K 环氧化物还原酶复合体亚单位 1 基因，启动子位点 VKORC1-1639G＞A 的遗传变异解释了华法林所需剂量的差异，这一点已在成人身上得到证实。CYP2C9 的代谢途径可使高活性对映体——（S)-华法林失活，它也有与种族相关的遗传变异。已知的变异体 CYP2C9＊2 和 CYP2C9＊3 与酶活性的降低有关。这些患者仅需较低的剂量就可达到治疗效果，而如果使用标准剂量则有较高的出血风险。CYP4F2 的多态性与减少维生素 K 的代谢相关,导致维生素 K 维持在较高水平,需要较高剂量的华法林才达到疗效。30%～60% 的种族人群的华法林剂量差异是由 CYP2C9 和 VKORC1 造成的(高加索人比非洲裔人群更多)。产品说明书已经修改包括特殊基因型的成人推荐量。已证实成人剂量算法是可行的。

华法林的药物基因组学在儿童中的应用目前还未知。现有资料表明,决定华法林剂量的最主要的因素是年龄,这解释了 28% 的差异。药物基因组学的作用仅有 3.7% 和 0.4% 分别与 VKORC1 和 CYP2C9 基因型有关。我们对 CYP2C9 和 VKORC1 的发展变化及它们对华法林药效影响的认识还非常有限。

第三节　氯吡格雷

在过去 10 年,氯吡格雷已成为儿科患者常用的预防血栓药物,特别是有先天性心脏病,接受过介入治疗或外科手术的患者。在成人中,对高达 40% 确定或潜在的人群具有不同的抗血小板效应。作为前体药物,氯吡格雷通过以 CYP2C19 为主,以及 CYP1A2、CYP2B6、CYPC9 和 CYP3A4/5 作用转化为巯基代谢物,这个活性代谢物会与 $P2Y_{12}$ 不可逆地结合,而 $P2Y_{12}$ 是血小板上的一个纤维蛋白原受体,因此可以抑制血小板的聚集。据报道,$P2Y_{12}$ 受体变异会有不同的研究结果。CYP2C19 的多态性是已经被证实的,等位基因(CYP2C19*2)功能的缺失显著性降低活性代谢物的浓度,从而增加了血栓或不良心血管事件的风险。成人的氯吡格雷说明书增加了黑框警告包含 CYP2C19*2 的内容作为抗凝血治疗的参考。

在成人中,氯吡格雷抗凝血效应在患者间的差异已被报道。而在儿科患者中是用年龄和剂量来区分患者的。氯吡格雷的药物基因组学在儿童中已有研究,鉴于生长发育致 CYP2C19、CYP1A2、CYP2B6、CYPC9 和 CYP3A4/5 代谢途径的差异,它有更为复杂的相互作用。

第四节　β 肾上腺素能受体阻滞药

在儿童中,β 肾上腺素能受体阻滞药(β-blockers)用于治疗高血压和心力衰竭。它同样用于抗心律失常。肾上腺素能受体 β_1 和 β_2 的编码基因分别为 ADRB1 和 ADRB2。这些基因的多态性和变异与酶的功能和调节的改变相关（ADRB1 的基因 Ser49Gly 和 Arg389Gly；ADRB2 的基因 Gly16Arg 和 Glu27Glu）。据报道，不同的治疗结果主要与 ADRB1 Arg389Gly 的多态性相关。尽管不同的研究结果并不一致，但一个关于美托洛尔和卡维地洛的研究称，ADRB1 Arg389Gly 的变异能大大改善左心室射血分数，具有更低的病死率和更好的抗高血压效果。另外资料显示，几种其他 β 受体阻滞药包括阿替洛尔，它们的抗高血压效应与遗传学无关联。许多 β 受体阻滞药通过 CYP450 途径来代谢，特别是美托洛尔，60%～70%经 CYP2D6 代谢。CYP450 酶的多态性导致美托洛尔的不良反应和降压效应增加 5 倍。另一些评价则认为，CYP450 代谢差异的作用对美托洛尔或其他 β 受体阻滞药不是决定性的。

药物基因组学对 β 受体阻滞药的影响已添加到美托洛尔、普萘洛尔和卡维地洛说明书的药物相互作用、临床药理学和警告中。成人的具体剂量调节或推荐需要更多的调查。而在儿童中的适用性还需研究。

第五节 肾素-血管紧张素-醛固酮系统抑制药

肾素-血管紧张素-醛固酮系统（RAAS）在电解质和血压调节中起至关重要的作用，大部分是血管紧张素 II 的作用。血管紧张素 I 通过血管紧张素转化酶（ACE）转化成血管紧张素 II。成人与儿童的许多治疗方法是通过抑制这个酶来实现的，包括高血压、心力衰竭和肾疾病。几种药物基因组学变异包括 RAAS 抑制药的已有研究，但结果是不确定的。ACE 抑制药或血管紧张素受体阻滞药的药物基因组学的变异对血压、死亡率或心肌梗死风险的影响是不相一致的。

第六节 HMG-CoA 还原酶抑制药：他汀类

HMG-CoA 还原酶抑制药（他汀类）用于成人心血管疾病的一级预防和二级预防。HMGCR 和 LDLR 这 2 个基因会影响 LDL 对他汀类反应出的药效差异。KIF6 的多态性也被证实仅影响一小部分 LDL 反应的差异。一些他汀类的 CYP450 代谢途径的遗传变异，特别是

CYP3A4/5,与一些效应差异相关。研究表明,CYP3A4 和 SLCO1B1 的变异影响他汀的肌肉毒性。

高剂量辛伐他汀的肌肉毒性仅与 SLCO1B1 基因型相关,但临床价值仍未知。在儿童中,他汀类使用的局限性限制了研究,以致目前仅有极小的适用性。

第七节　药物诱导的长 QT 综合征

如果病人携带有与该特殊药物代谢相关的多态性基因,有引起 QT 间期延长倾向的药物(心血管和非心血管药物)可能会增强这种作用。许多能引起长 QT 综合征的药物通过 CYP2D6 和 CYP3A4/5 途径代谢。与药物相互作用相似,抑制这些代谢途径可以使致病因子的血清浓度增加,遗传变异影响这些途径也可导致长 QT 综合征。特别是儿童,对于药物引起的长 QT 综合征,CYP450 的发育阶段也许单独成为一个更重要的可变因素,但这还需要更多的调查来证实相关的遗传变异风险。

第八节　药物基因组学的应用

影响药物基因组学的临床相关性的因素有:所涉及药物的使用频率、药物的治疗指数、药物的替代清除途径、替代疗法,以及母体药物和代谢物之间的活性或毒性差别。影响药物基因组学进入临床实践的因素大部分依赖于资源的可获得性、可行性测试、财政支撑或检测费用的报销,以及结果分析都是使应用药物基因组学成为可能的重要组成。药品说明书关于检测的分类内容包含有"检测要求""检测推荐"或"信息"。表 3-1 列出了目前 FDA 批准的药物生物标志物及药物标签相关的信息。

表 3-1 目前 FDA 批准药物的基因组学生物标志物及其对标签信息

药 物	生物标志物	标签信息
阿托伐他汀	LDL 受体	适应证和应用,用量和用法,注意事项,临床药理学,临床研究
卡维地洛	CYP2D6	药物相互作用,临床药理学
氯吡格雷	CYP2C19	黑框警告,用法和用量,注意事项,药物相互作用,临床药理学
异山梨酯和肼屈嗪	NAT1;NAT2	临床药理学
美托洛尔	CYP2D6	注意事项,临床药理学
普拉格雷	CYP2C19	用于特殊人群,临床药理学,临床研究
普伐他汀	ApoE2	临床研究,用于特殊人群
普罗帕酮	CYP2D6	临床药理学
普萘洛尔	CYP2D6	注意事项,药物相互作用,临床药理学
替格瑞洛	CYP2C19	临床研究
华法林	CYP2C9,VKORC1	用量和用法,注意事项,临床药理学

第九节 总 结

药物基因组学是药学中一个迅速兴起的领域,它在过去 10 年取得了显著的进展。如何优化治疗效果、使不良事件最小化是药物基因组学在未来研究和发展的重点。面临的挑战是发现其在临床的应用及经济利益和效果分析。大部分药物基因组学是在成人中调查,由于发育的差别,将这些成果直接应用到儿童上并不总是合适,而其他药动学和药效学的差异也许在确定最优剂量时更具显著性。儿童的华法林药物基因组学研究是一个例子,展示了重点研究儿科药物基因组学的重要性。

参考文献

[1]　Hines R,McCarver G.Pharmacogenomics and the future of drug therapy. Pediatr Clin North Am,2006,53:591-619.

[2]　Johnson J,Carvallari L,Beitelshees A,et al.Pharmacogenomics:application to the management of cardiovascular disease.Clin Pharmacol Ther,2011, 90:519-531.

[3]　Johnson JA,Carvallari LH.Cardiovascular pharmacogenomics. In: Raizada MK, Paton JFR, Kasparov S, Katovich MJ, editors. Contemporary cardiology:cardiovascular genomics. Totowa:Humana Press Inc,2005: 71-93.

[4]　Leeder J,Kearns G.The chanllenges of delivering pharmacogenomics into clinical pediatrics.Pharmacogenomics J,2002,2:141-143.

[5]　Roden D,Johnson J,Kimmel S,et al.Cardiovascular pharmacogenomics. Circ Res,2011,109:807-820.

[6]　Shin J,Kayser S,Langaee T.Pharmacogenomics:from discovery to patient care.Am J Health Syst Pharm,2009,66:625-637.

[7]　US Food and Drug Administration.Table of pharmacogenomic biomarkers in drug labels. Available at:http://www.fda.gov/drugs/scienceresearch/ researchareas/pharmacogenetics/.Accessed 26 Mar,2012.

[8]　Visscher H,Amstutz U,Sistonen J,et al.Pharmacogenomics of cardiovascular drugs and adverse effects in pediatrics.J Cardiovasc Pharmacol,2011, 58:228-239.

第 4 章

药物经济学

第一节　药物经济学

由于医疗报销的改变,医师需考虑如何改善患者的预后,这仅次于治疗。也应考虑治疗对发病率和死亡率的影响,并与这些治疗对患者和保险造成的费用进行比较。药物经济学分析提供了必要的信息,有助于回答以下问题:应添加什么药物到处方中? 通过特定的药物治疗,患者的生活质量是否会得到改善? 治疗这类疾病最好的药物是什么?

药物经济学是描述、分析费用和疗效与药物治疗、医疗保健体系的药学服务、社会及个人之间关系的一门学科。药物经济学的研究支持评估及比较医药服务与成本之间的关系。药物经济学的研究方法包括最小成本分析,成本效果分析,成本效益分析,疾病成本分析,成本效用分析,成本结果分析及决策分析。此外,也要考虑到患者的生活质量和人文关怀。药物经济学分析探讨药物替代疗法和其他医疗干预措施,以帮助医疗机构以最低的治疗成本来获取最大利益(表 4-1)。

表 4-1　经济和人文药物经济学评价

量化分析工具	内　容	备　注
疾病成本	针对性区分疾病和健康问题中的直接成本和间接成本	已对常见的疾病如哮喘、心血管疾病确定费用
最小成本	比较具有相同临床疗效的不同治疗方法的费用	寻求具有相同疗效的最经济的治疗方法
成本效益	将治疗成本和症状改善货币化	用货币值衡量药物治疗效果如舒张压的降低、痊愈等时难度较大

量化分析工具	内　容	备　注
成本效果	将治疗目标或疗效货币化	比较不同药物下降收缩压百分比的成本
成本效用	将患者的满意度和生活质量货币化	血压控制的成本将随患者的存活时间及生活质量进行调整

引自:Bootman 等及 Bungay 和 Sanchez

直接成本和间接成本

进行药物经济学分析时,需要考虑到直接成本和间接成本。下面是可用于评估的不同成本类型(表 4-2)。

表 4-2　药物经济学评价中的成本类型

成本类型	定　义
直接医疗成本	用于预防、诊断和治疗疾病的医疗产品和医疗服务成本
直接非医疗成本	患者因疾病所致而消耗的医疗服务之外的成本
间接医疗成本	患者因疾病或死亡所丧失的收入
无形成本	医疗服务引起的疼痛和痛苦所产生的成本
机会成本	资金不能用作其他用途后所失去的在其他用途中可获得的利益

利用药物经济学和临床研究所得的数据实现标准化的治疗方案和质量规范,以达到预期结果的卫生经济决策模型是一个持续的过程。应尽可能地使用随机对照试验得出的临床和经济学的信息来设计治疗方案。当对患者实施新方案或干预措施时,为了能准确评估患者的临床和经济学结果,患者的个体化监测很有必要。在集中个体化数据后,患者的结果分析也相应完成。最后也是最重要的一步,是持续性地分析转化

数据,同时利用结果,改善流程、决策和准则。

第二节　心血管药物经济学

在美国,心血管疾病是导致死亡的主要原因,并且带来了沉重的经济负担。因此,美国出台了大量一级预防和二级预防心血管疾病的药物干预措施。2008 年美国消耗在心血管疾病(CVD)和卒中的直接和间接成本之和估计为 2977 亿美元。心血管疾病的花费比其他系统疾病都多,甚至超过了癌症。估计约有 8260 万美国成人(>1/3)有 1 种或多种心血管疾病(高血压或冠心病包括卒中、心力衰竭、心绞痛、先天性心脏病或心肌梗死)。其中约 4040 万患者年龄在 60 岁以上。

据估计,心血管疾病患者中有 65 万~130 万人是先天性心血管疾病。先天性心血管疾病是最常见的出生缺陷。在出生第 1 年,先天性心血管疾病所致死亡比其他任何先天性缺陷更高。用于治疗儿科患者心血管疾病的药物主要来源于成人患者案例的经验或小规模的临床试验。应用药物经济学针对儿科患者或先天性心脏病患儿的研究资料十分有限。由于大多数儿科患者比患有相同心血管疾病的成年人具有更大的生存潜力,所以提高这个特殊群体的生命质量可对经济产生更大影响。结合治疗儿科心血管疾病的临床知识与成人患者药物经济学的研究资料有助于为儿科患者选择节约成本的治疗。

一、高胆固醇血症

考来烯胺常用于长期控制胆固醇的二级预防,但其效价比低。胆固醇现在作为心肌梗死二级预防的重要指标,在标准治疗方案中采用羟甲基戊二酰辅酶 A(HMG-CoA)还原酶抑制药可增加疗效、降低成本。

几个基于成人的大规模安慰剂对照试验证实,HMG-CoA 还原酶抑制药(他汀类)有益于生存。在北欧开展的辛伐他汀生存研究表明,辛伐他汀在降脂的同时,可以降低患者冠心病的发病率和病死率。苏格兰冠心病预防研究中心将普伐他汀用于无心肌梗死病史的高胆固醇血症男性患者,用于预防冠状动脉事件,研究者发现,致死性和非致死性冠心病事件与安慰剂相比减少了 30%,而且减少了冠状动脉造影和血管重建术。

对于他汀类药物治疗的研究数据表明，一般的他汀类药物可以使更多人在治疗成本效果上受益。正因为他汀类药物有好的成本效果，辛伐他汀和普伐他汀在 2006 年成为常用药物正如 1999 年的洛伐他汀。一项分析表明，每天服用辛伐他汀 40mg，1 年的费用不超过 1350 美元，而且不管什么年龄一旦开始服用辛伐他汀，可以降低 1% 或更多的心血管风险事件。

Goldman 等评价 HMG-CoA 还原酶抑制药在冠状动脉心脏疾病的一级预防和二级预防的成本效果。他们用计算机模拟模型评估了具有危险因素的心脏病患者的发病率、有冠状动脉疾病患者复发冠状动脉事件的风险及运用模型评估洛伐他汀在人口亚群之间的成本效果。结果发现，洛伐他汀作为年龄在 35～44 岁、患有高血压、有吸烟史且体重超过理想体重 13% 的男性患者的冠状动脉心脏疾病一级预防用药，具有良好的成本效果。而且洛伐他汀对于男性患者、老年患者及有冠状动脉心脏疾病的患者具有最好的成本效果。

二、心力衰竭

心力衰竭是医疗费用支出的重要部分，也是成本效果分析的重点疾病。多项成人研究表明，使用血管紧张素转化酶（ACE）抑制药可降低多种原因引起的心血管疾病的死亡率。ACE 抑制药与地高辛、利尿药治疗充血性心力衰竭（congestive heart failure，CHF）治疗方案的成本效果相比，可以节约成本。在 ACE 抑制药之前，β 受体阻滞药被公认能够节约成本。ACE 抑制药是用于治疗心力衰竭的主要一线药物，ACE 抑制药与肼屈嗪和硝酸盐联合使用可延长寿命。依托普利可延缓 CHF 的发展和降低左心功能障碍患者的住院率。卡托普利可预防心肌梗死后的CHF，福辛普利显示可以降低 CHF 患者的住院率，并使其具有更好的运动耐量。

已有许多大型临床试验研究 ACE 抑制药治疗心力衰竭的成本效果，包括心室扩大生存（SAVE）研究和与退伍军人管理局合作的舒张性心力衰竭（V-HeFT Ⅱ）试验。SAVE 研究是一项有 2231 例左心功能障碍、射血分数≤40% 且无明显心力衰竭症状的患者参与的双盲安慰剂对照试验。心肌梗死后的患者接受卡托普利治疗或安慰剂治疗，其中卡托普利组可降低总死亡率、心血管导致的死亡、充血性心力衰竭的发展和心肌梗死后的复发。德国法定保险基金进行了一项卡托普利用于心肌梗死后的成本效果分析研究,他们推测每获得 1 个生命年所需支付的成本为 1160 美元。从 SAVE 实验的假设研究表明,在维持同等利益的条件下,卡托普利的治疗成本取决于患者开始治疗的年龄。

在 V-HeFT Ⅱ 试验中,比较肼屈嗪和硝酸异山梨酯与依那普利对已经接受地高辛和利尿药治疗的 CHF 男性患者的疗效,发现依那普利组给药 2 年后病死率更低(18% vs 25%)。对这些治疗方案的成本效果分析进行比较,发现依那普利每年 9700 美元的治疗费比硝酸异山梨酯、肼屈嗪每年 5600 美元的治疗费用有增加,笔者认为虽然成本更高,但依据存活率判断,依那普利治疗组更为合理。血管紧张素受体拮抗药没有被证明比 ACE 抑制药更有效,虽未经正式研究,但也不太可能具有成本效益。

三、高血压

高血压是美国最常见的心血管疾病。在过去的 20 年,高血压儿童群体不断增加,这可能与儿童肥胖有关。有效的血压控制可降低心血管疾病的风险及防止并发症的发生。为患者选用疗效最好而费用最低的治疗方案对保健制度而言极其重要。抗高血压治疗的成本效果直接与药物本身成本相关。老药、低价药如利尿药和 β 受体阻滞药有良好的成本效果。Hoerger 等发现氢氯噻嗪与比索洛尔联合用药比单用钙通道阻滞药、β 受体阻滞药或 ACEI 更符合成本效果。他们估计达到与比索洛尔加上氢氯噻嗪治疗方案同等的成本效果,依那普利和氨氯地平的成本将必须分别下降 58% 和 51%。氯噻酮已被证明在降低血压方面较 ACEI 更为有效,且在预防心血管事件中至少与钙通道阻滞药和 ACEI 效果相当。然而,JNC7 指南推荐降压药物的初始选择基于其他适应证,如现病史与高血压的严重程度,因此利尿药的成本效果并不能使其成为所有临床情况中的首选药物。无脑卒中病史、心肌梗死、糖尿病、慢性肾病、心力衰竭或高 CVD 风险的患者初始应选择噻嗪类利尿药作为一线治疗药物。β 受体阻滞药和噻嗪类利尿药是高血压最符合成本效果的选择,当临床适用时应作为一线治疗用药。

四、静脉血栓栓塞

在美国,静脉血栓栓塞是每年影响到百万人口的重要问题。在这些问题中有 100 000~200 000 例是致命的。约 2/3 有症状的静脉血栓栓塞事件发生在医院手术患者和具有相似高危因素的普通患者身上。医疗系统用于静脉血栓栓塞治疗的费用估计每年达 15 亿美元。

儿科患者医院获得性静脉血栓栓塞率较低,但在后青春期危重症青少年中并不少见,而且一旦发生,治疗费用昂贵。治疗深部静脉血栓形成初期的成本为 7712~10 804 美元,若并发初始肺栓塞事件,则成本会增至 9566~16 644 美元。尽管许多静脉血栓栓塞的成本与急性期的处理有关,但后期的并发症如复发性静脉血栓栓塞、血栓形成综合征及肺动脉高压亦与费用相关。大量临床试验显示,采取适当的预防措施可以防止大多数静脉血栓栓塞的发生。

基于内科患者预防使用依诺肝素的试验(MEDENOX)数据表明:用普通肝素或低分子量肝素预防血栓发生的预防成本每例为 1249~3088 美元,与未预防所产生的费用相比,具有良好的成本效果。考虑到每个血栓栓塞事件成本的增加及肝素可能诱导一些血小板减少症的发生,低分子量肝素治疗血栓方案具有更好的成本效益。

尽管有血栓栓塞预防指南,但是指南的依从性差。由于医院报销的改变,要求医院必须制定必要的文件与外科和内科患者签定预防静脉血栓栓塞的协议。受临床和经济的影响,联合委员会和国家质量论坛已经将不合理的血栓预防方案作为地区医院需要改进的指标。

第三节　总　结

治疗心血管疾病的影响要从经济和人文两个方面进行衡量。因其直接成本和间接成本占有很大部分的医疗保健支出,所以利用基于治疗方案的药物经济学数据进行成本效果分析很重要。成本效果分析通常是利用药物经济学分析处方,这些结果的应用可以帮助指导选择治疗方案。由于在这一领域的研究缺乏儿科数据,因此,结合治疗儿科心血管疾病临床知识与通过成人患者得到的药物经济学数据分析,对进行儿科患者护理成本效益的选择很重要。

参考文献

[1] Oates M, McGhan WF, Corey R. Pharmacoeconomics of cardiovascular medicine. In: Contemporary cardiology: preventative cardiology: insights into the prevention and treatment of cardiovascular disease. 2nd ed. New York: Humana Press, 2006: 309-324.

[2] Bootman JL, Townsend RJ, McGhan WR Principles of pharmacoeconomics. 2nd ed. Cincinnati: Harvey Whitney Books, 1996.

[3] Bungay KM, Sanchez LA. Types of economic and humanistic outcomes assessments. In: Bressler LR, DeYoung GR, El-Ibiary S, et al., editors. The pharmacotherapy preparatory course: 2010 updates in therapeutics, vol. 2. Lenexa: American College of Clinical Pharmacy, 2010: 363-399.

[4] Roger VL, Go AS, Lloyd-Jones DM, Writing Group Members. Heart disease and stroke statistics-2012 update: a report from the American Heart Association Statistics Committee and Stroke Statistics Subcommittee. Circulation, 2012, 125: e212-230.

[5] Webb GD, Smallhorn JF Therrien J, Redington AN. Chapter 65. Congenital heart disease. In: Borrow RO, Man DL, Zipes DP, Libby P, editors. Braunwald's Heart disease: a textbook of cardiovascular medicine. 9th ed. Philadelphia: Saunders Elsevier, 2011.

[6] Pederson TR. Coronary artery disease: the Scandanavian Simvastatin Survival Study experience. Am J Cardiol, 1998, 82(10B): 55T-66.

[7] Shepherd J, Cobbe SM, Ford I, et al. Prevention of coronary heart disease with pravastatin in men with hypercholesterolemia. N Engl J Med, 1995, 333: 1301-1307.

[8] Bonow RO. Chapter 44. Class 1 interventions-dyslipidemia and its management. In: Braunwald's heart disease-a textbook of cardiovascular medicine. 9th ed. Part Ⅵ-preventative cardiology. Philadelphia: Saunders, 2012.

[9] Mihaylova B, Briggs A, Armitage J, et al. Lifetime cost effectiveness of simvastatin in a range of risk groups and age groups derived from a randomized trial of 20,536 people. BJM, 2006, 333: 1145.

[10] Hay JW, Yu WM, Ashraf T. Pharmacoeconomics of lipid-lowering agents for primary and secondary prevention of coronary artery disease. Pharmacoeconomics, 1999, 15(1): 47-74.

[11] Szucs TD.Pharmacoeconomics of angiotensin converting enzyme inhibitors in heart failure.Am J Hypertens,1997,10(10Pt 2):272S-279.

[12] Levy E, Levy P. Pharmacoeconomic considerations in assessing and selecting congestive heart failure therapies. Pharmacoeconomics, 2002, 20 (14):963-977.

[13] The CONSENSUS Trial Study Group.Effects of enalapril on mortality in severe congestive heart failure: results of the Cooperative North Scandanavian Enalapril Survival Study (CONSENSUS).N Engl J Med,1987,316: 1429-1435.

[14] Cohn JN, Archibald DG, Ziesch S, et al. Effect of vasodilator therapy on mortality in chronic congestive heart failure: results of a Veterans Administration Cooperative Study.N Engl J Med,1986,314:547-552.

[15] Cohn JN,Johnson G,Ziesch S,et al.Comparison of enalapril with hydralazine-isosorbide dinitrate in the treatment of chronic congestive heart failure.N Engl J Med,1991,325:303-310.

[16] The SOLVD Investigators.Effect of cnalapril on survival in patients with reduced left ventricular ejection fractions and congestive heart failure. N Engl J Med,1991,325:293-302.

[17] Pfeffer MA,Braunwald E,Moye JA,et al.Effect of captopril on mortality and morbidity in patients with left ventricular dysfunction after myocardial infarction: results of the Survival and Ventricular Enlargement Trial. N Engl J Med,1992,327:669-677.

[18] Erhardt L,MacLean A,Ilgenfritz J,et al.Fosinopril attenuates clinical deterioration and improves exercise tolerance in patients with heart failure.Fosinopril Efficacy/Safety Trial (FEST) Study Group.Eur Heart J,1995,16: 1892-1899.

[19] Brown EJ,Chew PH,Maclean A,et al.Effects of fosinopril on exercise tolerance and clinical deterioration in patients with chronic confestive heart failure not taking digitalis.Fosinopril Heart Study Group. Am J Cardiol, 1995,75:596-600.

[20] Tsevat J,Duke D,Goldman L,et al.Cost-effectiveness of captopril therapy after myocardial infarction.J Am Coll Cardiol,1995,26:914-919.

[21] Szucs TD, Berger K, Schulte-Hillen J, et al. The economic impact of captopril after myocardial infarction.Med Klin,1996,9:112-118.

[22] Pfeffer MA, McMurray JJV, Velazquez EJ, et al. Valsartan, captopril, or both in myocardial infarction complicated by heart failure, left ventricular dysfunction, or both. N Engl J Med, 2003, 349: 1893-1906.

[23] Munter P, He J, Cutler JA, et al. Trends in blood pressure among children and adolescents. JAMA, 2004, 291: 2107-3113.

[24] Robinson RF, Batisky DL, Hayes JR, et al. Body mass index in primary and secondary hypertension. Pediatr Nephrol, 2004, 79: 1379-1384.

[25] Hoerger TJ, Bala MV, Effleston JL, et al. A comparative cost-effectiveness study of three drugs for the treatment of mild-to-moderate hypertension. P&T, 1998, 23(5): 245-267.

[26] Edelson JT, Weinstein MC, Tosteson ANA, et al. Long-teen cost-effectiveness of various initial monotherapies for mild to moderate hypertension. JAMA, 1990, 263(3): 407-413.

[27] Chobanian AV Seventh report of the Joint National Committee on Prevention, Detection, Evaluation, and Treatment of High BPBP JAMA, 2003, 289: 2560.

[28] Dalen JE, Alpert JS. Natural history of pulmonary embolism. Prog Cardiovasc Dis, 1975, 17: 257-270.

[29] Anderson FA, Wheeler HB, Goldberg RJ, et al. A population based perspective of the hospital incidence and case-atality rates of deep vein thrombosis and pulmonary embolism: the Worcester DVT study. Arch Intern Med, 1991, 151: 933-938.

[30] Heit JA, Cohen AT, Anderson FA. Estimated annual number of incident and recurrent, non-fatal and fatal venous thromboem-bolism (VTE) events in the U.S.[abstract]. Blood, 2005, 106: 910.

[31] Geerts WH, Bergvist D, Pineo GF, et al. Prevention of venous thromboembolism: American College of Chest Physicians evidence-based clinical practice guidelines, 8th ed. Chest, 2008, 133: S381-453.

[32] Cardiovascular Disease Educational and Research Trust; Cyprus Cardiovascular Disease Educational and Research Trust; European Venous Forum; International Union of Angiology; Union Internationale de Phlebologie. Prevention and treatment of venous thromboembolism: international consensus statement. Int Angiol, 2006, 25: 101-161.

[33] Samama MM, Cohen AT, Darmon JY, et al. A comparison of enoxaparin

with placebo or the prevention of venous thrombo-embolism in acutely ill medical patients: prophylaxis in medical patients with enoxparin study group.N Engl J Med,1999,341:793-800.

[34] Spyropoulos AC, Hurley JS, Ciesla GN, et al. Management of acute proximal deep vein thrombosis: pharmacoeconomic evaluation of outpatient treatment with enoxaparin vs inpatient treatment with unfractionated heparin.Chest,2002,122:108-114.

[35] Raffini L,Huang YS,Witmer C,et al.Dramatic increase in venous thromboembolism in children's hospitals in the United States from 2001 to 2007. Pediatrics,2009,124(4):1001-1008.

[36] Bullano MF,Willey V, Hauch O,et al.Longitudinal evaluation of health plan cost per venous thromboembolism or bleed even in patients with a prior venous thromboembolism even during hosopiralization.J Manag Care Pharm,2005,11:663-673.

[37] Spyropoulos A.Direct medical costs of venous thromboembolism and subsequent hospital readmission rates: an administrative claims analysis from 30 managed care organizations.J Manag Care Pharm,2007,13:475-486.

[38] MacDougall DA,Feliu AL,Boccuzzi SJ,et al.Economic burden of deep vein thrombosis, pulmonary embolism, and post-thrombotic syndrome. Am J Health Syst Pharm,2006,63(20 supp 6):S5-15.

[39] Lamy A,Wang X,Kent R,et al.Economic evaluation of the MEDENOX trial: a Canadian perspective-medical patients with enoxaparin.Can Respir J,2002,9:169-177.

[40] de Lissovoy G,Subedi P.Economic evaluation of enoxaparin as prophylaxis against venous thromboembolism in seriously ill medical patients:a U.S. perspective.Am J Manag Care,2002,8:1082-1088.

[41] McGarry LJ, Thompson D, Weinstein MC, et al. Cost-effectiveness of thromboprophylaxis with a low-molecular weight heparin versus unfractionated heparin in acutely ill medical inpatients.Am J Manag Care,2004, 10:632-642

[42] Creekmore FM,Oderda GM,Pendleton RC.Brixner DI Incidence and economic implications of heparin-induced throm-bocytopenia in medical patients receiving prophylaxis for venous thromboembolism.Pharmacotherapy,2006,26:1438-1445.

[43] Amin A, Stemkowski S, Lin J, Yang G. Thromboprophylaxis rates In U.S. medical centers: success or failure? J Thromb Haemost, 2007, 5: 1610-1616.

[44] The Joint Commission. National consensus standards for prevention and care of venous thromboembolism(VTE). 2012. www.jointcommission.org/PerformanceMeasurement/VTE.htm. Accessed 3 Mar, 2012.

第 5 章

心血管系统急救用药

第一节　概　述

心血管功能障碍是小儿危重病例的一种常见病症。婴儿和儿童的先天性或获得性心血管疾病可能会合并存在血流动力学受损,因此,需要谨慎选择治疗药物或联合用药。血管活性药物是心血管功能障碍患者内科治疗或术后治疗的基础。在心脏外科手术,特别是对于新生儿和婴儿,低心排血量综合征(LCOS)和血管张力失调一直是影响术后发病率和死亡率的最重要原因之一。由于肺部和全身血管张力变化和发展的差异,这部分人群特别脆弱。对于这类人群使用血管活性药物,尚缺乏以共识和证据为基础的指南,这一点并不令人惊讶。对于很多儿科用药情况,有必要寻求多中心协作研究,以确定可能最佳的做法。

临床背景与决策理念简述

无论小儿心血管功能障碍的病因是什么,药物治疗必须基于血流动力学和病理学的综合评价,并使用工具评价心血管系统的最终目标:采用侵入或非侵入性检测手段来评价组织灌注是否充足及非必需或特定的全身动脉压力。所有的治疗和干预措施必须以足够的组织灌注为鉴定目标。因此,在重症监护或中级护理中,使用血管活性药物的患者需要进行全面的血流动力学监测。

血管活性药物通常用于短期至中期的临床康复治疗,使已严重损害的心排血量或血管张力增强,同时试图保护心肌的储备和外周感受器的完整性。没有任何一种血管活性药物是普遍有效的,多采用联合给药的方式。

涉及心脏功能评估的主要生理因素有心率、收缩力、前负荷和后负荷。这些指标可以采用非侵入性和侵入性技术进行临床评估。重视上述指标的评价,同时也要关注全身阻力和肺阻力之间的比例的重要性,左右心功能评价和纳入舒张干扰,是至关重要的。特别需要注意的是心肺和室间的相互作用。其他评估因素包括与氧运输、摄取、消耗相关的指标。组织灌注标志物仍表征最终治疗目标。

心循环功能障碍的药理作用是复杂的,主要针对 2 个受体结合位点:心肌受体、全身血管和肺血管受体。血管活性药物分为升压药、血管扩张药、增快心率药、正性肌力药物和 lusotropes。大多数血管活性药物具有多重效应,通常作用于心肌和血管内皮。

正性肌力药物主要包括拟交感神药、磷酸二酯酶抑制药、地高辛、钙增敏药,对心肌和血管性能起到重要作用。需要根据不同情况考虑选择单独使用合适的正性肌力药,或与全身或肺血管受体靶向药物联合使用。选择标准包括各种与心脏或循环功能障碍有关的病理生理学,并且应该对可能有害甚至危及生命的潜在不良反应和药物相互作用做出权衡。至关重要的是,我们还应对支持心脏和参与外周循环的药物性质加以区分。

心肌耗氧量的显著增加、致心律失常作用或神经激素活化作用,都可能限制这些药物的使用。此外,肾上腺素受体在某些条件下可能发生脱敏和下调。护理人员应考虑 β 受体下调现象可能会导致儿茶酚胺使用时间的延长。最后但同样重要的是,单一强心药和血管升压药对肾上腺素受体的相对亲和力可因温度、缺氧或酸中毒而发生改变。

为选择有效的药物组合,以最低的有效剂量获得最大的疗效,并将有害的不良反应或药物相互作用的风险降到最低,需要扎实的临床和生理知识。

血管扩张药能使血管壁平滑肌松弛,从而降低血管阻力,潜在增加血流量。某些血管扩张药作用于动脉,某些血管扩张药作用于静脉,还有一些血管扩张药既作用于动脉又作用于静脉。血管扩张药可根据其主要作用位点或作用机制进行分类。与成年心脏病患者一样,在儿科心脏病患者的管理中,降低后负荷或外周血管阻力(SVR),变得越来越重要。具体来说,可能会从降低后负荷治疗中获益的小儿心血管疾病患者主要包括以下群体。

1.具有正常心脏解剖结构和心肌功能的系统性高血压患者。

2.具有正常心脏解剖结构,但由于原发性心肌病(例如家族性心肌病)或获得性心肌病(例如继发于病毒性心肌炎的扩张型心肌病)导致心肌功能受损的患者。

3.经历了姑息手术(例如治疗左心发育不全综合征的经改进的 Nor-wood 手术)或修复手术和进行性心肌功能障碍的先天性心脏病(CHD)患者。

4.心脏手术,尤其是心脏旁路移植手术后,立即或初期发生心肌功能障碍的先天性心脏病患者。

松弛性药物可改善舒张松弛。唯一被临床广泛使用且研究最多的松弛性药物是磷酸二酯酶抑制药,特别是具备强心、血管扩张和松弛效应的米力农。左西孟旦是另一种有类似效果的药物,但对儿童人群仍需进一步研究。

靶向外周系统和(或)肺循环的血管收缩药或多或少具有特异性作用。有些药物有正性肌力作用,有些则对外周受体有特异性作用。在心血管重症监护方案中,这些药物主要用于严重血管麻痹情况或拮抗其他药物的显著血管扩张作用或调节血管张力。

在上述情况下可能需要正性肌力药和血管收缩药联合给药。

第二节　正性肌力药物

一、地高辛

【适应证】　地高辛是当代医学使用的最古老的心脏药物。它是一种用于治疗充血性心力衰竭的强心苷,并作为抗心律失常药降低包括胎儿在内的快速性心律失常患者的心室率,虽然仍被广泛使用,很少有临床试验为儿科人群临床疗效的一致性提供证据。考虑到潜在的毒性且缺乏以证据为基础的数据支持其使用,地高辛已经不再热门,并且不作为当前小儿心脏衰竭的一线治疗药物。矛盾的是,地高辛仍是目前处方中最常用的抗心律失常和正性肌力药。

地高辛的普及和依赖(在某些人群中),可能是由于它是少数可口服的抗心力衰竭(或正性肌力)药物之一。

【药理作用】　地高辛的作用是多方面的,对血流动力学、交感神经和电生理效应均有作用,包括直接(由于结合 Na^+-K^+-ATP 酶转运复合物)和间接(由副交感神经系统介导自主效应)作用。第一,抑制穿过心肌膜的钠和钾离子的运动,增加了从细胞外流入细胞内胞质中的钙离子,通过正性肌力作用发挥心肌活性和收缩力。第二,抑制 ATP 酶,减少窦房结和房室结的传导。第三,增加心脏副交感神经和动脉压力感受器的活性而减少中枢交感神经冲动,从而发挥有利的神经激素作用。然而,心肌收缩能力增强与临床疗效并不呈正相关。

【用法用量】　以下剂量为肾功能正常患者的推荐剂量。地高辛在安全用药使用目录中可视为一种非确定的高度警戒药物,给药时应提高警惕。事实上,地高辛属于儿童心血管用药错误中的高危药物。负荷剂量应分 3 次给予。首先给予总负荷剂量的 1/2,然后分 2 次,每隔 6～8h 给予总负荷剂量的 1/4 量。维持剂量对于 10 岁以下儿童应每天分 2 次给予,10 岁及 10 岁以上儿童每天 1 次给予。由于充血性心力衰竭和系统性使用抗酸药可能导致地高辛口服吸收不稳定,因此在重症监护时优先考虑胃肠外给药(表 5-1)。

表 5-1　地高辛剂量

年龄组	口　服		静脉注射	
	负荷量	维持量	负荷量	维持量
新生儿				
早产儿	$20\mu g/kg$	$5\sim8\mu g/(kg\cdot d)$	$15\mu g/kg$	$3\sim4\mu g/(kg\cdot d)$
足月儿	$30\mu g/kg$	$6\sim10\mu g/(kg\cdot d)$	$20\mu g/kg$	$5\sim8\mu g/(kg\cdot d)$
婴儿/儿童				
1 个月至 2 岁	$40\sim60\mu g/kg$	$10\sim12\mu g/(kg\cdot d)$	$30\sim40\mu g/kg$	$7.5\sim12\mu g/(kg\cdot d)$
2～5 岁	$30\sim40\mu g/kg$	$7.5\sim10\mu g/(kg\cdot d)$	$20\sim30\mu g/kg$	$6\sim9\mu g/(kg\cdot d)$
5～10 岁	$20\sim30\mu g/kg$	$5\sim10\mu g/(kg\cdot d)$	$15\sim30\mu g/kg$	$4\sim8\mu g/(kg\cdot d)$

年龄组	口　服		静脉注射	
	负荷量	维持量	负荷量	维持量
>10岁	10~15 μg/kg	2.5~5μg/(kg· d)	6~12 μg/kg	2~3μg/(kg· d)
成人	0.75 ~ 1.5 mg	0.125~0.5mg/d	0.5~1mg	0.1~0.4mg/d

　　肾衰竭患者需要密切监测血药浓度。负荷剂量可以减少50％,维持剂量应根据肌酐清除率进行调整:如果在10~50ml/min,在正常的时间间隔给予日剂量的25％~50％,或每36小时给予正常剂量;如果低于10ml/min,在正常的时间间隔给予日剂量的10％~25％,或每48h给予正常剂量。

　　【药动学】

　　1.起效时间　口服,0.5~2h;静脉注射,5~30min。

　　2.生物利用度

　　静脉注射:100％。

　　胶囊:90％。

　　酏剂:80％。

　　片剂:70％。

　　3.分布时间　6~8h。

　　4.最大效应时间　口服,2~8h;静脉注射,1~4h。

　　5.蛋白结合率　20％~30％。

　　6.代谢　大部分药物以原型状态从肾消除。

　　7.半衰期　早产儿,60~170h;足月新生儿,35~45h;幼儿,18~25h;儿童,35h;成人,38~48h。

　　8.清除　50％~90％经肾排泄。地高辛不能通过透析清除。

　　【药物相互作用】　见表5-2。

表 5-2　药物相互作用

可能增加地高辛浓度或药效的药物	可能减少地高辛浓度或药效的药物
利尿药:呋塞米、螺内酯、氨氯吡啶、氨苯蝶啶	利福平、液态抗酸药
抗心律失常药:维拉帕米、奎尼丁、胺碘酮、普罗帕酮	考来烯胺、新霉素
钙通道阻滞药:维拉帕米、硝苯地平、地尔硫䓬	降脂树脂Ⅱ号、青霉胺
HMG-CoA 还原酶抑制药:阿托伐他汀、辛伐他汀	苯妥英钠、柳氮磺吡啶
抗生素:红霉素、克拉霉素、罗红霉素、四环素	甲状腺激素
苯二氮䓬类:阿普唑仑	
其他:酮康唑、伊曲康唑、环孢素、吲哚美辛、地芬诺酯、非甾体类抗炎药	

【不良反应】　地高辛药动学曲线复杂、治疗指数窄,可能需要根据患者特定的因素(即年龄、净体重、肾功能)给药,以将药物毒性和不良反应最小化。

1.心血管系统　心律失常尤其是诱导异位心脏起搏和传导障碍,包括窦性心动过缓,房室传导阻滞,窦性阻滞,心房异位搏动,二联律和三联律,伴房室传导阻滞的房性心动过速,室性心律失常。

2.胃肠道反应　恶心、呕吐、腹泻、腹痛、食欲缺乏或喂养不耐受。

3.代谢　高钾血症伴发的毒性。

4.中枢神经系统　疲劳、嗜睡、困倦、眩晕、定向障碍、乏力。

5.神经肌肉及骨骼　神经痛、肌肉痛。

6.眼科　视物模糊、畏光、复视、灯光闪烁症状、色觉异常。

7.其他　男性乳房发育症。

【禁忌证】　主动脉瓣下梗阻,肥厚型心肌病,严重电解质或酸碱紊乱(低钾血症,碱中毒)或代谢性疾病(甲状腺功能减退症)。急性风湿热伴全心炎相对禁忌。

【毒理】　地高辛治疗浓度在下列情况下应进行监控：疑似中毒，治疗失败，用药依从性差，肾功能不全，与可能改变地高辛药物浓度的药物合用。治疗水平的监控时间应在给药前和给药后至少 6h。

1.诱发毒性条件　高剂量，地高辛血清浓度高，肾功能降低，甲状腺功能减退症，药物相互作用，心肌灵敏度增高，心肌炎，心肌缺血，低钾血症，低镁血症，高钠血症，酸中毒，儿茶酚胺，心脏手术后急性期。

2.中毒的临床症状　乏力，疲倦，食欲缺乏，恶心，呕吐，腹泻，视力障碍，头痛，意识模糊，嗜睡，躁动或谵妄，幻觉，神经性疼痛，癫痫发作，心律失常，心悸，晕厥，呼吸困难。

3.中毒心电图表征　室性期前收缩，室性二联律，房室传导阻滞，室上性心动过速，交界性心动过速，室性心律失常。

4.实验室检查　应立即监测血清钾、钙、镁水平，肾功能。地高辛血药浓度，通常情况下，毒性与血药浓度＞2 ng/ml 有关（正常治疗范围：0.8～2 ng/ml）。

5.治疗　怀疑中毒者一旦确证，立即入院，并对以下特定患者使用地高辛免疫抗原结合片段进行解毒治疗：发生危及生命的心律失常（室性心律失常，对阿托品反应迟钝的室上性心动过缓），高钾血症，低血压或药物毒性剂量的急性摄入。

6.地高辛免疫抗原结合片段的剂量　地高辛血清浓度（nmol/ml）×kg×0.3，或摄取量（mg）×55（如果摄取＞0.3 mg/kg）。

建议密切监测血钾水平（低钾血症的风险）和血流动力学参数。地高辛的血清水平可能剧烈上升，但将几乎完全与抗原结合片段结合，从而无法与受体结合，这可能是一个误导性的实验室信息。地高辛和抗原结合片段复合物在 1 周左右会慢慢消除。

7.其他措施　包括：①甚至口服地高辛数小时后，都可摄入吐根、木炭。②如果地高辛的抗原结合片段不是立即可用，以及存在心律失常的情况：室性心律失常，考虑使用苯妥英钠、利多卡因或溴苄铵；室性和室上性心动过速，用普萘洛尔；窦性心动过缓或房室传导阻滞，使用阿托品或苯妥英钠；如果有必要，考虑经静脉起搏和心脏复律。

【配伍】　口服地高辛的理想给药时间是饭前 1h 或饭后 2h，以避免富含高纤维或果胶的饮食导致吸收不稳定。可能影响地高辛吸收的其他药物也要引起注意。

静脉注射地高辛可不稀释或在 10min 内稀释在生理盐水或葡萄糖溶液中。快速给药可能影响血流动力学。

【规格】

1.酏剂(儿科) 50 $\mu g/ml$ (2.5ml、5ml、60 ml)。

2.胶囊 50μg、100μg、200μg。

3.片剂 125μg、250μg、500μg。

4.注射剂 ①小儿安瓿:100$\mu g/ml$ (1ml);②成人安瓿:250 $\mu g/ml$ (1ml,2ml)。

【通用名/商品名®】 地高辛/Lanoxin®, Lanoxicaps®, Digitek®, Digoxine Nativelle®, Novo-Digoxin®, Digoxine-Streuli®, Digoxine-Sandoz®。

二、多巴酚丁胺

【适应证】 多巴酚丁胺是一种人工合成的 β 肾上腺素能受体激动药,或拟交感神经药,用于治疗低心排血量和心力衰竭。在 2008 年拯救脓毒症患者运动的指南中,多巴酚丁胺作为起始用药也被推荐用于感染性休克和心肌功能障碍的患者,以及那些未达到 $ScvO_2 > 70\%$ 或在液体复苏下 $SvO_2 > 65\%$ 的患者。多巴酚丁胺具有确切的 β_1 活性,对 β_2 受体和 α_1 受体具有温和的作用,可增加心肌收缩性、心排血量和每搏量。多巴酚丁胺通过较强的正性肌力作用升高血压,并可引起全身血管和肺血管的轻度舒张。多巴酚丁胺作用下的 β_2 受体介导的血管舒张功能可能比多巴胺大,而其变时性可能较小。在早产儿中,多巴酚丁胺升高 MAP 的作用弱于多巴胺。

【药理作用】 多巴酚丁胺刺激 β_1 肾上腺素能受体使收缩力增强并可导致心率稍有加快。其 β_2 活性低于 β_1,且 α_1 作用最弱。多巴酚丁胺的心血管效应由 β 肾上腺素能直接介导激活而不释放去甲肾上腺素。多巴酚丁胺还可降低中心静脉压和肺毛细血管楔压,但对肺血管阻力的影响无选择性。多巴酚丁胺可改善心舒张功能,当给予足量的补液时,尿量增加常继发于心排血量和肾灌注量增加。

【用法用量】 多巴酚丁胺为连续输注给药,应在治疗范围内进行最小有效量的滴注以达到有效作用。它应在全面的血流动力学监测下给药以避免患者出现低血容量。多巴酚丁胺禁用于特发性肥厚性主动脉瓣下狭窄的患者。

1.新生儿　2～20 μg/(kg·min)。

2.婴儿/儿童　2～20 μg/(kg·min),某些情况下可增加到最大量 40 μg/(kg·min)。

3.成人　2～20 μg/(kg·min),某些情况下可增加到最大量 40 μg/(kg·min)。

【药动学】

1.起效时间　1～10 min。

2.最大效应时间　10～20 min。

3.代谢　通过邻苯二酚邻甲基转移酶(COMT)及葡萄糖醛酸在组织和肝代谢为无活性的产物。

4.半衰期　2 min。

【药物相互作用】　β肾上腺素受体阻滞药和钙剂可能会降低多巴酚丁胺的疗效。

【不良反应】

1.心血管系统　窦性心动过速、期前收缩、心悸、胸痛、高血压、室性期前收缩、室性心律失常。

2.胃肠道　恶心。

3.呼吸系统　呼吸困难。

4.神经肌肉　感觉异常、痉挛。

5.中枢神经系统　头痛。

6.皮肤/外周　皮肤坏死(渗出)、局部炎症、静脉炎。

【毒理】　超剂量使用或改变多巴酚丁胺的药动学可出现不良反应。出现此情况建议暂时减量甚至停药,并对症治疗(个体差异显著)。发生外渗时,可局部使用酚妥拉明。

【配伍】　多巴酚丁胺在各种非碱溶液中可保持 24h 性质稳定。建议用生理盐水或葡萄糖稀释,最大浓度为 5 mg/ml。输注时注入中央静脉,除短暂的和(或)紧急情况下,应使用精确可控的输液装置。避免在同一输液线上混合碳酸氢钠、肝素、襻利尿药和某些抗生素,如头孢菌素类和青霉素类。

【规格】　注射溶液(盐酸盐):12.5 mg/ml(20ml 和 40 ml 瓶装),以及 1mg/ml、2mg/ml、4 mg/ml 的预混溶液(5％葡萄糖)。

【通用名/商品名】　多巴酚丁胺/盐酸多巴酚丁胺®,多巴酚丁胺液体费森尤斯®。

三、多巴胺

【适应证】　多巴胺是一种肾上腺素能受体激动药,或拟交感神经药,具有剂量依赖效应,用于治疗低心排血量和心力衰竭,以及心源性或感染性休克。多巴胺有适度的 α_1 受体和 β_1 受体激动作用,而对 β_2 受体和 DA_1 受体和 DA_2 受体作用较温和。多巴胺的临床作用包括增加心肌收缩力和输出,增加心率、血压,并已在动物模型中被证明在改善肠系膜血流上优于其他药物。使用适当的补液可增加尿量,然而使用"肾剂量"即低剂量的多巴胺以改善肾功能的作用尚未得到证实。在增加早产儿平均动脉压的疗效上,多巴胺被证实比单独使用多巴酚丁胺、胶体或氢化可的松更为有效。

【药理作用】　多巴胺是去甲肾上腺素的前体,直接刺激肾上腺素能和多巴胺能受体,导致神经末梢释放去甲肾上腺素。临床效果呈剂量依赖性:在低剂量时作用于多巴胺受体使肾、脑、冠状动脉、肠系膜血管舒张;在中等剂量时刺激 β_1 肾上腺素能受体增加心率和心排血量,并刺激去甲肾上腺素间接释放;在高剂量时激活 α 肾上腺素能受体诱导全身血管和肺血管收缩,增加心率和血压。

【用法用量】　多巴胺为连续输注给药,并应在治疗范围内进行最小有效量的滴定以达到有效作用。它应在全面的血流动力学监测下给药以避免患者出现低血容量。

血流动力学的效应呈剂量依赖性,并可能与剂量范围重叠。

$1\sim5$ μg/(kg·min)(低剂量):肾和肠系膜血流量增加;尿量增加。

$5\sim15$ μg/(kg·min)(中间剂量):增加肾血流量、心率、心肌收缩力、心排血量。

>15 μg/(kg·min)(高剂量):全身血管收缩,血压升高。若所需剂量>20 μg/(kg·min),根据临床要求,应考虑其他血管活性作用更强的药物(肾上腺素、去甲肾上腺素、血管加压素、去氧肾上腺素、硝普钠、酚妥拉明),以避免明显的不良反应。

【剂量】

1.新生儿　$1\sim20$ μg/(kg·min)。

2.婴儿/儿童　1～20 μg/(kg·min)，某些具体和特殊情况下最大剂量可达 50 μg/(kg·min)。

3.成人　1～20 μg/(kg·min)，某些具体和特殊情况下最大剂量可达 50 μg/(kg·min)。

【药动学】

1.起效时间　5 min。

2.持续时间　<10 min。

3.代谢　75％在血浆、肾和肝中(经单胺氧化酶和邻苯二酚邻-甲基转移酶代谢产生无活性代谢产物)，25％在交感神经末梢(转化为去甲肾上腺素)。

4.半衰期　2 min。

5.清除　约80％的多巴胺以高香草酸和去甲肾上腺素的代谢产物从尿中排泄，仅有小部分以原型排出。多巴胺的清除可能与年龄和剂量有关，在儿童期，尤其是新生儿期与成人差异显著。这可能是由于儿童呈非线性动力学，且该动力学可因与多巴酚丁胺联合给药而引起改变。肾功能和肝功能障碍会导致清除时间延长。

【药物相互作用】　见表 5-3。

表 5-3　多巴胺药物相互作用

对抗多巴胺药效的药物	增强多巴胺药效的药物	其他相互作用
β受体阻滞药	单胺氧化酶抑制药(MAOI) 对于既往2～3周使用过 MAOI 的患者可调整多巴胺的起始剂量为常规用量的 1/10	苯妥英钠 与多巴胺共用将导致明显的血压下降或心动过缓
α肾上腺素受体阻滞药	三环类抗抑郁药	环丙烷或氢化烃麻醉药 可增加敏感性或增加严重心律失常的风险

续表

对抗多巴胺药效的药物	增强多巴胺药效的药物	其他相互作用
氟哌啶醇与小剂量多巴胺合用可减少肾和肠系膜血管舒张	α 或 β 肾上腺素激动药	
	麦角新碱或缩宫素	

【不良反应】

1.内分泌　多巴胺可能会对神经内分泌系统产生不良影响,如影响催乳素、促甲状腺激素释放激素及其他垂体激素。

2.心血管　窦性心动过速、异位搏动、外周或肺血管收缩(肺动脉高压或抗性患者必须谨慎使用)、宽 QRS 波、房室传导异常、心律失常、高血压(嗜铬细胞瘤患者禁用)、心悸。

3.呼吸系统　呼吸困难。

4.中枢神经系统　头痛、焦虑。

5.胃肠道　恶心、呕吐。

6.肾　氮质血症。

7.眼　瞳孔扩大。

8.皮肤和外周　炎症性改变、皮肤坏死(渗出)、坏疽(高剂量血管收缩药)、竖毛。

【毒理】　超剂量给予多巴胺或改变其药动学可能出现不良反应。在这种情况下,建议暂时减量甚至停药,并进行对症治疗。发生外渗时,可局部使用酚妥拉明。

【配伍】　多巴胺以葡萄糖稀释,最大浓度为 3.2 mg/ml。必须采用可精确定量的静脉给药装置,以中心静脉导管为最佳。禁止脐动脉导管给药。多巴胺须避光储存。当溶液出现发暗(略带黄色)时不应使用。多巴胺与碱性溶液不相容,会导致多巴胺失效。可与其他血管活性药物和利多卡因联用。

【规格】　注射溶液(盐酸盐):40mg/ml、80mg/ml 和 160 mg/ml 瓶装、预灌封注射器,以及 0.8mg/ml、1.6mg/ml 和 3.2 mg/ml 的预混溶液(5% 葡萄糖)。

【通用名/商品名】　多巴胺/-。

四、多培沙明

【适应证】　盐酸多培沙明属儿茶酚胺类药物,结构类似于多巴胺,对 β_2 肾上腺素能受体具有明显的内在活性,对 DA 和多巴胺能受体 DA_2 具有温和的激动作用。多培沙明亦能通过对神经元儿茶酚胺摄取的抑制作用间接刺激 β_1 肾上腺素能受体。其通过明显的动脉和肾血管扩张降低负荷,通过直接和间接的 β 肾上腺素能激动作用引起心脏轻微刺激。一些研究表明,多培沙明可以改善肠系膜血流量,但程度弱于多巴胺,并且对于患者内脏血流灌注的风险优于其他多巴胺能药物。多培沙明对于急性肾衰竭及那些需要在心脏术后获得血流动力学支持的成年患者显示出有益的血流动力学效应。对心脏手术后的儿科患者,多培沙明已被证实能增加心排血指数,降低全身血管阻力而几乎不改变平均动脉压,但在一项针对早产儿呼吸衰竭的研究中,多培沙明被证明增加血压和尿量。

【药理作用】　多培沙明通过激动 β_2 受体和 DA_1 受体降低后负荷,并增加心排血量。其 β 肾上腺素能受体的额外激活和抑制去甲肾上腺素在神经末梢的再摄取作用会导致心肌收缩力增加及血液流至肾和肠系膜血管组织床。多培沙明非 α 肾上腺素能激动药,不引起血管收缩。

【用法用量】　多培沙明为连续输注给药,并应在治疗范围内进行最小有效量的滴注以达到有效作用。它应在全面的血流动力学监测下给药以避免患者出现低血容量。

1.新生儿、婴幼儿及儿童　$0.5\sim6~\mu g/(kg\cdot min)$,持续静脉输注。

2.成人　$0.5\sim6~\mu g/(kg\cdot min)$,连续静脉滴注。

【药动学】

1.半衰期　$7\sim11~min$。

2.代谢　经 O-烷基化和 O-硫酸化在肝广泛代谢。

3.排泄　尿和粪便。

【禁忌证】　对多培沙明或其成分过敏,左心室流出梗阻(主动脉瓣狭窄或梗阻性肥厚型心肌病),使用单胺氧化酶抑制药,嗜铬细胞瘤,快速性心律失常。

【药物相互作用】　多培沙明可以增强去甲肾上腺素或其他外源性

儿茶酚胺的疗效。

【不良反应】

1.心血管　窦性心动过速、室性心律失常、潜在性心律失常心绞痛、胸痛、心悸。缺血性心脏病患者慎用。

2.中枢神经系统　震颤、头痛。

3.胃肠道　恶心、呕吐。

4.代谢　高血糖、低钾血症,高血糖或低钾血症患者慎用。

5.皮肤　静脉炎(渗出)。

6.其他　可逆性降低中性粒细胞和血小板计数。

【毒理】　超剂量给予多培沙明或改变其药动学可能出现不良反应。在这种情况下,建议暂时减量甚至停药,并进行对症治疗。发生外渗时,可局部使用酚妥拉明。

【配伍】　多培沙明应用生理盐水、葡萄糖溶液或林格液稀释后输注,较大外周静脉的最大浓度为 1 mg/ml,中心静脉导管最大浓度为 4 mg/ml。须用可精确定量的输液装置进行输液。多培沙明在配制过程中可能会转变为粉红色,但不影响药效。如果在稀释前溶液已变色,则应丢弃。多培沙明不应该添加于碳酸氢钠或其他强碱性溶液中,给药前严禁与其他活性剂混合。

【规格】　注射溶液(盐酸盐 1%):10 mg/ml(5 ml 瓶装)。

【通用名/商品名】　无/ dopacard® 。

五、肾上腺素

【适应证】　肾上腺素是一种 α、β 受体激动药,有多种活性,包括拟交感、支气管扩张、鼻血管收缩、解除过敏反应等。因此它被用于多种疾病,包括青光眼、鼻腔局部充血、上呼吸道梗阻、血流动力学不稳定如心功能不全、心律失常、过敏性/感染性休克、心脏骤停等。本章节将集中论述该药对血流动力学及呼吸道的作用。

【药理作用】　肾上腺素是体内儿茶酚胺的一种,是 α_1 受体、β_1 受体和 β_2 受体激动药,可以放松支气管平滑肌、刺激心血管及扩张骨骼肌血管。它是剂量依赖性效应的,在低剂量时主要是血管扩张作用(作用于 β_2 受体),在高剂量时则会引起外周及平滑肌的血管收缩,提高心肌耗氧量。而且,它还能显著影响体内葡萄糖平衡,引起白细胞增高。

【用法用量】　肾上腺素可以以静脉注射或持续注射的方式通过非胃肠道、骨髓内或气管内给药,其使用的剂量需要在治疗剂量范围内,根据注射部位滴注,摸索出一个有效的最小剂量。有时,肾上腺素需要更大的剂量,可能会10倍于静脉给药剂量,以防止心脏停搏。肾上腺素给药时须严密监控血流动力学稳定性,避免在血容量不足的患者使用。除了浓度差错外,剂量输入错误是另一个常见的医疗安全问题。

肌内给药和皮下给药的浓度为1∶1000(1mg/ml),静脉或骨髓内给药的浓度为1∶10 000(0.1mg/ml)。

1.新生儿

气管内给药:静脉或骨髓内是推荐的给药途径。当静脉或骨髓内给予其他药物时,每3～5min通过气管插管以0.05 mg到0.1 mg/kg(0.5～1 ml/kg 1∶10 000溶液)的速率给药。

2.婴儿/儿童

(1)肌内或皮下(过敏反应,气喘)给药:每5～15min,0.01 mg/kg(最高0.3 mg),配成1∶1000的溶液。严重过敏反应则需要静脉或持续给药。

(2)严重过敏反应的自给药:每10～20min给1次药,直到急救设备到达。如果过敏症状持续,每5～15min重复直至抢救设备到达。

(3)支气管扩张药/喉气管支气管炎(哮吼):①皮下给药,0.01 mg/kg[配成1∶1000 (1 mg/ml)溶液](最大单次剂量为0.5 mg),每20min给予3次。②雾化(外消旋肾上腺素——2.25%的溶液,或等量的L-肾上腺素,10mg外消旋肾上腺素=5mg左旋肾上腺素)。③患有喉气管支气管炎的婴幼儿、儿童和青少年:2.25 %的溶液(在2 ml生理盐水中稀释),0.05～0.1 ml/kg (最高0.5 ml),每20min给药1次,给药15min,对婴幼儿则使用最低剂量。

(4)细支气管炎:消旋肾上腺素2.25%溶液与地塞米松的联合使用可以降低住院率,缩短住院时间及婴幼儿恢复平稳呼吸和正常进食的时间。

(5)心动过缓或无脉骤停

①气管内(推荐途径是骨髓内或者静脉):气管内给药需要把剂量提高到0.1 mg/kg,应用1∶1000的溶液,每3～5min重复直到建立静脉或骨髓内通路。给药后用5ml生理盐水冲洗,然后进行通风以分散药物。

②静脉或骨髓内给药:0.01 mg/kg (0.1 ml/kg),1:10 000溶液,每3~5min重复。单次最大剂量为1 mg,但高剂量肾上腺素 (0.1 mg/kg)并没有改善临床结果。

③静脉持续静脉输入(休克):0.1~1μg/(kg·min)。

3.成人　肌内或皮下(过敏反应,气喘),每5~10min 0.1~0.5mg。

ACLS指南:气管内(推荐静脉或气管内给药),每3~5min给予2~2.5mg;静脉或气管内,每3~5min给予1mg,高剂量可能更适合于治疗特殊的问题,如β受体拮抗药或钙离子拮抗药过量;持续静脉给药,1~10 μg /min。

【药动学】

1.起效时间

静脉注射:少于1min。

吸入法:1min以内。

皮下注射:吸收程度不同,一般在20~40min。

肌内注射:在5~10min,如果在股外侧注入的话,吸收更快更充分。

2.吸收　口服不能达到有效治疗浓度。

3.持续时间　非常短,所以需要持续输注。

4.代谢　主要在肝及肾通过单胺氧化酶和儿茶酚胺转化酶代谢。

5.半衰期　2~3min。

6.清除　一旦经肝葡糖醛酸化和硫酸盐化后,经肾排泄。

【药物相互作用】

可能增强肾上腺素的血管收缩和心脏作用
β受体拮抗药(普萘洛尔、阿替洛尔、艾司洛尔)
α受体拮抗药(酚妥拉明、酚苄明等)
α和β受体拮抗药(拉贝洛尔)
三环类抗抑郁药
卤代麻醉气体

【不良反应】

1.心血管　窦性心率过快、高血压、心律失常、心绞痛及猝死。心肌缺血时应特别谨慎使用,因为会增加心肌耗氧量。

2.呼吸系统方面　支气管痉挛或喉痉挛、鼻出血。

3.中枢神经系统　头痛、恐惧、躁动、脑出血(较少)。

4.消化道　高剂量时会恶心、腹痛、食欲缺乏、肠系膜血管收缩。

5.生殖系统　急性尿潴留。

6.肾　肾血流量下降。

7.骨骼肌及神经肌肉方面　震颤、肌无力。

8.视觉　急性青光眼恶化。

9.代谢　高血糖症、甲状腺功能紊乱。

10 皮肤　组织坏死、外周血管收缩。

11.其他　白细胞增多。

【毒理】　由于肾上腺素过量可产生毒性反应或药动学改变。一旦发生,应给予减量或者立即撤药,并对症处理(需个体化对待)。一旦发生溢出,应立即局部给予罂粟碱或酚妥拉明。

【配伍】　肾上腺素应避光避空气。氧气会使药片变红,继而变成褐色。与乙醇溶液不相容,也不推荐与其他血管活性药和肌松药同时给予,必须给予到中心静脉,除非遇到紧急情况,但前提是有相关仪器可以进行正确可靠的剂量滴注。如果溶液已经变色或有沉淀物,就不能再使用。通常储存在 15～25℃,不能冰冻或冷藏。

【溶媒】

1.吸入/雾化　0.5ml 2.25％消旋肾上腺素溶于 3～5ml 生理盐水。

2.气管内给药　肾上腺素的浓度取决于是给予婴儿、儿童还是成人。将药物溶解于 3～5ml 生理盐水后气管给药,同时需保证通风设备有效。

3.胃肠外　静脉或骨髓内注射,最大浓度为 100 μg / ml (1∶10 000);持续静脉或骨髓内注射,用生理盐水或右旋糖酐-70 稀释。

【规格】注射液,0.1 mg/ml[(1∶10 000)×10 ml],1 mg/ml[(1∶1000)×1 ml];消旋肾上腺素,2.25 ％ (0.5 ml,15 ml)。

六、异丙肾上腺素

【适应证】　异丙肾上腺素是一种 β_1 受体和 β_2 受体拮抗药,具有拟交感和支气管扩张的作用。它具有正性肌力效应,有非选择性肺部和系统血管扩张作用,对房室结有阻滞作用,可以在起搏器安装之前逆转心动过缓、耐阿托品的心动过缓和三度房室传导阻滞,可以用于支气管痉挛、室性心律失常等(可以提高自发心率)。

异丙肾上腺素同时可以在倾斜试验中使用,可以防止心源性或神经源性的晕厥,以明确血管迷走神经性晕厥诊断。仰卧位可以改变血流分布,使静脉血流向四肢分布,这会降低左心室容积和前负荷,刺激儿茶酚胺的分泌,继而引发心室收缩、心率变快。C-心肌纤维则似一个机械性受体,将信息传达至中枢调节系统,刺激迷走神经对肾上腺素进行二重抑制。血管迷走神经性晕厥就是该情况的严重表现,表现为低血压、心动过缓。异丙肾上腺素就是作为敏化试剂用于倾斜试验中。

【药理作用】 异丙肾上腺素激动 β_1 受体和 β_2 受体,导致支气管、消化道和泌尿系统平滑肌松弛。在心脏中,它激动 β_1 受体,增加心率和心脏收缩力。它同时还激动骨骼肌中的 β_2 受体,可以舒张肺和外周血管,因此可以用来提高心脏收缩压,降低心脏舒张压。

【用法用量】 异丙肾上腺素一般持续静脉给药,需要在治疗范围内滴注至最小有效剂量,直至获得满意效果。在给药过程中需要监测血流动力学变化。异丙肾上腺素应避免在血容量不足的患者身上使用。连续使用可能会产生耐药性,因此必须缓慢撤药以防止反弹。

1.新生儿 $0.05 \sim 5 \ \mu g/(kg \cdot min)$。

2.婴儿/儿童 $0.05 \sim 5 \ \mu g /(kg \cdot min)$。

3.成人 $2 \sim 20 \ \mu g/min$。

【药动学】

1.起效时间 立即。

2.持续时间 数分钟。

3.代谢 在肝、肾、肺及其他组织经儿茶酚-O-甲基转移酶代谢。

4.半衰期 $2 \sim 5 \ min$。

5.清除 大部分以盐的形式经尿排泄清除。

【药物相互作用】 当与其他拟交感药物合用时,可以增加心脏毒性。β受体阻滞药可以减少异丙肾上腺素的效应。异丙肾上腺素可能会增加茶碱的清除。

【不良反应】

1.心血管 脸面潮红、室性心律失常、窦性心动过速、高血压、低血压、心悸、胸痛等。该药严禁用于解救地高辛中毒和低舒张压的患者。

2.中枢神经系统　坐立不安、焦虑、紧张、头痛、头晕、眼花、眩晕。

3.内分泌和代谢方面　腮腺区肿大,在高血压和糖尿病患者中应谨慎使用。

4.消化系统　胃灼热、恶心、呕吐、消化不良、口干。

5.骨骼肌和神经方面　肌无力、肌震颤。

6.其他　发汗、急性青光眼、前列腺肥大的尿潴留。

【毒理】　由于肾上腺素过量可产生毒副反应或药动学改变。一旦发生,应给予减量或者立即撤药,并对症处理(需个体化对待)。

【配伍】　异丙肾上腺素可以用生理盐水或右旋糖酐-70来进行稀释,最大浓度为 20 μg/ml,必须注射入中心静脉,并使用合适的可靠有效的剂量滴注。

【规格】　注射液(盐酸盐),0.02 mg/ml(10 ml 安瓿)和 0.2 mg/ml(1ml 和 5ml 安瓿)。

七、去甲肾上腺素

【适应证】　去甲肾上腺素是一种肾上腺素受体激动药,主要激动 α 受体,弱激动 β 受体。异丙肾上腺素长期以来作为败血症的急性血管舒张治疗,也是儿童或成人多巴胺耐药的血管加压的选择。与多巴胺、多巴酚丁胺或肾上腺素联用可以治疗持续性血管麻痹症。最近一项在败血症患者的研究表明:去甲肾上腺素可以通过 α 受体引起静脉收缩,以增加前负荷,提高心排血指数。但同时,该研究也提示去甲肾上腺素会增加心舒容积,可能是后负荷增加的结果。这种后负荷增加可能会使败血症患者处于心力衰竭的高风险。虽然这种风险通常是可以接受的,但最近的一项欧洲儿童心血管危重研究则揭示去甲肾上腺素一般用于低心排血量和低系统血管耐受患者。

同样,去甲肾上腺素可以诱导外周血管收缩而导致局部缺血。已经有大量延长去甲肾上腺素输注时间导致的组织坏死的报道。

【药理作用】　去甲肾上腺素,肾上腺素的前药,激动 α 受体和 β 受体,引起强烈的系统血管收缩,可能会引起系统动脉压升高及冠状灌注。对 α 受体的作用要强于 β 受体,因此,对血管收缩的作用要强于对肌肉的松弛作用,所以对心脏收缩力、心率和心排血量影响较小。

【用法用量】　去甲肾上腺素通常持续输注,在治疗范围内,滴注至最小有效剂量,获得满意的效果。给药时必须给予严密的血流动力学监测。去甲肾上腺素避免在血容量不足的患者使用。

新生儿:0.05~2 μg /(kg·min),婴儿/儿童:0.05~2 μg /(kg·min),成人:0.5~10 μg /min,对耐药患者可以增加至 30 μg /min。

【药动学】

1.起效　立即。

2.持续　非常短,需要持续输注。

3.代谢　经儿茶酚-O-甲基转化酶和氧化酶代谢。

4.半衰期　1~2min。

5.清除　主要通过肾排泄。

【不良反应】

1.心血管　心悸、窦性心动过速、反射性心动过缓、心律失常、高血压、胸痛。

2.呼吸系统　呼吸困难。

3.中枢神经系统　头痛、焦虑。

4.内分泌系统　高血糖症、子宫收缩。

5.消化系统　恶心、呕吐、诱导肠系膜血管收缩。

6.皮肤和外周系统　炎症改变、真皮坏死。

7.其他　发汗。

【毒理】　由于过量或药动学改变可以引起不良反应,一旦出现这种情况,推荐换药或停止用药,或对症处理。一旦发生溢出,局部给予酚妥拉明对症处理。

【配伍】　去甲肾上腺素在乙醇中不稳定,应在葡萄糖或生理盐水中溶解,最大浓度为 4~16 μg /ml。必须通过中心静脉给药,除非在紧急情况下,用静脉输注设备进行正确可靠的滴注。

【规格】　注射液(酒石酸氢盐),1 mg/ml(4 ml 安瓿)。

【通用名/商品名®】　去甲肾上腺素/Levophed® ,Arterenol® 。

第三节　磷酸二酯酶抑制药

一、氨力农

【适应证】　氨力农是Ⅲ型磷酸二酯酶抑制药(PDE),用于低心排血量疾病的治疗(如心肺分流术后的心功能障碍、心肌病),尤其适用于对常规正性肌力药物和血管扩张药治疗反应较差的患者。该药也用于肺动脉高压的辅助治疗。

【药理作用】 氨力农是一种 bipyrade 衍生物,通过抑制 PDE Ⅲ 从而使环磷腺苷(cAMP)、cAMP 特异性 PDE 和 cAMP 蛋白激酶分解减少,使 Ca^{2+} 向心肌细胞内流从而产生正性肌力效应。但氨力农对新生儿的心肌细胞会产生负性肌力作用。另外,抑制 PDE Ⅲ 可引起血管平滑肌细胞舒张,使血管舒张伴氧耗降低。

【用法用量】 氨力农负荷剂量后持续输注,在有效治疗浓度范围内逐渐滴注至获得临床效应所需的最低有效剂量。氨力农给药需要在血流动力学监测下。且本药应避免应用于循环血量不足的患者。

在给予负荷剂量氨力农时,可能会发生低血压。许多临床医师为避免低血压并发症的出现,不按照规定给予负荷剂量。对已发生的低血压,推荐给予 5～10ml/kg 生理盐水,并抬高患者下肢;若低血压持续存在,需要全身给予血管加压药物,并停止负荷剂量氨力农的输注。每日总剂量不应超过 10mg/kg。由于药动学研究数据不完整,目前儿童患者的剂量指南未确定。无循证数据说明长期应用氨力农(>48h)的安全性和有效性。

1.新生儿 负荷剂量,0.75mg/kg,静脉推注>3min(必要时 30min 后重复);可增加负荷剂量至 1mg/kg 静脉推注>5min,必要时可以重复给药 2 次。维持剂量,3～5μg/(kg·min)持续静脉输注。

2.婴儿/儿童 负荷剂量,0.75mg/kg,静脉推注>3min(必要时 30min 后重复);可增加负荷剂量至 1mg/kg,静脉推注>5min,必要时可以重复给药 2 次。维持剂量,5～10μg/(kg·min)持续静脉输注。

3.成人 负荷剂量,0.75mg/kg,静脉推注>3min(必要时 30min 后重复);可增加负荷剂量至 1mg/kg,静脉推注>5min,必要时可以重复给药 2 次。维持剂量,5～10μg/(kg·min)持续静脉输注。

【药动学】

1.作用开始时间 2～5min。

2.最大效应 10min 内。

3.作用持续时间 30min 至 2h(剂量依赖性)。

4.分布 Vd:新生儿 1.8 L/kg;婴儿/儿童,1.6 L/kg;成人,1.2L/

kg；蛋白结合，10％～50％。

5.**代谢**　经肝葡糖苷酸化、乙酰化或结合反应（谷胱甘肽、N-醋酸盐、N-糖脂化、N-葡萄糖醛酸、O-葡萄糖醛酸）生成数种代谢产物。

6.**半衰期**　新生儿＜1 周：12h；新生儿 1～2 周：22h；婴儿＜38 周：6.8h；儿童：2.2～10h；成人：6h。

【**药物相互作用**】　需要减少利尿药（低血容量）和丙吡胺（低血压）的剂量。

【**不良反应**】

1.**心血管系统**　低血压、室性和室上性心律失常（报道多为成人）；氨力农会加重已经存在的心室异位和心肌缺血。

2.**胃肠道**　恶心、呕吐、腹痛、食欲缺乏。

3.**血液系统**　可逆性剂量相关的血小板减少症发生率约为 2.5％。在累积高剂量、长疗程给药、血浆高浓度 N-乙酰化氨力农（氨力农代谢产物）及 N-乙酰化氨力农转化为更高浓度氨力农时发生。嗜酸性粒细胞增多症（特异性超敏反应）也可能发生。

4.**肝系统**　肝毒性；若肝酶显著升高需停用氨力农。

【**毒理**】　不良反应的发生是由于氨力农的超剂量使用或药动学的改变。在这种情况下，建议暂时减少剂量或停药，并给予对症治疗（显著个体差异性）。

【**配伍**】　除特殊情况外，氨力农需要借由可准确滴注的给药装置，通过中心静脉给药。必须且只能用 0.9％或 0.45％的生理盐水稀释；氨力农与含葡萄糖溶液不相容，但是可以通过 Y 形管与含糖输液同时给药。氨力农与碳酸氢钠和呋塞米也存在配伍禁忌。

【**规格**】　注射液（乳酸），5mg/ml（20ml）。

【**通用名/商品名**】　氨力农/安诺可。

二、米力农

【**适应证**】　米力农是Ⅲ型磷酸二酯酶抑制药（PDE），主要用于急性心力衰竭及心脏外科手术后低心排血量综合征的短程治疗。米力农也用于肺动脉高压和感染性休克的辅助治疗，然而后者目前没有循证数据支持。慢性心力衰竭患者在心脏移植前可长期应用米力农。

【**药理作用**】　米力农是氨力农的类似物，通过抑制 PDE Ⅲ增加环磷腺苷(cAMP),使 Ca^{2+} 向心肌细胞内流从而产生正性肌力效应。米力农对新生儿心肌细胞也发挥同样作用。米力农被证明可提高心脏指数并降低心脏充盈压、全身小动脉和肺动脉压力及新生儿的抗药性,可增加心排血量同时维持正常氧耗。该药增强心脏舒张期血管舒张效应,降低心室前负荷。此外,该药还可舒张全身血管。

【用法用量】　米力农先给予负荷剂量后持续输注,在有效治疗浓度范围内逐渐滴注至获得临床效应所需的最低有效剂量。米力农需要在血流动力学监测下给药。负荷剂量米力农可能会导致低血压,因此许多临床医师并不按照常规给予负荷剂量。若给予负荷剂量时发生显著低血压,按 $5\sim10ml/kg$ 给患者输注生理盐水并减慢米力农的推注速度。若低血压持续存在,暂停米力农并可考虑给予一个剂量单位的血管加压药物。对于心肺分流术后,特别是左心发育不全综合征患者,因术后数天米力农肾清除显著降低,应用时需要密切监测。

1.新生儿、婴儿和儿童　负荷剂量 $50~\mu g/kg$,15min 内缓慢静脉滴注,然后给予维持剂量为 $0.25\sim1~\mu g/(kg \cdot min)$ 。

2.成人　负荷剂量 $50~\mu g/kg$,$10\sim15min$ 缓慢静脉滴注,然后给予维持剂量为 $0.375\sim0.75~\mu g/(kg \cdot min)$;每日最大剂量为 $1.13~mg/kg$ 。

3.肾功能损害　必须根据肌酐清除率调整剂量。

Cl_{cr} 50 ml/(min $\cdot$ 1.73 m^2):0.43 $\mu g/(kg \cdot min)$ 。

Cl_{cr} 40 ml/(min $\cdot$ 1.73 m^2):0.38 $\mu g/(kg \cdot min)$ 。

Cl_{cr} 30 ml/(min $\cdot$ 1.73 m^2):0.33 $\mu g/(kg \cdot min)$ 。

Cl_{cr} 20 ml/(min $\cdot$ 1.73 m^2):0.28 $\mu g/(kg \cdot min)$ 。

Cl_{cr} 10 ml/(min $\cdot$ 1.73 m^2):0.23 $\mu g/(kg \cdot min)$ 。

Cl_{cr} 5 ml/(min $\cdot$ 1.73 m^2):0.2 $\mu g/(kg \cdot min)$ 。

【药动学】

1.作用开始时间　$5\sim15min$ 。

2.最大效应　20min 内。

3.半衰期　3h。

4.作用持续时间　30min 至 2h(剂量依赖性)。

5.分布　Vd β:新生儿,未知;婴儿,(0.9 ± 0.4)L/kg(心脏手术后);儿童,(0.7 ± 0.2)L/kg(心脏手术后);成人,(0.3 ± 0.1)L/kg。

6.蛋白结合　70%。

7.代谢　米力农原型主要经肾排泄。

8.消除半衰期(肾功能损害患者延长)　婴儿,(3.1±2)h(心脏手术后);儿童,(1.86±2)h(心脏手术后);成人,(1.69±0.18)h(心脏手术后)。

9.清除率(肾功能损害患者减少)　原型(83%)、葡萄糖醛酸代谢物(12%)经肾排泄。

清除率与年龄相关:婴儿,(3.8±1)ml/(kg·min)(心脏手术后);儿童,(5.9±2)ml/(kg·min)(心脏手术后);成人,(2±0.7)ml/(kg·min)(心脏手术后)。

【药物相互作用】　米力农和呋塞米混合后出现沉淀。

【不良反应】

1.心血管系统　室性和室上性心律失常、低血压、心绞痛、胸痛;米力农应慎用于心房颤动或心房扑动患者、室性心律失常、左/右阻塞。

2.呼吸系统　支气管痉挛。

3.中枢神经系统　头痛。

4.内分泌代谢系统　低钾血症。

5.胃肠道　恶心、呕吐、腹痛、食欲缺乏。

6.血液系统　血小板减少症(发生率约为0.4%)。

7.肝系统　肝酶升高。

8.骨骼肌系统　震颤。

9.肾　肾功能不全患者慎用并根据肌酐清除率调整剂量。

【毒理】　不良反应多发生于米力农的超剂量使用或药动学的改变。在这种情况下,建议暂时减少剂量或停药,并给予对症治疗(显著个体差异性)。

【配伍】　米力农可以用0.9%、0.45%的生理盐水或葡萄糖溶液稀释,最大推荐浓度为200μg/ml。米力农需借由可准确滴注的输液装置给药。

【规格】　注射液(乳酸):1mg/ml(5ml、10ml 和 20 ml 玻璃瓶);200μg/ml 含药葡萄糖输液(100ml 和 200ml)。

【通用名/商品名】　米力农/哌明克®,Corotrop®,Corotrope®。

第四节　血管扩张药:钙通道阻滞药

一、硝苯地平

【适应证】　硝苯地平用于治疗成人心绞痛、心肌肥厚、高血压(药物缓释剂型)。硝苯地平主要用于系统性高血压和心肌肥厚,尚无儿童用药的有效性资料。

【药理作用】　硝苯地平特异性作用于血管平滑肌细胞和心肌细胞,阻止钙离子通过慢钙通道进入细胞内,减少细胞内钙浓度,使与收缩蛋白结合钙离子减少,导致包括冠状动脉在内的血管舒张,并产生负性肌力作用。临床上主要应用硝苯地平血管舒张作用,而非负性肌力作用。

【用法用量】

1.新生儿(早产儿、足月儿)和婴儿　尚无新生儿及婴幼儿具体剂量的研究资料。

2.儿童　口服或舌下含服(S.L.)。

高血压急症:0.25～0.5mg/kg,口服或舌下含服,按需要每4～6h 1次。单次用药最大剂量10mg,最大日剂量1～2mg/kg。

心肌肥厚:每日0.6～0.9mg/kg,分3～4次给药。

高血压(长期治疗用药):缓释剂型,初始剂量每天0.25～0.5mg/kg,分1～2次使用,逐渐增加剂量至预期效果。最大日剂量为3～180mg/kg。

3.成人　口服或舌下含服。

胶囊:初始剂量10mg,每日3次,维持剂量10～30mg,每日3～4次。

缓释片:初始剂量30～60mg,每日1次,高血压常规剂量为每日30～60mg。最大日剂量120mg。注意,逐渐增加剂量至预期效果(例如:1～2周降低血压)。

【药动学】　舌下含服或嚼服后吞服立即起效,口服1～5min起效;即释型20～30min起效;缓释型2～2.5h起效。

1.吸收　胶囊的生物利用度45%～75%,缓释剂65%～85%。

2.半衰期　正常成人2～5h;肝硬化患者延长至7h。

3.持续时间　即释型 4～8h;缓释型 24h。

4.蛋白结合率　92%～98%。

5.代谢　在肝内代谢为无活性代谢产物。

6.消除　90%以上以无活性的代谢产物经尿液排泄。

7.监测指标　血压,血细胞计数,肝功能。

【禁忌证】　对硝苯地平(包括任何成分)过敏患者及近期发生心肌梗死患者禁用。

【不良反应】

1.心血管系统　低血压、心动过速、颜面潮红、心悸、晕厥、外周性水肿。

2.呼吸系统　呼吸急促。

3.中枢神经系统　头痛、眩晕。

4.胃肠道系统　恶心、腹泻、便秘及牙龈增生。

5.肝　肝功能异常、胆汁淤积、黄疸及过敏性肝炎。

6.神经肌肉及骨骼肌　关节强直、抗核抗体升高型关节炎。

7.血液系统　血小板减少、白细胞减少、贫血。

8.眼科系统　视物模糊、暂时性失明。

9.皮肤及附件　皮炎、荨麻疹、紫癜、光敏性(罕见)。

10.其他　发热、寒战、发汗。

【注意事项】　硝苯地平用于抗高血压初始治疗需要谨慎,并注意监测血压避免发生严重低血压。剂量滴注也应该监测血压。同时使用 β 受体阻滞药患者低血压风险增大。研究报道心绞痛和急性心肌梗死患者初始硝苯地平治疗时发生低血压。充血性心力衰竭患者或者主动脉狭窄患者发生低血压风险增加。

【药物相互作用】　合并使用 β 受体阻滞药心血管不良事件增加。与麻醉药如芬太尼合用,低血压加重。硝苯地平可增加苯妥英钠、环孢素、地高辛血药浓度。硝苯地平可降低奎尼丁血药浓度。西咪替丁和沙奎那韦可使硝苯地平血药浓度升高。移植患者合并使用环孢素时,牙龈增生发生率明显提高。地拉韦定可减少硝苯地平代谢,从而增加本品血药浓度。与钙剂同服可减低钙通道阻滞药的药效。

【配伍/给药】　片剂可与食物同服。但避免与葡萄柚汁同服,葡萄柚汁可增加本品口服生物利用度。缓释片应整片吞服。硝苯地平充液胶囊可从胶囊中分离,可舌下含服或吞服(舌下含服,口腔中吸收较少)。

【规格】 充液胶囊,10mg、20mg;硝苯地平制剂,含 10mg;缓释片,30mg、60mg、90mg。

【通用名/商品名】 硝苯地平/拜新同®CC,伲福达™CC、伲福达™ XL、硝苯地平®、硝苯地平 XL®。

二、氨氯地平

【适应证】 氨氯地平为钙通道阻滞药,用于治疗成人心绞痛和高血压。氨氯地平及其他钙通道阻滞药、血管紧张素转化酶抑制药由于不良反应较低,被广泛用于儿科患者。

【药理作用】 氨氯地平通过特异型慢钙通道,在除极时阻止钙离子进入血管平滑肌细胞和心肌细胞,降低细胞内钙浓度,使钙离子与收缩蛋白结合减少,从而扩张血管。氨氯地平通过增加心肌氧供使动脉血管平滑肌舒张,特别适于治疗心绞痛。

【用法用量】

1.新生儿及婴幼儿 尚无新生儿及婴幼儿具体用药剂量相关资料。

口服:高血压,6～17 岁儿童,推荐剂量 2.5～5mg,每日 1 次。文献报道初始用药剂量为每日 0.05～0.13mg/kg。每隔 5～7d 剂量增加 25%～50%。文献报道剂量范围为每日 0.12～0.5mg/kg。年轻患者需要更大剂量达到效果。目前尚无儿童用药最大日剂量＞5mg 资料。

2.成人 口服。

高血压:初始剂量 2.5～5mg,每日 1 次。瘦小、病情不稳定的患者初始推荐剂量 1.5mg,每日 1 次。7～24d 逐渐增加剂量,最大日剂量为 10mg。常规剂量为 5mg,每日 1 次。

心绞痛:5～10mg,每日 1 次。肝功能损害患者适当减少剂量。肾功能损害患者无须调整剂量。

【药动学】

1.起效时间 30～50min。

2.吸收 口服吸收好。

3.分布 平均分布容积,儿童＞6 岁相当于成人每千克基础体重。成人 21L/kg。

4.最大效应 6～12h 达血浆峰浓度。

5.半衰期　终末半衰期为 30～50h。常规剂量持续 24h 有效。蛋白结合率为 93％。

6.代谢　90％药物在肝内代谢为无活性代谢产物。

7.清除率　儿童＞6 岁体重校正清除率与成人相近。

8.排泄　10％以药物原型,60％以代谢产物从尿中排泄。透析不可滤过。

9.监测指标　血压和肝功能。

【禁忌证】　对氨氯地平及成分过敏患者禁用。

【不良反应】

1.心血管系统　颜面潮红、心悸、外周性水肿常见,低血压、心律失常、胸痛、晕厥、外周缺血、血管炎、心肌梗死少见。

2.呼吸系统　呼吸困难、肺水肿、鼻出血。

3.中枢神经系统　头痛、头晕、嗜睡、疲劳常见,失眠、眩晕、压抑、焦虑少见。

4.胃肠道反应　恶心、腹痛、消化不良、食欲缺乏、便秘、腹泻、吞咽困难、胰腺炎、呕吐、口干、牙龈增生。

5.肝　黄疸、转氨酶上升。

6.生殖泌尿道　性功能障碍。

7.神经肌肉及骨骼　肌肉痉挛、无力、关节痛、肌痛、感觉异常、周围神经病变、感觉减退、震颤。

8.内分泌/代谢　体重增加或减少、男性乳腺发育、高血糖。

9.血液系统　血小板减少、紫癜。

10.眼科系统　复视、视觉异常、眼痛、结膜炎。

11.皮肤及附件　皮炎、瘙痒、多形性红斑和血管性水肿。

12.其他　耳鸣、出汗、口渴增加。

【注意事项】　严重的主动脉狭窄成人患者,在开始使用氨氯地平治疗或增加剂量时,可发生心绞痛恶化或发生急性心肌梗死。

患有充血性心力衰竭和左心室流出道梗阻(如主动脉狭窄)患者容易发生急性低血压。

氨氯地平通过肝代谢,肝功能受损患者使用本品时需要谨慎。

心绞痛及严重冠心病患者不建议突然停药。

【药物相互作用】　与利福平合用,可降低氨氯地平血药浓度;咪唑类抗真菌药(如酮康唑)可抑制肝药酶,增加氨氯地平血药浓度;氨氯地平可能升高环孢素浓度水平(不明确);服用钙药可降低所有钙通道阻断药(包括氨氯地平)的药效。

【配伍/给药】　食物不影响氨氯地平片的生物利用度,食物对本品影响可不考虑。而同时服用葡萄柚汁可增加氨氯地平血药峰浓度。

【规格】　片剂:2.5mg、5mg、10mg。药房临时配制液体一般为1mg/ml。

【通用名/商品名】　氨氯地平/络活喜。

三、尼卡地平

【适应证】　尼卡地平用于成人心绞痛和高血压。在儿科患者中,它主要是用来治疗高血压。口服和静脉制剂均可获得。静脉制剂通常在口服制剂不能很好控制血压或者需要更严格的血压控制(如在心血管外科手术早期)时在具备监护的住院病房(例如,ICU)中使用。

【药理作用】　尼卡地平通过特异性慢钙通道抑制钙离子进入血管平滑肌细胞和心肌细胞。因此,减少了细胞内钙浓度以至于不足以在这些细胞中收缩蛋白,导致血管舒张。冠状动脉血管平滑肌松弛,使得心肌氧输送增加,从而特异性改善了心绞痛。

【用法用量】

1.新生儿(早产儿及足月儿)　口服,尚无资料。静脉持续滴注,来自两项研究($n=28$ 例)建议:初始剂量为 0.5 ng/(kg·min)。第 1 天达到平均最大剂量(0.74 ± 0.41) μg/(kg·min),获得理想血压,剂量范围在 $0.5\sim2$ μg/(kg·min)。

2.婴儿/儿童　婴儿和儿童的数据也有限,用药剂量尚未很好确定。口服,仅有案例报道。报道了 1 例 14 岁小孩,每次口服 20~30 mg,每 8 小时 1 次。静脉持续输注,初始 $0.5\sim1$ μg/(kg·min)静脉注射,然后滴注剂量以达到理想的血压。每 15~30min 可调整一次剂量。最大剂量为 $4\sim5$ μg/(kg·min)。

3.成人　口服,速释制剂起始剂量为 20 mg,3 次/日。根据反应进行滴定,剂量增加间隔时间>3d。常用剂量 20~40 mg,3 次/日。缓释制剂,起始剂量为 30 mg 口服,2 次/日。常用剂量 30~60 mg,2 次/日。静脉持续输注,高血压(未接受口服尼卡地平患者):起始剂量为 5 mg/h

静脉给药。静脉滴注剂量通过每 5～15min 增加 2.5 mg/h 直到达到目标,或达到最大剂量 15 mg/h。一旦达到目标血压,降低输注速率为 3mg/h 或最低速率达到理想血压。

【药动学】

1.起效　口服,0.5～2 h;静脉注射,在数分钟内。

2.吸收　口服剂量,100%,但有很大的首关效应;口服生物利用度为 35%。

3.分布　成人的分布容积为 8.3 L/kg。

4.最大效应时间　速释胶囊,1～2 h;缓释胶囊剂,服用后持续 2～7 h;静脉持续输注,45min 内有 50% 的最大效应,持续效应 50h。

5.半衰期　剂量依赖性(非线性)的药动学,因此表观半衰期取决于血药浓度。口服剂量:在第一个 8h 为 2～4 h,终末半衰期 8.6h;静脉滴注,血清浓度在 3 个阶段内呈指数下降,第 1 阶段 2.7 min,第 2 阶段 44.8 min,最后阶段 14.4 h。

6.持续时间　速释胶囊,<8 h;缓释胶囊,12 h;静脉注射单剂量,3 h;静脉持续输注,在前 30 min 降压 50%,在之后的 50 h 降压作用逐渐消失。

7.蛋白结合率　95%。

8.代谢　有饱和首关效应,呈现剂量依赖性的药动学。经细胞色素 P450 同工酶 CYP3A4 肝代谢。

9.清除　在肝功能不全患者中下降,在肾功能不全患者也可能下降。

10.消除　60% 口服剂量的从尿中排出,其中原型<1%;35% 在粪便中排出。透析不能清除。

11.监测指标　血压,心率,肝功能,肾功能。仔细监测血压,尤其是静脉滴注及给药剂量改变时。

【禁忌证】　对尼卡地平或任何成分过敏和明显的主动脉瓣狭窄。

【不良反应】

1.心血管　血管扩张、颜面潮红,心动过速、心悸、低血压(静脉注射有 6% 发生率)、直立性低血压、晕厥、外周和面部水肿、增加心绞痛、心电图改变和心肌梗死。

2.呼吸　呼吸困难。

3.中枢神经系统　头痛、头晕、嗜睡、感觉异常、焦虑、失眠、颅内出血(静脉注射有 0.7％发生率)。

4.胃肠道　恶心、呕吐、消化不良、口干、腹泻、便秘、腹痛。

5.泌尿生殖系统　多尿、夜尿、血尿(静脉注射有 0.7％发生率)。

6.肌肉和骨骼　脾虚、术后肌痛、乏力、震颤和迟钝、触觉减退。

7.内分泌/代谢　低钾血症(静脉注射有 0.7％发生率)。

8.眼科　视物模糊。

9.皮肤/外周　皮疹。

10.其他　出汗、注射部位反应或疼痛(静脉注射)。

【注意事项】　对成人严重冠状动脉疾病的患者,尼卡地平起始治疗和增加剂量都与心绞痛发生的严重程度和频率增加相关。突然停药可能引起冠状动脉疾病患者的心绞痛反弹。在 CHF 和左心室功能障碍的患者中可能发生负性肌力作用,导致低心排血量。可能发生症状性低血压,特别是静脉注射时。因为易刺激血管,需每 12h 改变静脉注射时的外周血管输液位置。

【药物相互作用】　尼卡地平影响多种细胞色素 P450 同工酶,因而有很多药物相互作用。以下药物的血药浓度可能会增加:环孢素、美托洛尔、维库溴铵(静脉注射尼卡地平)和地高辛。作为各种细胞色素 P450 酶底物的药物,其血清浓度或作用可能会受到影响,包括 CYP2C8/9 底物(例如,胺碘酮、华法林),CYP2C19 底物(例如,苯妥英钠、异丙醇),CYP2D6 的底物(例如,β受体阻断药、利多卡因、利培酮)和 CYP3A4 基板(例如,苯、其他钙通道阻滞药和他克莫司)。细胞色素 P450 同工酶 CYP3A4 强抑制药,如唑类抗真菌药物、克拉霉素、丙泊酚和蛋白酶抑制药,都可能增加尼卡地平血清浓度或作用,而同工酶 CYP3A4 诱导药,如卡马西平、苯妥英钠、苯巴比妥、利福平,可以减少尼卡地平浓度和作用。最后,尼卡地平可降低麻醉药的血清浓度或效应(例如,可待因、氢可酮、羟考酮),因为它们是同工酶 CYP2D6 药物的替代品。

【配伍/给药】　对于尼卡地平口服制剂,高脂肪膳食给药可降低峰浓度。葡萄柚汁同时使用可能增加血清浓度。静脉制剂应避光。它可以稀释在葡萄糖(如 5％葡萄糖)或生理盐水输液液体,但不能稀释在乳酸林格液。尼卡地平与 5％碳酸氢钠、呋塞米、肝素或硫喷妥钠不相容。

【规格】　胶囊,以盐酸盐形式:20 mg,30 mg。缓释胶囊,以盐酸盐形式:30 mg,45 mg,60 mg。注射液:2.5 mg/ml(10 ml)。生产商建议的输注浓度为 0.1 mg/ml。

【通用名/商品名】　尼卡地平/卡地尼®Ⅳ,卡地尼®SR,卡地尼®。

第五节　硝酸酯类

一、硝酸甘油

【适应证】　硝酸甘油是用于成人患者心绞痛的急性治疗与预防和急性充血性心力衰竭的急性治疗(例如,合并急性心肌梗死)。其他适应证包括高血压急症、肺动脉高压,并改善心血管手术或经导管冠状动脉血供重建术后的冠状动脉血流。在儿科患者中,它主要用于高血压急诊和心血管外科术后治疗(尤其是体外循环)改善冠状动脉血流和心肌灌注。

【药理作用】　硝酸甘油是一种一氧化氮供体(NO),通过增加细胞内的环磷鸟苷(cGMP)浓度从而引起血管平滑肌松弛。增加 cGMP 导致细胞内钙浓度的增加,导致平滑肌细胞舒张。

硝酸甘油尽管对冠状动脉反应良好,但扩张静脉比动脉更明显,从而可改善心肌氧输送。全身静脉扩张导致较低的心房充盈压(前负荷)和心室舒张末期压力,这种效应降低心肌耗氧量。全身动脉扩张通过减少后负荷也减少心肌耗氧量。

【用法用量】

1.儿童　静脉持续输注,初始剂量 0.25～0.5 $\mu g/(kg \cdot min)$静脉注射,通过滴注每 3～5min 增加 0.5～1 $\mu g/(kg \cdot min)$滴注以达到预期效果。通常最大剂量为 5 $\mu g/(kg \cdot min)$,但有剂量为 20 $\mu g/(kg \cdot min)$的记录。

2.成人　口服,2.5～9 μg,每 8～12h。舌下含服,每 5min 0.2～0.6 μg,在 15min 最多服用 3 次。口腔给药,每 5min 口喷或舌下 1～2 次,15min 内最多 3 次。在导致心绞痛活动之前使用。软膏,每 8h 1～2 次。贴剂,初始 0.2～0.4 μg/h,并以 0.4～0.8 μg/h 滴注,为减少耐药,每天只能贴 12～14h。静脉持续输注,初始 5 μg/min,静脉注射,每 3～5min 增加 5 μg/min 至 20 μg/h,然后根据所需每 3～5min 增加 10 μg/min 到最大剂量 200 μg/min。

　　注：硝酸甘油疗效降低，称为耐药，通常发生持续用药 24～48h。血流动力学和抗心绞痛作用均降低。为减少耐药，每日用药以最低有效剂量服用，且间隔 10～12h 不用药。耐药也可通过服用 N-乙酰半胱氨酸来逆转。

　　【药动学】　见表 5-4。

　　1.分布　成人分布容积，3 L/kg。

　　2.半衰期　1～4 min。

　　3.蛋白结合率　60%。

表 5-4　硝酸甘油各种制剂的药动学

剂　型	起效时间（min）	持续时间
静注制剂	1～2	3～5min
舌下制剂	1～3	30～60min
口喷制剂	2	30～60min
颊部缓释制剂	2～3	3～5h
口服缓释制剂	40	4～8h
皮肤软膏	20～60	2～12h
经皮制剂	40～60	12～24h

　　4.代谢　通过红细胞、血管壁和肝广泛的首关代谢。

　　5.清除率　约 1 L/(min·kg)。

　　6.消除　尿中以无活性代谢物排出。

　　7.监测指标　血压、心率（静脉输液）。

　　【禁忌证】　对硝酸甘油和有机硝酸盐过敏（罕见）或任何成分（包括透皮贴剂黏合剂）过敏者；青光眼；严重贫血；颅内压增高；同时使用西地那非、他达拉非、阿伐那非或 vardenafinil。静脉注射剂型还禁用于低血压、未控制低血钾、心脏压塞、缩窄性心包炎或梗阻性肥厚型心肌病。

　　【不良反应】

　　1.心血管系统　低血压、反射性心动过速、面色苍白、潮红和心血管性虚脱。治疗急性停药可能引起严重的低血压、心动过缓、急性冠状动脉供血不足。

2.中枢神经系统　头痛(最常见的不良反应)、头晕、烦躁不安。

3.胃肠道反应　恶心、呕吐。

4.内分泌/代谢　有一种静脉制剂含有乙醇(酒精),可能引起酒精中毒。

5.皮肤/外周　过敏性接触性皮炎、剥脱性皮炎(发生在贴剂和药膏)。

6.其他　出汗。

【注意事项】　硝酸甘油过度的血管舒张作用可能导致严重的低血压,所以应谨慎使用的患者有低血容量或低张力,包括急性心肌梗死。

【药物相互作用】　硝酸甘油可拮抗肝素的抗凝血作用;因此,当硝酸甘油停用时,可能需要减少肝素剂量。乙醇和药物如β受体阻滞药和钙通道阻滞药,降低血压,可加强降压作用。西地那非或其他磷酸二酯酶抑制药同时使用可能会引起严重的低血压。

【配伍/给药】　硝酸甘油静脉注射形式可以溶于5%葡萄糖溶液中。因为它附着在塑料,静脉滴注硝酸甘油必须制备于玻璃瓶中并通过非聚氯乙烯管材中滴注。硝酸甘油静脉注射不应与其他药物混合。硝酸甘油存在多种口服形式(片剂、胶囊、气雾剂)和外用制剂(软膏、透膜贴剂)。

【规格】　同尼卡地平。

【通用名/商品名】　硝酸甘油(包括胶囊、注射液、贴剂和片剂)/Nitro-Bid®,Nitro-Dur®,Nitrogard®,Nitrol®,Nitrostat®,Nitro-Tab®。

二、硝酸异山梨酯

【适应证】　硝酸异山梨酯是用于预防和治疗心绞痛。单硝酸异山梨酯常与抗高血压药物肼屈嗪联合使用,用于治疗慢性心力衰竭。对非裔美国人,在血管紧张素转化酶抑制药和(或)β受体阻滞药的标准治疗上加肼屈嗪和硝酸异山梨酯治疗证明是有显著获益的。硝酸异山梨酯在儿科患者中的使用数据很少。

【药理作用】　作为一氧化氮供体激活血管平滑肌细胞的鸟苷酸环化酶,引起血管扩张。

【用法用量】

成人

(1)心绞痛:口服,速释制剂,初始 5～20 mg,每日 2～3 次;维持剂量 10～40 mg,每日 2～3 次,或 5～80 mg,每日 2～3 次;缓释制剂,每日 40～160 mg,已用于临床试验,或每日 40 mg,1～2 次。舌下含服,预防性使用 2.5～5 mg,在可能引起急性心绞痛发作前 15min 给药。心绞痛的发作治疗,如果患者没有舌下含服硝酸甘油,可服 2.5～5 mg,每 5～10min 1 次,在 15～30min 最多使用 3 剂。

(2)心力衰竭:口服,速释制剂(注,合并使用肼屈嗪),初始剂量,20 mg,每日 3～4 次;目标剂量,每日 160 mg,分 4 次。

【药动学】

1.起效时间　舌下片约 3min;口服片剂或胶囊约 1h。

2.吸收　舌下给药在 6min 产生最大的血浆药物浓度。

3.分布　2～4 L/kg。

4.半衰期　母体药物半衰期为 45 min。主要的初始产物,2-硝酸异山梨酯和 5-硝酸异山梨酯,有更长的半衰期(2 h),被认为起主要药效作用。

5.代谢　经肝葡萄糖醛酸结合酶和脱硝酶代谢为 2-单硝酸酯和 5-单硝酸酯两种活性代谢产物。

6.消除途径　尿液和粪便。

7.监测指标　血压、心率。

【禁忌证】　对硝酸异山梨酯或其制剂的任何成分过敏;有机硝酸盐过敏;与磷酸二酯酶抑制药(西地那非、他达拉非、伐地那非)同时使用。

【不良反应】

1.心血管系统　低血压、心动过缓、高血压反弹、晕厥。

2.中枢神经系统　颅内压增高、头痛、晕厥。

3.血液系统　高铁血红蛋白血症(罕见)。

【药物相互作用】　避免与 PDE-5 抑制药同时使用(例如,西地那非、他达拉非、伐地那非),降压药可能增加不良反应。硝酸异山梨酯降低 CYP3A4 底物的代谢。

【耐受性】　减少耐受性产生可适当延长给药间隔。通过短期清除体内硝酸盐才能消除耐受。逐渐增加剂量不能克服耐受效应。当联合肼屈嗪用于心力衰竭,不用担心产生耐受。

【配伍/给药】　市售有胶囊、片剂(包括口服和舌下)和缓释片。

【通用名/商品名】　硝酸异山梨酯/消心痛®。

三、硝普钠

【适应证】　硝普钠是一种用于治疗高血压危象和充血性心力衰竭的全身性血管扩张药。对于年幼和成年患者,硝普钠可降低全身血管阻力(systemic vascular resistances,SVR),形成可控的手术低血压,并减少流血。由于硝普钠起效迅速,半衰期短,故在重症监护中对其滴注剂量的要求相对较低,且硝普钠也常用于心肺旁路术后儿科患者降低 SVR(后负荷)。文献报道,硝普钠与艾司洛尔联用可有效控制儿科患者在主动脉狭窄修复术后的高血压。

【药理作用】　硝普钠是一氧化氮供体,可舒张血管平滑肌、动静脉血管(包括冠状动脉)。硝普钠舒张静脉的作用强于动脉,但其对静脉的选择性弱于硝酸甘油。静脉扩张可降低前负荷,而动脉扩张则能降低后负荷。

【用法用量】

1.新生儿　部分新生儿数据显示,硝普钠用于新生儿的连续静脉输注初始剂量为 $0.2\ \mu g/(kg \cdot min)$,并应根据疗效调整剂量。

2.婴儿和儿童　初始剂量 $0.5 \sim 1\ \mu g/(kg \cdot min)$ 用于连续静脉输注。为达到理想疗效,后续可增大剂量,每次增幅为 $0.5\ \mu g/(kg \cdot min)$,或剂量增加至出现头痛和(或)恶心反应。通常临床上的有效剂量为 $3\ \mu g/(kg \cdot min)$;最大剂量为 $8 \sim 10\ \mu g/(kg \cdot min)$。

3.成人　初始剂量 $0.3 \sim 0.5\ \mu g/(kg \cdot min)$ 用于连续静脉输注。为达到理想疗效,后续可增大剂量,每次增幅为 $0.5\ \mu g/(kg \cdot min)$,或剂量增加至出现头痛和(或)恶心反应。通常临床上的有效剂量为 $3\ \mu g/(kg \cdot min)$;最大剂量为 $10\ \mu g/(kg \cdot min)$。

【药动学】

1.起效时间　$0.5 \sim 2\ min$(降压作用)。

2.半衰期　母体药物 $3 \sim 4\ min$,代谢产物硫氰酸盐 3d(肾功能受损会导致半衰期延长)。

3.作用持续时间　药效在停止给药 10 min 后消失。

4.药物代谢　首先被红细胞和组织里的巯基还原为氰化物,然后在肝被硫氰酸酶代谢为硫氰酸盐。

5.药物消除　硫氰酸盐通过尿液排泄。

6.监控指标　持续监测患者的血压和心率(低血压可引起反射性心动过速);密切监测氰化物和硫氰酸盐毒性(见毒性信息),包括酸碱比、血氰化物和硫氰酸盐水平(尤其是肝、肾功能受损的患者)。

【禁忌证】　对硝普钠或其他成分过敏;脑灌注不充分;主动脉狭窄未修复;高输出 CHF;先天性视神经萎缩。

【不良反应】

1.心血管系统　恶性低血压反应、心悸、反射性心动过速及胸骨下胸痛。

2.呼吸系统　呼吸急促或呼吸性窘迫(源于氰化物中毒所致的代谢性酸中毒)、低氧血症。

3.中枢神经系统　定向障碍、多动症、头痛、眩晕、精神病、颅内压升高。

4.胃肠道反应　恶心、呕吐。

5.神经肌肉及骨骼肌　虚弱、肌痉挛。

6.内分泌/代谢　甲状腺功能减退症。

7.血液系统　高铁血红蛋白血症。

8.其他　出汗、耳鸣、氰化物/硫氰酸盐毒性。

【注意事项】　应密切关注肝、肾功能不全患者的用药情况,肾功能不全患者硫氰酸盐中毒的危险性较高,而肝功能不全患者氰化物中毒的危险性高(具体见毒性信息)。

【药物相互作用】　当患者在服用其他抗高血压药物时,加用硝普钠可能引起恶性低血压。

【毒理】　硝普钠的毒性可能源自硫氰酸盐毒性或氰化物毒性。过量的硫氰酸盐和氰化物所致的体征和症状包括:代谢性酸中毒(伴血乳酸升高)、心动过速、气促、头痛、精神病、反射亢进、意识模糊、虚弱、耳鸣、瞳孔缩小、癫痫发作及昏迷。如患者伴肝功能不全或贫血,则必须进行血氰化物检测。如患者输注硝普钠的剂量达 4 μg/(kg·min)及以上,治疗持续时间超过 3d,或患者伴肾功能不全,则必须行血硫氰酸盐检测。一项最近的临床儿科试验发现硝普钠的滴注速度>1.8μg/(kg·min)会增加患者血氰化物含量超标的危险性。血氰化物和硫氰酸盐的参考范围见表 5-5。

表 5-5　血氰化物和硫氰酸盐的参考范围

硫氰酸盐	氰化物
治疗值:6～29 $\mu g/ml$	正常值:<0.2 $\mu g/ml$
中毒值:35～100 $\mu g/ml$	正常值(吸烟者):<0.4 $\mu g/ml$
致死值:>200 $\mu g/ml$	中毒值:>2 $\mu g/ml$
	可能致死值:>3 $\mu g/ml$

如果发生毒性反应,除停用硝普钠以外,还需进行的治疗措施如下。

1.呼吸支持和氧气支持。

2.抗衰老治疗——亚硝酸钠给药后,即可给予硫代硫酸钠。①亚硝酸钠,婴儿和儿童 6 mg/(kg·d)(最大用至 300 mg),静脉注射,超过 2～4 min;成人 300 mg,静脉注射,超过 10 min。②硫代硫酸钠,婴儿和儿童 150～200 mg/(kg·d)(最大用至 12.5 g),静脉注射,超过 10 min;成人 12.5 g,静脉注射,超过 10 min。

3.透析(血中硫氰酸盐可被透析消除,但氰化物不可)。

【配伍/给药】　用于静注的硝普钠应使用 5% 葡萄糖溶液进行稀释。光照会导致硝普钠分解,并形成氰化物。因此,应用硝普钠时应全程避光(如使用铝箔或不透明物包裹)。稀释后的溶液完全澄清时,才可以使用;溶液轻微变色是正常现象(如浅棕色或浅橙色),但深棕色、橙色或任何程度的蓝色均提示硝普钠已分解为氰化物。应弃用任何疑似降解的硝普钠溶液,并重新配制。硝普钠溶液如合理避光,在室温下可稳定 24 h。

【规格】　注射剂,钠盐:25 mg/ml(2 ml)。

【通用名/商品名】　硝普钠/ Nipride®,Nitropress®。

第六节　其他全身性血管扩张药

一、酚苄明

【适应证】　酚苄明是一种非特异性的长效 α 肾上腺素受体拮抗药,用于治疗儿科患者的动脉高压,特别是继发于嗜铬细胞瘤的高血压,以及先天性或获得性心脏畸形的术后急性期。酚苄明是一种作用全身且温和的肺血管扩张药。在某些儿科心脏病中，酚苄明是用于治疗体外循环中低心排血量的医疗基本用药。此外，酚苄明也可用于外科冠状动脉重建术前的桡动脉移植术，且也可与其他血管扩张药联用。与硝普钠相比，酚苄明可在体外循环中维持器官灌注，并在术中和重症监护阶段减少患者的碱缺失及体温差，从而其改善外周血流。酚苄明可有效降低Norwood 手术第一阶段时突发性循环衰竭的发生率。最后，酚苄明作为一种非选择性肺血管扩张药，也有利于建立更稳定的体外循环后的复温。

【药理作用】　酚苄明可与 α 肾上腺素受体表面的氮原子形成永久的不可逆的共价键，从而阻断肾上腺素和去甲肾上腺素与 α 受体的结合。这会导致全身性的血管扩张，同时，由于血管阻力降低，可在一定程度上引起肺血管的扩张。这些活性有利于调控手术中应激性的内源性儿茶酚胺效应。

酚苄明还能作用于交感神经通路中的突触后膜肾上腺素受体 α_1 和 α_2，降低交感神经活性。化学交感神经切除术会引起进一步的全身性血管舒张、眩晕、胃肠道蠕动和分泌及糖原合成增加。

除阻断 α 受体，酚苄明还能不可逆地抑制 5-羟色胺、组胺和乙酰胆碱等受体的作用。

目前暂未发现酚苄明对副交感神经系统有相关影响。

酚苄明是一种非竞争性（不可逆的）拮抗药，其受体阻断作用不能被激动药中和。

【用法用量】　酚苄明应从较小的初始剂量开始滴注，并全程进行血流动力学监测。输液溶剂可选择 5％葡萄糖溶液或 0.9％氯化钠。

1.新生儿、婴儿和儿童　口服，每 12～24h 按 0.2～1 mg/kg 口服/鼻饲，每 12～24 h 给药 1 次。静脉注射，1 mg/kg 静脉推注 2 h 以上，随后每 6～12 h 给药 1 次，0.5 mg/(kg·d)，静推时间也需超过 2 h。12 岁以下的患者可渐进性增量至 2mg/kg，每日 1～2 次，而 12 岁以上患者则逐步增量至 1 mg/kg，每日 1～2 次。

2.成人　口服，5～10 mg 口服/鼻饲，每日 2 次；隔天可增量至 20～80 mg，每日 2～3 次。

注意：对于嗜铬细胞瘤患者，如发生持续性或过度心动过速，就必须

合用 β 受体阻滞药。

【药动学】

1. 起效时间　快速。

2. 药物吸收　当口服给药时,20%～30%的药物以活性形式吸收。

3. 药效持续时间　3～4d。

4. 药物代谢　肝。

5. 半衰期　口服酚苄明的半衰期未知;静脉给药的半衰期约 24 h,药效可能维持 3～4d。每天给药的累积效应可持续将近 1 周。药效的持续时间不仅依赖于给药,而且依赖于 α 受体的合成率。

6. 药物消除　肾和胆汁。

【禁忌证】　禁用于对酚苄明或其他成分过敏的患者。酚苄明对 α-肾上腺素受体有抑制作用,但不影响 β 肾上腺素受体。如与能同时激动这两种受体的药物合用,可能会引起严重低血压反应,进而出现反射性心动过速。

【不良反应】

1. 心血管系统　心动过速、心律失常、低血压(主要发生于低血容量患者)、休克。

2. 胃肠道反应　呕吐。

3. 代谢反应　水钠潴留。

4. 中枢神经系统　眩晕、嗜睡、直立性低血压。

5. 神经肌肉和骨骼　虚弱。

6. 眼部　缩瞳。

7. 其他　鼻充血、烦躁、疲劳、倦怠。

【药物相互作用】　酚苄明与同时激动 α 肾上腺素受体和 β 肾上腺素受体的药物相互作用会引起严重低血压和心动过速。酚苄明能抑制去甲肾上腺素引起的体温过高,也能阻断利舍平引起的体温过低。

【毒理】　过量的酚苄明会引起交感神经系统阻断的相关症状,包括低血压、心动过速、眩晕或晕厥、呕吐、嗜睡及休克。对抗酚苄明过量的措施如下:停药,侧卧位,下肢抬高。如果出现严重低血压,需要静注去甲肾上腺素。注:常用的正性肌力药物对此无效。此时应禁用肾上腺素,因为肾上腺素可同时激动 α 受体和 β 受体,一旦 α 受体被阻断,则会通过激动 β 受体进一步降低血压。

酚苄明对加压素有明显的拮抗作用,尤其是 Norwood 手术后发生酚苄明不良反应时。

【通用名/商品名®】　酚苄明/Dibenzyline®。

二、酚妥拉明

【适应证】　酚妥拉明是一种可逆的竞争性的非选择性 α 肾上腺素受体拮抗药,其对 α_1 受体和 α_2 受体的亲和力基本接近。酚妥拉明对心血管系统的作用与酚苄明相似,因此,酚妥拉明的主要药效是全身性的血管舒张作用,且它也可能对心脏有正性肌力和变时作用。

酚妥拉明主要用于控制高血压危象,特别是嗜铬细胞瘤患者。当钙离子通道抑制药无效,且患者需避免使用 β 受体拮抗药时,酚妥拉明也被用于治疗可卡因引起的高血压。此外,酚妥拉明还被用于治疗继发于单胺氧化酶抑制药和拟交感神经兴奋性胺类相互作用的高血压,以及用于可乐定、普萘洛尔或其他拮抗高血压药物的戒断反应。

【药理作用】　酚妥拉明是一长效的 α 受体拮抗药,口服酚妥拉明可产生并维持一种类似于"化学交感神经切除术"的效果。它可增加皮肤、黏膜层和腹腔内脏的血流灌注,降低卧位和立位血压,但其不影响副交感神经系统。酚妥拉明通过作用于血管平滑肌 α 受体,发挥促血管舒张作用。此外,它也会阻断 5-羟色胺受体,引起肥大细胞释放组胺。酚妥拉明还能阻断钾通道,从而进一步加剧血管舒张作用。

对于先天性或获得性心脏疾病的患者,酚妥拉明可被用于体外循环后舒张外周血管和降低心脏后负荷。酚妥拉明在体外循环中的应用与降低无氧代谢,促进全身均匀血液灌注相关。

酚妥拉明可局部用于防治 α 受体激动药外渗导致的表皮细胞坏死,或缓解动脉内插管引起的动脉痉挛。

目前已有个案报道,酚妥拉明有利于促进新生儿大动脉转位术后的血液混匀。据推测,促进血液混匀的作用是由于降低了心脏后负荷,同时改善右心室的舒张功能,从而有利于更多的血液自左向右分流穿过房间隔缺损。

酚妥拉明对于嗜铬细胞瘤和复合性局部疼痛综合征也有诊断作用(如反射性交感神经营养障碍)。

有趣的是,虽然酚妥拉明已广泛用于儿科患者的诊疗,但对其用法的文献资料依然很少。

酚妥拉明是一种竞争性的受体拮抗药,其拮抗作用可通过增大激动药的浓度来中和。

【用法用量】　酚妥拉明应从小剂量开始缓慢静脉滴注适宜剂量,并进行严密的血液动态监测。标准溶媒为 5% 葡萄糖溶液或 0.9% 氯化钠。

1.新生儿、婴儿和儿童　治疗高血压或降低心脏后负荷,0.02~0.1 mg/kg(最大剂量为 10 mg),静脉注射时间超过 10~30 min,随后静脉注射的速度为 5~50 $\mu g/(kg \cdot h)$;治疗药物外渗,事件发生后的 12 h内,在受损区域通过皮下渗透的方式给予 0.1~0.2 mg/kg(最大剂量10 mg)酚妥拉明,溶媒为 5 ml 灭菌注射用水;诊断嗜铬细胞瘤,单次静脉注射酚妥拉明 1 mg。

2.成人　诊断嗜铬细胞瘤,单次静脉注射酚妥拉明 5 mg;治疗高血压,需控制血压时单次静脉注射酚妥拉明 2.5~5 mg。

【药动学】

1.起效时间　即刻。

2.持续时间　30~45 min。

3.最大效应的维持时间　2 min。

4.药物代谢　主要通过肝代谢。

5.半衰期　19 min(成人)。

6.药物消除　10% 以原型通过尿液排泄。

【禁忌证】　酚妥拉明禁用于缺血性心肌病或缺血性脑病患者,以及对酚妥拉明或其相关成分过敏的患者。以下患者应用酚妥拉明时应进行额外护理:肾功能不全、胃炎、消化性溃疡、心律失常史或咽痛。

【不良反应】

1.心血管系统　低血压(主要发生于低血容量患者)、心动过速、心律失常、休克及缺血性心肌病。

2.胃肠道反应　呕吐、恶心、腹痛、痢疾及消化性溃疡恶化。

3.神经肌肉和骨骼肌　虚弱。

4.中枢神经系统　眩晕。

5.其他　颜面潮红、鼻充血。

【药物相互作用】　酚妥拉明可拮抗肾上腺素和麻黄碱的血管收缩

及高血压反应。

【毒理】　与酚苄明类似,酚妥拉明过量可能引起严重的心动过速、休克、呕吐及眩晕(交感神经系统阻滞和体循环肾上腺素增加的相关症状)。药物过量的治疗措施:停药、平卧并抬高下肢、静脉补液,与酚苄明不同的是,由于酚妥拉明与受体竞争性结合,所以正性肌力药的 α 受体激动效应可能克服酚妥拉明对 α 受体的拮抗作用。但是,肾上腺素禁止与酚妥拉明合用,由于肾上腺素可同时激动 α 受体和 β 受体,当 α 受体被拮抗时,可能进一步引起低血压。

【通用名/商品名】　酚妥拉明/Regitin®,Rogitin®。

第七节　多巴胺受体激动药

非诺多泮

【适应证】　非诺多泮最初是用于治疗重度高血压。在过去的 10 年里,非诺多泮已发展至用于治疗急性肾损伤等疾病。通过小样本临床试验发现,非诺多泮通过增加肾血流量,增加利尿从而达到防治急性肾损伤的功效,并经荟萃分析对这些数据进行了分析。迄今为止,还没有大样本的随机对照试验能够证明非诺多泮可防止肾损伤。

【药理作用】　非诺多泮是一个直接作用的血管扩张药。它能在肾、冠状动脉、脑和内脏血管内与突触后的多巴胺 1 型受体(DA1)结合,导致动脉扩张和平均动脉压(MAP)降低,并与亲和力较好的 α_2 受体结合。在肾血管系统中,非诺多泮使肾血管舒张并抑制肾小管中钠的重吸收,改变肾血流量从而起到利尿功效。它所起到的肾血管舒张效果是多巴胺的 6 倍。

【用法用量】

1.婴幼儿/儿童　持续静脉输注,可增加肾血流量的给药剂量。常用的给药范围为 $0.05 \sim 0.3 \mu g/(kg \cdot min)$,静脉注射。目前文献记载的最长给药时间为 7d。高血压(重度)短期治疗,初始阶段 $0.2 \mu g/(kg \cdot min)$静脉注射;每 $20 \sim 30 min$ 的增量可达 $0.3 \sim 0.5 \mu g/(kg \cdot min)$;剂量$>0.8 \mu g/(kg \cdot min)$时不但没有疗效,反而会导致心动过速;用药时间$>4h$。

2.成人　增加肾血流量的给药剂量,0.03～0.1μg/(kg・min)的剂量能增加肾血流量,但不能降低全身血管阻力。高血压(重度)短期治疗,起始阶段 0.03～0.1μg/(kg・min),静脉注射;每 15min 增加 0.05～0.1μg/(kg・min);最大速率为 1.6μg/(kg・min);用药时间>48h。常规的治疗时间为 1～6h,每 15～30min 剂量逐渐减少 12%。肾或肝功能损害者无须调整剂量。

【药动学】

1.起效　给药 10min 后起效,30min 至 2h 达到最大血药浓度。

2.吸收　口服吸收良好,最大血药浓度的时间约在 1h,但因其明显的首关效应导致血药浓度较低。

3.分布　分布容积约为 0.6 L/kg。

4.半衰期　消除半衰期约为 10min。

5.代谢　非诺多泮首关效应广泛。它能在肝中代谢成许多活性代谢物。

6.消除　80%通过尿液排出体外,20%通过粪便排泄。

7.监测指标　血压、心率、心电图和肝、肾功能及血钾浓度检查。

8.禁忌证　对非诺多泮或亚硫酸盐过敏者。

【不良反应】

1.心血管系统　心动过速或心动过缓、心绞痛、T 波平坦化(无症状)、心房纤颤、心房扑动、水肿、低血压。

2.中枢神经系统　头痛、头晕。

3.皮肤　发红。

4.胃肠道反应　腹泻、恶心、呕吐、口干。

5.眼科　眼压升高、视物模糊。

6.肝　肝硬化患者肿门静脉压力升高。

【药物相互作用】　β受体阻滞药增加低血压的危险,对乙酰氨基酚可能会增加非诺多泮 30%～70%的水平。

【配伍/给药】　用 0.9%氯化钠或 5%葡萄糖稀释至终浓度为 40μg/ml 的溶液用于静脉注射。连续静脉注射给药;不能推注。

【通用名/商品名®】　非诺多泮/Corlopam®。

第八节　前列腺素

前列腺素 E_1

【适应证】　前列腺素 E_1 用于临时维护新生儿先天性导管相关性心脏疾病的动脉导管的通畅,直到患者能够经受介入性手术。可以形成血管循环的先天性心脏缺陷,其中包括肺动脉闭锁,重度肺动脉瓣狭窄,三尖瓣闭锁,四联症,没有大的主-肺动脉侧支循环的肺动脉闭锁,大动脉转位,左心发育不全综合征,危急性主动脉狭窄,重度主动脉缩窄和主动脉弓中断。

患有重度肺动脉高压的患者难以通过抗高血压药物进行缓解,可以通过前列腺素 E_1 输液进行辅助治疗。这种药物能维持动脉导管畅通,虽然会导致全身血氧饱和度降低,但可以使肺循环降压的同时保持足够的心排血量。

【药理作用】　前列腺素 E_1 通过产生对血管和动脉导管平滑肌的直接影响达到血管扩张作用。

【用法用量】

新生儿和婴儿　连续输液,$0.05 \sim 0.1 \mu g/(kg \cdot min)$ 静脉滴注,初始速率可缓慢递增;应用最低有效剂量。维持剂量范围为 $0.01 \sim 0.4 \mu g/(kg \cdot min)$。常用输液速率是 $0.1 \mu g/(kg \cdot min)$,但实际通常会降低至剂量的 1/2 或剂量的 1/10,并保持导管的通畅。

【药动学】

1.起效　起效快速;动脉导管扩张通常发生在静脉输注 30min 内。

2.持续时间　动脉导管将在停止输液 $1 \sim 2h$ 收缩。

3.最大的效应　对于不发绀的先天性心脏疾病患者,在 $1.5 \sim 3h$ 时能产生最大效应,其作用时间范围为 15min 至 11h。而对于发绀型先天性心脏疾病患者,其最大效应通常在 30min 内。

4.半衰期　半衰期为 $5 \sim 10min$,因此,前列腺素 E_1,必须通过连续输液给药。

5.代谢　$70\% \sim 80\%$ 的前列腺素 E_1 是在首次经肺部发生氧化反应时发生代谢。其中一个活性代谢产物(13-14 dihydro-PGE_1)已在新生儿体内获得。

6.消除 90％的前列腺素 E_1 在 24h 内以代谢物形式通过尿液排出。

7.监测指标 非损伤监测至少包括动脉血压、心率、呼吸频率和体温。输液时间超过 5d 患者应进行胃出口梗死的监测。

【禁忌证】 无导管相关性先天性心脏疾病的呼吸抑制综合征患者慎用。前列腺素 E_1 可能会导致低血压及肺通气恶化/肺灌注匹配。此外,由于从右到左的通过卵圆孔和(或)动脉的分流量增加,它可能会使低氧血症患者病情恶化。

【不良反应】

1.心血管系统 颜面潮红、心动过缓、低血压、心动过速和水肿。

2.呼吸系统 约 10％的新生儿可能会发生窒息,以及那些在出生时体重<2kg 的婴儿也有较大风险;通常发生在输液的第 1 小时之内。

3.中枢神经系统 癫痫发作、头痛、发热。

4.胃肠道 继发于胃窦肥大的胃出口梗死。

5.神经肌肉和骨骼 皮质增生一直被认为是由于长期输液及治疗的持续时间和累积剂量造成的。大多数患者在治疗 4～6 周或以后发病,然而,有一项报道记载其发病于 11d 后。

6.内分泌/代谢 低血钙、低血钾、高血钾和低血糖。

7.血液系统 可能抑制血小板凝集。

【药物相互作用】 使用抗高血压药会增加低血压的风险。

【配伍/给药】 可溶于 5％葡萄糖溶液、10％葡萄糖溶液和 0.9％氯化钠溶液。注入大静脉或脐动脉导管的导管口。静脉输注的最大浓度为 $20\mu g/ml$。

【通用名/商品名®】 前列腺素 E_1/Alprostadil®,Prostine®。

第九节 其 他

一、肼屈嗪

【适应证】 中度到重度的高血压患者。

【药理作用】 肼屈嗪是一种直接作用的血管扩张。它在小动脉上发挥治疗作用,伴随对静脉有较弱效果,以及降低全身血管阻力。但目前其确切的作用机制尚未明确。

【用法用量】

1.婴幼儿/儿童　口服,初始阶段 0.75～1 mg/(kg·d)口服/鼻饲,分 2～4 次给药,每次剂量超过 25 mg。超过 3～4 周者剂量最高增加至 5 mg/(kg·d)(婴儿)或 7.5 mg/(kg·d)(儿童),分 2～4 次给药。最大剂量每日 200mg。初始阶段以 0.1～0.2 mg/kg 的剂量静脉注射(每次不超过 20mg),每 4～6h 给药;超过 1.7～3.5 mg/(kg·d)可分 4～6 次给药。

2.成人　口服,初始阶段每次 10mg,每日 4 次口服/鼻饲。每 2～5 日,剂量可逐渐增加,每次 10～25mg,至每日最多 300mg。对于高血压患者常用剂量为每日 25～100mg,分 2 次服用。高血压患者,初始阶段需每 4～6h 给药 10～20mg 静脉注射。其中,最大剂量可增至每次 40mg。对于肾功能损害者,Cl_{cr} 10～50 ml/(min·1.73 m^2),每 8h 给药;Cl_{cr}<10ml/(min·1.73 m^2),快乙酰化者每 8～16h 给药;慢速乙酰化者每 12～24h 给药。

【药动学】

1.起效　口服 30min 起效;静脉注射 5～20min 起效。

2.分布　肼屈嗪可穿过胎盘且到通过母乳分泌。

3.半衰期　肾功能正常患者,半衰期 2～8h;然而,半衰期可能取决于乙酰率的个体化差异。

4.持续时间　口服,2～4h;静脉注射,2～6h。

5.蛋白结合率　85%～95%。

6.代谢　在肝中代谢且口服给药会产生较大的首关效应。

7.消除　14%以药物原型通过尿液排出体外。

【注意事项】　肼屈嗪可能会导致药物性狼疮样综合征,特别是长期大剂量用药的患者。若患者产生该综合征,应停止治疗。肼屈嗪通常与利尿药和 β 受体阻滞药合用,以抵消钠水潴留和反射性心动过速等不良反应。

【监测指标】　静注给药时应密切监测血压、心率、抗核抗体(ANA)的滴度(见不良反应)。

【禁忌证】　患有主动脉夹层动脉瘤、二尖瓣风湿性心脏瓣膜病及严重的冠状动脉疾病的患者禁用。

【不良反应】

1.心血管系统　心动过速、心悸、颜面潮红、水肿。

2.中枢神经系统　头痛、头晕。

3.胃肠道反应　恶心、呕吐和腹泻。

4.神经肌肉和骨骼　关节痛、乏力。

5.其他　药物性狼疮样综合征。剂量相关反应包括发热、关节痛、淋巴结大、脾大、ANA 阳性、面部斑丘疹、Coombs 试验阳性和心包炎。

【药物相互作用】　肼屈嗪与单胺氧化酶抑制药联用可引起血压明显下降。此外,肼屈嗪可能会增加美托洛尔和普萘洛尔的药效(β 受体阻滞药在肝代谢受影响较小)。吲哚美辛可能会降低肼屈嗪的降压作用。

【配伍/给药】　通常以超过 $3\sim5$min 的缓慢静脉注射方式给药。给药速率不超过 0.2 mg/(kg·min)。静脉给药的最大浓度为 20 mg/ml。

【规格】　单剂量为 20 mg/ml 的 1ml 小瓶。

【通用名/商品名®】　肼屈嗪/Apresoline®。

二、奈西立肽(B 型利钠肽)

【适应证】　用于治疗急性失代偿性心力衰竭。虽然近期一项大样本临床试验中,相对于安慰药,奈西立肽在缓解呼吸困难及降低 30d 内的与 ADHF 相关死亡率方面并无差异,使得对其疗效提出了质疑。

在儿童患者中,奈西立肽的安全性和有效性仅有小样本的研究。该药物被确证是安全的,且能够改善心力衰竭,包括增加尿量和改善心力衰竭的神经内分泌。

【药理作用】　综合模拟内源性脑利钠肽(BNP)。它通过与血管平滑肌和内皮细胞的鸟苷酸环化酶受体结合,使细胞内的环磷鸟苷增加,最终使平滑肌细胞放松而导致继发性血管舒张。此外,有利尿作用,它促进尿钠排泄。

【用法用量】

1.婴儿/儿童　心力衰竭,静脉连续输液,$0.01\sim0.03\mu$g/(kg·min)。

2.成人　急性失代偿性心力衰竭者,初始阶段 2 μg/kg(可选静脉推

注),其次以 $0.01\mu g/(kg\cdot min)$ 连续输液。最大加药量,根据药厂的既定规格(PRECEDENT 以 160kg 计量,VMAC 以 175kg 计量);肾损伤者无须调整剂量,但肾损伤患者或依赖于肾素-血管紧张素-醛固酮系统的肾灌注患者应慎用;肝损伤者无须调整剂量;不要通过肝素涂层的导管给药。

【药动学】

1.起效　15min(3h 内达到 60% 药效)。

2.分布　Vss:0.19L/kg。

3.半衰期　初始分布 2min;服药后 18min 消除。

4.代谢　药物通过与膜结合的利钠肽结合和细胞内化后再在血管内肽酶和蛋白质水解酶的作用下达到裂解。

5.消除　主要通过代谢消除,也经尿液排出。

6.监测指标　血压、血流动力学反应,肾功能包括 BUN、肌酐、尿量。

【禁忌证】　对利钠肽或该制剂中任何组分过敏者;心源性休克者(使用时作为主药治疗);低血压者(成人收缩压<90mmHg)。

【不良反应】

1.过敏性/超敏反应　通过使用大肠埃希菌重组技术准备,监控过敏或超敏反应。

2.心血管系统　低血压、心绞痛、心动过缓、心房纤颤、房室结传导异常、室性心动过速及室性期前收缩。

3.中枢神经系统　头痛、头晕、焦虑、意识模糊、发热、战栗。

4.皮肤　皮疹、瘙痒。

5.胃肠道　恶心、腹痛、呕吐。

6.呼吸系统　窒息、咳嗽增加。

7.眼科　弱视。

8.血液系统　贫血症。

9.肾　可能导致氮血症;肾损伤患者应慎用。

【药物相互作用】　可能提高其他降压药的不良反应。

【配伍/给药】　注射剂,粉剂再配制。避光。再配后,每瓶制剂 24h 可用。在 5% 的葡萄糖注射液、(2:1)5% 葡萄糖氯化钠注射液、(4:1)5% 葡萄糖氯化钠注射液、生理盐水。

【通用名/商品名®】　奈西立肽/Natrecor®。

第十节　血管收缩药

一、血管紧张素胺(加压素)

【适应证】　血管紧张素胺也称为加压素、8-精氨酸加压素和抗利尿激素,是一种内源性垂体后叶素合成类似物。最初用于尿崩症治疗,但适应证不断增加。血管紧张素胺如特利加压素具有较强的血管收缩作用,现推荐用于治疗胃肠出血。血管紧张素胺也可用于 α 肾上腺素能受体激动药疗效不显著的感染性休克患者。然而,几个大型临床试验都未能证明血管紧张素胺比去甲肾上腺素更能降低成年患者分布性休克的病死率,但有迹象表明,病情加重的患者可能从早期给予血管紧张素胺治疗中获益。血管紧张素胺目前用于术前应用血管紧张素转化酶抑制药(ACEI)的成年患者心肺分流术后的常规治疗。目前已知成人给予ACEI 会抑制抗利尿激素的分泌,在儿童身上还未发现此现象。

一些研究表明,血管紧张素胺可在小儿心脏手术患者术后发挥疗效。目前还不清楚抗利尿激素为何对部分患者疗效良好。有研究团队发现,小儿心脏术后加压素水平较低,但尚未有研究证实低水平抗利尿激素和血流动力学功能障碍两者间的相关性。尽管如此,诸多回顾性研究表明,复杂先天性心脏病手术后,应用血管紧张素胺可改善尿量,降低血管收缩性。

【药理作用】　所有血管紧张素胺受体都属于 G 蛋白受体。加压素结合到血管平滑肌上的 V1 受体后,激活第二信使磷脂酶 C,并通过增加细胞内钙水平,最终导致血管收缩。矛盾的是,内皮细胞上 V1 受体的活化也会导致环磷腺苷(cAMP)增加,并通过生成一氧化氮,最终舒张血管。

肾集合管的 V2 受体和 V3 受体可在加压素的刺激下,重吸收尿素、钠和水。通过 cAMP 和蛋白激酶 A 的作用,加压素与 V2 受体的结合可促进水通道蛋白 AQP2 的合成,后者介导从集合管的水液重吸收。V2受体的活化也被认为可通过释放血浆血管性血友病因子来促进凝血。在更高浓度时,加压素可刺激心脏催产素受体,引起心房利钠肽的生成。最后,血管紧张素胺也可结合血管 P2 嘌呤能受体,导致一氧化氮合酶的生成和血管舒张。

【用法用量】　血管紧张素胺必须肠胃外给药,可推注或连续输注,必须在有效药物浓度范围内逐步提高剂量以达到理想治疗效果的最低有效剂量。剂量滴注应在综合血流动力学监测下进行。此外,液体出入量、尿比重及尿和血渗透压都应仔细监测。

1.尿崩症　儿童,2.5～10U,2～4 次/日,肌内注射或皮下注射;连续静脉滴注0.000 5～0.01U/(kg·h)。成人,5～10U,2～4 次/日,肌内注射或皮下注射(最大 60U/d);连续静脉滴注0.000 5U/(kg·h),根据需要双倍剂量至最高剂量 0.01U/(kg·h)。

2.血管麻痹性休克　儿童,0.000 2～0.007U/(kg·min)或 0.04U/kg,4～6 次/日;成人,40U,静脉滴注。

3.消化道出血　儿童,0.002～0.005U/(kg·min),连续静脉滴注,根据需要进行剂量滴注至最大剂量 0.01U/(kg·min)。维持 12h 后,24～48h 撤去药物。成人,0.1～0.4U/min,静脉持续滴注,根据需要进行剂量滴注至最大剂量 0.9U/min 的最大剂量。维持 12h 后,24～48h 撤去药物。

4.室性肌纤维震颤或对原位除颤无反应的心动过速　成人,40U 的单剂量,静脉给药。

【药动学】

1.起效时间　1h。

2.持续时间　2～8h。

3.代谢时间　绝大部分药物在肝和肾快速代谢。

4.蛋白质结合率　10%～40%。

5.半衰期　10～20min。

【药物相互作用】　见表 5-6。

表 5-6　血管紧张素胺药物的相互作用

可能增强血管紧张素胺药效的药物	可能减弱血管紧张素胺药效的药物
氯磺丙脲	地美环素(去甲基金霉素)
卡马西平	肝素

续表

可能增强血管紧张素胺药效的药物	可能减弱血管紧张素胺药效的药物
氢化可的松	锂
氯贝丁酯	肾上腺素
三环类抗抑郁药物	乙醇

【不良反应】

1.心血管系统　高血压、心动过缓、心律失常、静脉血栓形成、血管收缩、心绞痛、心脏传导阻滞、心脏停搏(所有上述反应均在高剂量下发生);苍白。

2.中枢神经系统　眩晕、头痛、发热、癫痫发作(癫痫患者慎用)。

3.皮肤　组织坏死(外渗)、荨麻疹。

4.内分泌和代谢系统　水中毒、低钠血症。

5.胃肠道反应　腹部绞痛、恶心、呕吐、腹泻。

6.神经肌肉和骨骼　震颤。

7.呼吸系统　哮喘、支气管痉挛。

8.肾　肾功能不全及慢性肾炎患者慎用。

9.肝　慢性肝病患者可能需要剂量调整(需较低剂量)。

10 其他　盗汗。

【毒理】　血管紧张素胺(加压素)的超量使用或其药动学的改变可能出现不良反应。在这种情况下,建议暂时降低药物剂量或停用药物,并对症治疗(个体差异较大)。万一出现药物外渗,可局部给予酚妥拉明或罂粟碱。

【配伍】　静脉给药的血管紧张素胺可溶于生理盐水或葡萄糖溶液,终浓度为 0.1~1U/ml。通过肌内和皮下给药的血管紧张素胺则无须进一步稀释。除危急状况下临时用药外,血管紧张素胺通常应注射入中央静脉,并通过输液器进行适当和可靠的剂量滴注。

【规格】　注射溶液(水溶液):20U/ml(每瓶 0.5ml、1ml 和 10ml)。

【通用名/商品名】　血管紧张素胺/加压素、必压生®。

二、特利加压素

【适应证】　特利加压素或三甘氨酰赖氨酸加压素,是一种人工合成的加压素,与普通加压素相比,保留了主要的血管升压作用,但水潴留(包括由此产生的低钠血症)的不良反应较少。特利加压素的主要适应证为上消化道出血,尤其对于硬化性食管静脉曲张出血患者有生存获益。此外,初步研究数据也表明,特利加压素与肾上腺素联用可治疗心搏骤停。一项临床试验证实,对于成人感染性休克的治疗,特利加压素的血管收缩作用强于普通加压素。最后,特利加压素已被推荐用于等待移植的Ⅰ型肝肾综合征患者以维持其正常肾功能。有限的研究赞同在儿科应用特利加压素,用于治疗那些血管升压类药物难治的血管扩张性休克及血容量扩张。有一个案分析连续报道了特利加压素用于儿科心脏手术后难治性低血压的治疗。据推测,特利加压素,与血管紧张素胺(加压素)类似,最适用于微循环或大循环功能障碍,如血管麻痹。动物研究表明,静脉推注特利加压素可能导致严重的全身血管耐药性上升,进而导致心排血量下降,组织氧合作用减弱。因此心肌损伤患者给予该药物时应慎重。

【药理作用】　特利加压素是一种前体药,水解后成为赖氨酸血管加压素。它可与内源性加压素受体结合,但其仅与 V1 受体的亲和力较强,而与 V2 受体,则几乎没有结合。V1 受体是一种 G 蛋白偶联受体,可通过磷脂酶 C 引起钙内流。在脉管系统周围的平滑肌细胞中,这将导致血管收缩。然而,在一些血管床上,内皮细胞的 V1 受体活化则会引起一氧化氮生成,实际上表现为促血管舒张。

【用法用量】　鉴于其较长的半衰期,特利加压素通常采用静脉推注的给药方式,典型的适应证为胃肠道出血。但也有采用连续滴注给药的相关报道。

新生儿:休克,20 μg/kg,每 4h 给药,也有采用 5 μg/(kg·h)连续滴注的报道。

婴儿/儿童:心搏骤停,20 μg/kg,静脉推注;休克,2～20 μg/kg,每4～12h,静脉推注,(常用剂量为 7 μg/kg,每 6～12h),2～10 μg/(kg·h),连续静脉滴注;肝肾综合征,30 μg/(kg·d),连续静脉滴注。

成人:儿茶酚胺耐受性休克,每 4～12h 1mg,静脉推注,连续静脉滴

注：静脉曲张出血,每 4h 2mg,持续 48h,随后每 4h 1mg,持续给药 5d;肝肾综合征(Ⅰ型),2～4 mg/d,每日 2 次或每日 1 次;支气管出血,支气管镜下给予 1mg 剂量。

【药动学】

1.起效时间　特利加压素在给药 10min 内可达血药浓度峰值,而其活性代谢产物赖氨酸血管加压素的血药浓度峰值则出现在 60～120min。

2.持续时间　中等剂量方案的给药间隔一般为 4～6h。按 5 μg/kg 给药,6h 后赖氨酸加压素的药浓度为(220±30) pg/ml。相应的,按 20 μg/kg 给药,6h 后其血药浓度将达(480±180)pg/ml。

3.半衰期　在最初的 40min 分布相中,特利加压素的血浆半衰期为 12min,而在随后 80min 消除相中,其半衰期为 80min。赖氨酸加压素在血中的释放将维持至少 180min。

4.消除　特利加压素由肝和肾内的内肽酶水解为赖氨酸加压素。代谢清除率约 9(ml/kg)×min,分布容积约 0.5 L/kg。

【药物相互作用】　特利加压素可提高 β 受体阻滞药药效,导致显著的心动过缓。

【不良反应】

1.心血管系统　反射性心动过缓、QT 间期延长、室上性和室性心律失常(包括尖端扭转型室性心动过速)。

2.呼吸系统　支气管痉挛、呼吸窘迫、呼吸衰竭、呼吸困难。

3.中枢神经系统　头痛、癫痫、脑血管意外。

4.内分泌和代谢　低钠血症、高血糖。

5.胃肠道　肠缺血、腹泻、腹部绞痛、呕吐。

6.皮肤和外周　皮肤缺血,且在肥胖患者中更严重。

【毒理】　过量给药可能导致阵发性高血压,以及由此所致的心排血量减少。出现高血压可服用可乐定。出现反射性心动过缓可服用阿托品。

【配伍】　特利加压素在碱性溶液中不稳定,可溶解于 5ml 由氯化钠、盐酸和水组成的溶剂中。考虑到药物外渗导致皮肤坏死的风险,最佳给药方式是中央静脉通道给药。

【规格】　注射液:(醋酸盐)1 mg 特利加压素醋酸盐相当于 0.85 mg 特利加压素。1 ml 重新溶配为原来浓度的溶液中含有 0.2 mg 特利加压素醋酸盐。(二乙酸酯)1 mg 特利加压素二乙酸酯相当于 0.86 mg 特利加压素游离碱。1 份重新溶配的溶液由 1 mg 特利加压素二乙酸酯和 5ml 溶剂组成。

【通用名/商品名】　特利加压素/甘油加压素®,Variquel®。

三、去氧肾上腺素

【适应证】　去氧肾上腺素是一种 α 肾上腺素能受体激动药,对体内多个器官系统均具有的拟交感作用,以循环系统、眼部和鼻部为主。该药可作为单纯性血管收缩药,治疗心血管疾病患者的低血压和分布性休克所致的血管衰竭。法洛四联症患者缺氧发作时,使用镇静药、增加容量负荷及 β 受体阻滞药等措施可能无效,但去氧肾上腺素则尤为适用;同时,去氧肾上腺素也特别适用于需要增加外周血管阻力的各种情况。有证据表明,与去甲肾上腺素相比,成人心脏手术后应用去氧肾上腺素可增加肠道氧气的排出,应慎用。此外,去氧肾上腺素也可作为区域麻醉的血管收缩药物,用于减轻鼻咽黏膜充血的症状,以及作为扩瞳药用于眼科检查。较早研究推荐使用去氧肾上腺素治疗室上性快速性心律失常;这可能通过一种迷走神经调控机制,因此去氧肾上腺素不应作为该类心律失常的一线治疗。

【药理作用】　去氧肾上腺素是一种有效的 α 受体激动药(α 肾上腺素能受体刺激药),并具有较弱的 β 肾上腺素能活性。因此,它能产生一种选择性的全身动脉收缩效应,引起鼻部和眼结膜小动脉血管收缩,并刺激瞳孔开大肌导致扩瞳。

【用法用量】　去氧肾上腺素可选择静脉推注或连续静脉滴注给药,但必须在有效治疗浓度范围内进行剂量滴注,从最低有效剂量开始,直至达到理想疗效。剂量滴注应在综合血流动力学监测下进行。下面是在心血管治疗中的常用剂量。

1.严重低血压、法洛四联症缺氧发作和血管麻痹休克　新生儿、婴儿及儿童,肌内/皮下注射,每次 0.1 mg/kg(最大剂量 5 mg),根据需要每 1～2h 1 次;静脉推注,每次 5～20 μg/kg,根据需要每 15～20min 1 次;连续静脉滴注,0.5～5 μg/(kg·min),剂量滴注至起效。成人,肌内/皮下注射,每次 2～5 mg(最大剂量 5 mg),根据需要每 1～2h 1 次;静脉推注,每次 0.1～0.5 mg,根据需要每 10～15min 1 次;连续静脉滴注,40～180 μg/min,剂量滴注至起效。

2.阵发性室上性心动过速　儿童,5～10 μg/kg,静脉注射,持续 30s 以上;成人,0.25～0.5 mg,静脉注射,持续 30s 以上。

【药动学】

1.起效时间　肌内注射,10～15min;静脉注射,立即;皮下注射,10～15min。

2.持续时间　肌内注射,30min 至 2h;静脉注射,15～20min;皮下注射,1h。

3.代谢　由肝和肠道内的单胺氧化酶代谢。

4.半衰期　2.5h。

5.消除　未阐明。

【药物相互作用】　见表 5-7。

表 5-7　去氧肾上腺素与其他药物相互作用

可能增强去氧肾上腺素药效的药物	可能减弱去氧肾上腺素药效的药物
催产药	α肾上腺素能受体阻滞药
拟交感神经药[a]	β肾上腺素受体阻滞药
卤化物类麻醉药[a]	
单胺氧化酶抑制药	
胍乙啶	
溴苄铵	

[a]可能发生心动过速或心律失常

【不良反应】

1.心血管系统　高血压、心绞痛、严重反射窦性心动过缓、心律失常、严重外周血管收缩、严重高血压、嗜铬细胞瘤、室性心律失常、心肌病患者禁用。

2.呼吸系统　干燥、打喷嚏、鼻炎、呼吸困难。

3.中枢神经系统　烦躁不安、精神紧张、头痛、焦虑、眩晕。

4.皮肤　表皮坏死(外渗)、皮肤变白、毛发竖立。

5.神经肌肉及骨骼　震颤。

6.眼　视物模糊、流泪、畏光、刺痛;窄角性青光眼禁用。

7.胃肠道　胰腺炎、肝炎、肠系膜血管病变患者禁用。

8.肾　可能会降低肾血流和尿量。

【毒理】　因超剂量或药动学改变,可能会出现不良反应。这些情况下,建议暂时降低药物剂量或直接停药,并对症治疗(个体差异较大)。如药物外渗,可局部给予酚妥拉明或罂粟碱。

【配伍】　去氧肾上腺素可与生理盐水、葡萄糖溶液和乳酸林格液配伍。静注时,应稀释为 1 mg/ml(加 1ml 去氧肾上腺素至 9ml 溶剂中);连续静脉滴注的推荐浓度是 $20\sim60\mu g/ml$。除危急状况下临时用药外,去氧肾上腺素通常应注射入中央静脉,并通过输液器进行适当和可靠的剂量滴定。

【规格】　注射溶液(盐酸盐):1%溶液,10 mg/ml(每瓶 1ml)。

【通用名/商品名】　去氧肾上腺素/新福林®。

四、间羟胺

【适应证】　间羟胺,又称阿拉明,是一个具有弱 β 受体激动作用的 α 肾上腺素能受体激动药,用于预防或治疗急性低血压、体外循环、脊髓麻醉干预或对血容量补充无反应的血管麻痹休克状态。

【药理作用】　间羟胺能激动 α 肾上腺素能受体引起全身动脉血管收缩。它对 β_1 肾上腺素能受体产生微弱的作用,造成心肌收缩能力增强和心率增加。迷走神经活性的增加表现为当发生心动过缓时,能够克服变时作用而起到反射性的升压作用。间羟胺还能促进去甲肾上腺素的释放。

【用法用量】　间羟胺常作为推注或连续输液,且在治疗范围内需滴定最小有效剂量,直到获得目标反应。该药应在全面的血流动力学监测下使用。

1.严重低血压或血管麻痹性休克的治疗

(1)新生儿、婴儿和儿童:负荷剂量为 0.01 mg/kg 或 0.3 mg/m²,静脉给药,后续以 0.4 mg/kg 或 12 mg/m² 持续静脉滴注直到滴注至目标效果。

(2)成人:负荷剂量为静注 0.5～5 mg,后续以 15～100mg 持续静脉滴注直至目标效果。

2.低血压预防

(1)新生儿:不推荐。

(2)婴儿和儿童　0.1 mg/kg 或 3 mg/m^2 肌内或皮下给药,根据需要每 10min 重复 1 次。

(3)成人:2～10 mg 肌内或皮下给药,根据需要每 10min 重复 1 次。

【药动学】

1.起效时间　肌内注射 10 min;静脉注射 1～2 min;皮下注射,5～20 min。

2.持续时间　20～100 min。

3.半衰期　1～2 h。

4.代谢　不详。

5.消除　不详。

【不良反应】

1.心血管系统　高血压、心动过速、心动过缓、心悸、心律失常、心搏骤停。

2.中枢神经系统　头痛、焦虑、眩晕、失眠。

3.胃肠道系统　恶心、呕吐;肝硬化或肠系膜血栓性疾病患者慎用。

4.代谢系统　糖尿病或甲状腺疾病患者慎用。

5.皮肤　皮肤坏死(溢出)、在注射部位易导致蜕皮或形成脓肿。

6.神经肌肉及骨骼肌　震颤。

7.其他　多汗,对于既往有家族性地中海热和疟疾病史的患者可能会导致复发(用于激发试验)。

【毒理】　不良反应一般都是由于超量使用或间羟胺药动学特性的改变。在这种情况下,推荐进行暂时减量或停药处理,并对症处理(个体差异显著)。可使用全身血管扩张药和抗心律失常药物。如存在溢出,可对症局部使用酚妥拉明或罂粟碱。

【配伍】　间羟胺稀释在生理盐水、葡萄糖溶液或乳酸林格液中可稳定保存 24h。连续静脉输注的最大的推荐浓度为 1mg/ml;该药也可以不稀释直接静脉推注;该药必须中央静脉给药,除了短暂的紧急情况下,允许在输液装置中进行适当而可靠的滴注。

【规格】　注射溶液(重酒石酸),10mg/ml(每瓶 10ml)。

【通用/商品名】　间羟胺/阿拉明®。

第十一节　其他心血管药物

一、氯化钙

【适应证】　氯化钙是一种肠外电解质补充剂,用于治疗低钙血症、高镁血症、高钾血症、手足抽搐和钙通道阻滞药中毒等。低血钙是患儿常见的电解质紊乱症状,可引起心肌功能障碍和低血压。因此,许多中心在儿科心脏手术后患儿中使用钙补充剂从而使血清钙水平保持在1.2mmol/L 以上,但其安全性和有效性尚未阐明。根据美国心脏病协会发布的指南,鉴于不断增加的死亡风险和神经病理学不良作用,在小儿患者复苏过程中已不推荐常规进行静脉补钙。钙剂仅推荐用于伴有电解质紊乱或钙通道阻滞药中毒的心搏骤停的复苏过程。在持续出血和大量输血情况下,适当给予氯化钙用于中和血制品的枸橼酸而维持离子钙的水平。

【药理作用】　钙稳态在维持神经、肌肉、肾、骨骼系统功能完整性及细胞膜和毛细血管通透性具有重要作用,以及细胞膜和毛细血管通透性。该阳离子是许多酶反应的重要催化剂,在许多生理过程包括神经冲动信号的传导,心肌收缩、平滑肌的和骨骼肌功能、呼吸和凝血过程中必不可少。钙对神经递质和激素的释放和储存、氨基酸的摄取与结合、维生素 B_{12}（氰钴胺）的吸收和胃泌素的分泌中也具有重要的调节作用。

【用法用量】　氯化钙静脉推注或连续输液使用,且在治疗范围内需滴注最小有效剂量,直至获得目标疗效。该药应在全面的血流动力学监测下使用。此外,还应密切监测血清钙、镁、钾和磷水平。

1.低钙血症治疗　新生儿、婴儿和儿童,每次 10～20 mg/kg(0.1～1ml/kg,10 ％ 溶液)缓慢静脉注射（5～10 min）,按需每 4～6h 重复1 次;成人,500～1000 mg (5～10 ml,10 ％ 溶液)缓慢静脉注射,按需每 6h 重复 1 次。

2.伴有低钙血症、高镁血症、高钾血症或钙通道阻滞药过量的心搏骤停治疗　新生儿、婴儿和儿童,20 mg/kg (0.2ml/kg,10% 溶液)缓慢静脉注射,根据需要每 10 分钟重复 1 次;成人,500～1000 mg 缓慢静脉注射(5～10 ml,10％溶液),按需每 10min 重复 1 次。

3.手足抽搐的治疗　新生儿、婴儿和儿童,10 mg/kg(0.1ml/kg,10％溶液)缓慢静脉注射(5～10min),可根据需要每 6～8h 重复 1 次或者持续输注最大量至 200 mg/(kg·d);成人,1000 mg 缓慢静脉注射(10 ml,10％溶液)10～15 min 以上,按需每 6h 重复 1 次。

4.高钾血症的治疗　新生儿、婴儿和儿童,20mg/kg(0.2ml/kg,10％溶液)缓慢静脉注射(10～15 min),可按需重复使用;成人,500～1000 mg(10ml,10％溶液)缓慢静脉注射(10～15min),可按需重复使用。

【药动学】

1.起效时间　立即。

2.直接蛋白结合率　45％与蛋白结合。

3.排泄　80％钙是通过粪便排泄,包括未吸收的钙和经胆汁和胰汁分泌到胃肠道中的钙。剩下的 20％的钙由肾排出。

4.消除　由肾小球滤过的钙,20％～25％在髓襻升支段被重吸收,66％在近端小管被重吸收,余下 10％在集合管被重吸收。

【不良反应】

1.心血管系统　血管舒张、窦性心动过缓、晕厥、低血压和心律失常(避免快速静脉滴注给药)。心室纤颤患者禁用,使用洋地黄患者慎用。

2.中枢神经系统　头痛、眩晕、嗜睡、昏迷。

3.皮肤　红斑、皮肤坏死(渗出)。

4.内分泌与代谢　高钙血症、低钾血症、低镁血症和高钙尿症及低磷血症。

5.神经肌肉和骨骼肌　无力。

6.胃肠道反应　口干、便秘、恶心、呕吐、血清淀粉酶升高。

【毒理】　不良反应一般都是由于超量使用或氯化钙药动学特性的改变。中毒的临床症状可表现为:口干,恶心,呕吐,腹痛,便秘,嗜睡,肌肉无力,精神障碍,严重者可导致心律失常和昏迷。在这种情况下,建议暂时减少或停止使用氯化钙,并对症治疗。在严重的情况下,建议严密监测血清电解质和肾功能,并输注 0.9％氯化钠进行水化,使用襻利尿药增加排泄,在某些情况下,可使用血液透析消除。如发生外渗,可局部使用透明质酸酶。

【配伍】　氯化钙可未经稀释使用或用葡萄糖溶液或 0.9％氯化钠溶液稀释。直接静脉给药最大持续输注速率为 50～100 mg/min。用于持续静脉输注,最大药物浓度为 20 mg/ml。氯化钙与碳酸氢盐,硫酸盐,磷酸盐,以及一些抗生素(四环素)不兼容。该药必须缓慢注入中央静脉,除了短暂的紧急情况下,允许在输液装置中进行适当而可靠的滴注。

【规格】　注射溶液:10 ％(100 mg/ml,相当于 27.2 mg/ml 钙或 1.4 mEq/ml 钙,每瓶 10 ml)。

【通用名/商品名】　氯化钙/无。

二、碘塞罗宁

【适应证】　碘塞罗宁,又称 T_3 或三碘甲状腺原氨酸,是甲状腺激素的活性形式,由甲状腺分泌的甲状腺素(T_4)外周脱碘产生。甲状腺功能低下,尤其是三碘甲状腺原氨酸低下,是成人冠状动脉旁路移植术后常见的并发症,在很大的程度上也可能发生于婴儿。成年患者接受冠状动脉旁路移植并补充甲状腺激素可表现为剂量依赖性的心排血量增加,这与临床转归改善相关。一些小型临床研究表明婴儿搭桥术后的旁路给予外源性碘塞罗宁也呈现出相似的心排血量改善作用;其他有限的研究资料显示,在新生儿主动脉弓重建后可更快速地实现液体负平衡。迄今为止规模最大 TRICC 试验是一项随机安慰剂对照试验,纳入了近 200 名 2 岁以下的患者。这项研究显示,该药可使<5 个月的婴儿在缩短呼吸机时间和减少肌肉收缩需求方面获益。然而,5 个月以上的婴儿在补充甲状腺素后可使机械通气持续时间有小幅但显著的恶化。

【药理作用】　三碘甲状腺氨酸是一种核转录因子,对多种基因具有上调和下调作用。该药主要参与调控基础代谢速率、水钠在细胞膜的穿梭及钙、磷、蛋白质和脂质的代谢,并参与氧化磷酸化的调控。

【用法用量】　碘塞罗宁在小儿心脏围术期可以推注的方式进行胃肠外给药。该药应在全面的血流动力学监测下使用。此外,还应仔细监测甲状腺功能亢进症的临床症状及 T_3 和 TSH 水平。

新生儿、婴儿和儿童:每剂 0.1～0.4 μg/kg(最多 20 μg)静脉注射,每 8～12h 1 次。

成年人:0.8 μg/kg,在以 0.12 μg/(kg·h)静脉输注 6 h。

【药动学】

1.起效时间　数小时。

2.最大效应时间　48～72 h。

3.半衰期　16 h。

4.持续时间　长达 72 h。

蛋白结合:几乎为零,这使该药易于在组织中达到稳态。

代谢:在肝中转化为无效化合物。

消除:75%～85%在尿液中消除。

【药物相互作用】　碘塞罗宁可增强口服抗凝血药的作用,降低地高辛和茶碱的作用。考来烯胺(消胆胺)和考来替泊可降低碘塞罗宁的疗效。

【不良反应】

1.心血管系统　心悸、窦性心动过速、心律失常、高血压、心绞痛、充血性心力衰竭和胸痛。对于缺血性疾病患者应谨慎使用。

2.中枢神经系统　头痛,发热,焦躁,激动,失眠。

3.胃肠道反应　腹部绞痛、腹泻、呕吐、食欲增加。

4.皮肤　脱发,疱疹样皮炎;静脉注射或静脉输注部位静脉炎。

5.神经肌肉和骨骼肌　震颤。

6.代谢　糖尿病或尿崩症患者、甲状腺功能障碍及肾上腺功能不全者需慎用。

7.其他　多汗、怕热、体重减轻、发热。

【毒理】　不良反应一般都是由于超量使用碘塞罗宁或药动学特性改变引起。在这种情况下,建议暂时减少甚至停药,并对症治疗(个体差异显著)。

【配伍】　碘塞罗宁胃肠外给药推荐将其稀释在一瓶 2ml 的正常生理盐水中,摇动直到溶液清澈再调整至需要的剂量。静脉滴注碘塞罗宁需在制备好后立即在中央或外周静脉中使用。该药不应与其他溶液混合使用。

【规格】　注射溶液(钠盐):10μg/ml(每瓶 1 ml)。

【通用/商品名】　碘塞罗宁/Cytomel[®],Triostat[®]。

三、左西孟旦

【适应证】 左西孟旦是一种新的正性肌力药,用于治疗失代偿性心力衰竭,并作为一种选择性药物用于围术期的心力衰竭患者,也可作为难以脱离体外循环和借助机械辅助的患者的抢救治疗。

左西孟旦已经被证实具有潜在的正性肌力作用和全身血管舒张活性。因此,可明显增加心排血量,心脏指数和减少心室充盈压。同时,也有一些文献报道,左西孟旦对减小肺血管阻力和内皮素-1水平、改善右侧心力衰竭都具有良好的效果。此外,左西孟旦似乎可导致持续的低心房钠尿肽,但没有致心律失常作用和药物所致的神经激素水平增加作用。

虽然,左西孟旦在儿童的用药经验仅有有限的数个研究,但整个报告的结果是令人鼓舞的。它可用于传统的正性肌力支持,并有一个简单的剂量计算方法,不改变舒张功能(中性或积极的松弛作用),并呈现最小的血流动力学不良反应。

【药理作用】 左西孟旦属于哒嗪酮酯,是一类新的药物,钙增敏药。与其他正性肌力药物比较,这种药物增加了心脏对钙的敏感性,即在没有内钙增加的情况下增加了心脏的收缩力。它通过一种钙依赖性的方式与心肌肌钙蛋白C结合,从而引起原肌球蛋白结构的变化,暴露肌动蛋白和肌球蛋白而获得一次有效的收缩。它的作用特点在于增加了收缩力而不影响冠状动脉灌注。此外,左西孟旦可使血管平滑肌上的三磷腺苷(ATP)敏感的钾通道开放,引起血管松弛(血管舒张作用)、冠状动脉扩张、心肌细胞线粒体激活。并且,通过使心肌细胞的三磷腺苷敏感的钾通道开放,产生对心脏的保护作用。

【用法用量】 左西孟旦用于一次或持续静脉输注,需进行血流动力学的监测。

婴儿和儿童:初始负荷剂量为 $12\mu g/kg$,时间应 $>1h$;随后持续输注 $0.1\sim0.2\mu g/(kg\cdot min)$ 24h。左西孟旦血流动力学效应至少可持续48h,尤其是在使用其他扩血管药物(如米力农)的患儿。使用左西孟旦期间,建议停用米力农,以避免引起过度的血管扩张和低血压。

成年人:初始负荷剂量为 $8\sim36~\mu g/kg$,时间应 $>1h$;随后持续输注 $0.2\sim0.3~\mu g/(kg\cdot min)$,至 24h。

【药动学】

1.起效　非常快速(与剂量呈线性关系)。

2.半衰期　1 h。

3.持续时间　2～4 h。

4.蛋白结合率　97%～98%。

5.代谢　在肠道代谢为胺的代谢物。

6.排泄　296～368 ml/min;70%的药物有30%自尿排泄,40%自粪便排泄。

【药物相互作用】　与正性肌力药物、血管紧张素转化酶抑制药、β受体阻滞药、非洛地平、地高辛、华法林、单硝酸异山梨酯、卡维地洛没有明显的药物相互作用。

【不良反应】

1.心血管系统　心悸、面红、症状性低血压(非常罕见)。

2.中枢神经系统　头痛、头晕。

3.胃肠系统　恶心。

4.皮肤　注射部位刺激症状。

【毒理】　未见药物过量和血流动力学改变的不良反应报道。一旦出现不良反应,建议减量或者停止使用,并进行对症处理。

【配伍】　左西孟旦可用生理盐水或葡萄糖溶液稀释,在推荐剂量下使用。并需要进行血流动力学监测。

【规格】　注射液 2.5 mg/ml (5 ml 或 10 ml)。

【通用名/商品名】　左西孟旦/symdax®。

第十二节　未来发展

Istaroxime

【适应证】　可用于急性心力衰竭综合征。

【药理作用】　具有抑制 Na^+/K^+-ATP 酶和激动肌浆网钙泵双重作用。其正性收缩作用通过抑制 Na^+/K^+-ATP 酶,增加细胞内游离钙浓度来实现;加速舒张期细胞内游离钙清除而发挥正性舒张的作用。这样同时改善了收缩和舒张功能和心脏收缩效率(较低的氧消耗),并最大限度地减少了心律失常和心肌缺血的风险。

　　HORIZON-HF 研究,一项对心力衰竭住院患者接受 Istaroxime 和安慰剂进行短期效果评价的随机对照临床试验。研究表明,接受 Istaroxime 的心力衰竭住院患者具有较低的肺毛细血管压,其收缩压增加、心脏舒张功能得到改善。

　　目前还没有相关的剂量研究数据,不良反应及药物-药物相互作用研究也仍需要进一步深入。

参考文献

[1]　Martikainen TJ, et al. Vasopressor agents after experimental brain death: effects of dopamine and vasopressin on vitality of the small gut. Transplant Proc, 2010, 42: 2449-2456.

[2]　Sassano-Higgins S, Friedlich P, Seri I. A meta-analysis of dopamine use in hypotensive preterm infants: blood pressure and cerebral hemodynamics. J Perinatol, 2011, 31: 647-655.

[3]　Kleinman ME, de Caen AR, Chameides L, et al. Part 10: pediatric basic and advanced life support: 2010 International Consensus on Cardiopulmonary Resuscitation and Emergency Cardiovascular Care Science With Treatment Recommendations. Circulation, 2010, 122: 466-515.

[4]　Neumar RW, Otto CW, Link MS, et al. Part 8: adult advanced cardiovascular life support: 2010 American Heart Association Guidelines for Cardiopulmonary Resuscitation and Emergency Cardiovascular Care. Circulation, 2010, 122: 729-767.

[5]　Westfall T, Westfall DP. Adrenergic agonists and antagonists. In: Brunton LLCB, Knollmann BC, editors. Goodman and Gilman's the pharmacological basis of therapeutics. New York: McGraw-Hill, 2011.

[6]　Brembilla-Perrot B. Pharmacological testing in the diagnosis of arrhythmias. Minerva Cardioangiol, 2010, 58: 505-517.

[7]　Rodriguez-Nunez A, Oulego-Erroz I, Gil-Anton J, et al. Continuous terlipressin infusion as rescue treatment in a case series of children with refractory septic shock. Ann Pharmacother, 2010, 44: 1545-1553.

[8]　Kleinman ME, Chameides L, Schexnayder SM, et al. Pediatric advanced life support: 2010 American Heart Association Guidelines for Cardiopulmonary Resuscitation and Emergency Cardiovascular Care. Pediatrics, 2010, 126:

1361-1399.

［9］　Kattwinkel J，Perlman JM，Aziz K，et al.Part 15：neonatal resuscitation：2010 American Heart Association Guidelines for Cardiopulmonary Resuscitation and Emergency Cardiovascular Care. Circulation，2010，122：909-919.

［10］　Monnet X，Jabot J，Maizel J.et al.Norepinephrine increases cardiac preload and reduces preload dependency assessed by passive leg raising in septic shock patients.Crit Care Med，2011，39：689-694.

［11］　Vogt W，Laer S.Treatment for paediatric low cardiac output syndrome：results from the European EuLoCOS-Paed survey.Arch Dis Child，2011，96：1180-1186.

［12］　Majure DT，Teerlink JR.Update on the management of acute decompensated heart failure.Curr Treat Options Cardiovasc Med，2011（in press）.

［13］　Shivananda S，Ahliwahlia L，Kluckow M，et al.Variation in the management of persistent pulmonary hypertension of the newborn：a survey of physicians in Canada，Australia，and New Zealand.Am J Perinatol，2012，29（7）：519-526.

［14］　Bassler D，Kreutzer K，McNamara P，et al.Milrinone for persistent pulmonary hypertension of the newborn. Cochrane Database Syst Rev，2010，（11）：CD007802.Review.

［15］　Smith AH，Owen J，Borgman FY，et al.Relation of milrinone after surgery for congenital heart disease to significant postoperative tachyarrhythmias. Am J Cardiol，2011，109：1620-1624.

［16］　Van den Born BJ，Beutler JJ，Gaillard CA，et al.Dutch guideline for the management of hypertensive crisis-2010.Neth J Med，2011，69：248-255.

［17］　Rodriguez MA，Kumar SK，De Caro M.Hypertensive crisis.Cardiol Rev，2010，18：102-107.

［18］　Horn KA，Hirsch R，Elluru RG.Antihypertensive drug-induced angioedema causing upper airway obstruction in children.Int J Pediatr Otorhinolaryngol，2012，76：14-19.

［19］　Ferguson ME，Pearce FB，Hsu HH，et al.Coronary artery spasm during angiography in a pediatric heart transplant recipient：subsequent prevention by intracoronary nitroglycerin administration.Tex Heart Inst J，2010，37：469-471.

[20] Marlatt KL,McCue MC,Kelly AS,et al.Endothelium-independent dilation in children and adolescents.Clin Physiol Funct Imaging,2011,31:390-393.

[21] Goodman LS,Brunton LL,Chabner B,et al.Goodman & Gilman's pharmacological basis of therapeutics.12th ed.New York: McGraw-Hill,2011.

[22] Michel T,Hoffman B.Treatment of myocardial Ischemia and hypertension. In: Brunton LLCB, Knollmann BC, editors. Goodman & Gilman's the pharmacologic basis of therapeutics.New York: McGraw-Hill,2011.

[23] Giuliano F,Jackson G,Montorsi F,et al.Safety of sildenafil citrate: review of 67 double-blind place controlled trials and the postmarketing safety database.Int J Clin Pract,2010,64:240-255.

[24] Thomas CA.Drug treatment of hypertensive crisis in children.Paediatr Drugs,2011,13:281-290.

[25] Zangrillo A,Biondi-Zoccai GG,Frati E,et al.Fenoldopam and acute renal failure in cardiac surgery: a meta-analysis of randomized placebo-controlled trials.J Cardiothorac Vase Anesth,2012,26(3):407-413.

[26] O'Connor CM,Starling RC,Hernandez AF,et al.Effect of nesiritide in patients with acute decompensated heart failure.N Engl J Med,2011,365: 32-43.

[27] Ezekowitz JA,Hernandez AF,O'Connor CM,et al.Assessment of dyspnea in acute decompensated heart failure: insights from ASCEND-HF (Acute Study of Clinical Effectiveness of Nesiritide in Decompensated Heart Failure) on the contributions of peak expiratory flow.J Am Coll Cardiol,2012, 59:1441-1448.

[28] Timberlake K,Kantor PF.Pharmacologic therapy of heart failure in children: part of a special series on paediatric pharmacology,guest edited by Gianvincenzo Zuccotti, Emilio Clementi, and Massimo Molteni.Pharmacol Res,2011,64:427-430.

[29] Nesiritide.In: Drug monografts-Accessmedicine [database on the internet]. Columbus: McGraw-Hill.1978-current Available from: http://www.accessmedicine.com.Subscription required to view,cited 30 April 2012.

[30] Alten JA,Borasino S,Toms R,et al.Early initiation of arginine vasopressin infusion in neonates after complex cardiac surgery*.Pediatr Crit Care Med, 2012,13:300-304.

[31] Burton GL,Kaufman J,Goot BH,et al.The use of arginine vasopressin in

neonates following the Norwood procedure. Cardiol Young, 2011, 21: 536-544.

[32] Mastropietro CW, Rossi NF, Clark JA, et al. Relative deficiency of arginine vasopressin in children after cardiopulmonary bypass. Crit Care Med, 2010, 38:2052-2058.

[33] Rehberg S, Enkhbaatar P, Rehberg J, et al. Unlike arginine vasopressin, the selective Via receptor agonist FE 202158 does not cause procoagulant effects by releasing von Willebrand factor. Crit Care Med, 2012, 40(6): 1957-1960.

[34] Gil-Anton J, Lopez-Herce J, Morteruel E, et al. Pediatric cardiac arrest refractory to advanced life support: is there a role for terlipressin? Pediatr Crit Care Med, 2010, 11:139-411.

[35] Meyer S, McGuire W, Gottschling S, et al. The role of vasopressin and terlipressin in catecholamine-resistant shock and cardio-circulatory arrest in children: review of the literature. Wien Med Wochenschr, 2011, 1(61): 192-203.

[36] Yousef N, Habes D, Ackermann O, et al. Hepatorenal syndrome: diagnosis and effect of terlipressin therapy in 4 pediatric patients. J Pediatr Gastroenterol Nutr, 2010, 51:100-102.

[37] Kelly A, Levine MA. Hypocalcemia in the critically ill patient, j Intensive Care Med, 2013, 28(3):166-177.

[38] Ho KM, Leonard A. Concentration-dependent effect of hypo-calcaemia on mortality of patients with critical bleeding requiring massive transfusion: a cohort study. Anaesthesia and Intensive Care, 2011, 39:46-54.

[39] Portman MA, Slee A, Olson AK, et al. Triiodothyronine Supplementation in Infants and Children Undergoing Cardiopulmonary Bypass (TRICC): a multicenter placebo-controlled randomized trial: age analysis. Circulation, 2010, 122:224-233.

[40] Suominen PK. Single-center experience with levosimendan in children undergoing cardiac surgery and in children with decompensated heart failure. BMC Anesthesiol, 2011, 11:18.

[41] Vogt W, Laer S. Prevention for pediatric low cardiac output syndrome: results from the European survey EuLoCOS-Paed. Paediatr Anaesth, 2011, 21:1176-1184.

[42] Momeni M,Rubay J,Matta A,et al.Clement de Clety S,Anslot C,Joomye R,Detaille T.Levosimendan in congenital cardiac surgery: a randomized, double-blind clinical trial.J Cardiothorac Vase Anesth,2011,25:419-424.

[43] Gheorghiade M,Ambrosy AP,Ferrandi M,et al.Combining SERCA2a activation and Na-K ATPase inhibition: a promising new approach to managing acute heart failure syndromes with low cardiac output.Discov Med,2011,12:141-151.

第 6 章

利 尿 药

　　利尿药是治疗儿童心血管疾病的常用药物之一。此类药物主要通过增加尿量来降低血浆容量,从而对心力衰竭、术后体液超负荷、高血压或肾功能不全的症状起到缓解作用。多数利尿药作用机制相似:抑制肾的离子转运体以减少钠离子的重吸收,提高尿液渗透压,促进更多水分子进入尿液从而提高尿量。然而利尿药在影响肾小管离子通道发挥降低血容量作用的同时,也会导致电解质异常的发生。

　　根据药物在肾小管作用部位的不同,可将利尿药分成数个亚类,各亚类功效及不良反应与对应肾小管部位的功能密切相关。较强效的髓襻利尿药可使钠离子分泌量增加 20% 以上,产生较强的利尿作用,而保钾利尿药只增加 1%～2% 的钠离子分泌。

　　为了充分理解利尿药对电解质和体液平衡的影响,需要清楚肾的电解质常规调控系统及肾单元的 5 个主要部位(图 6-1)。

　　血液通过肾小球毛细血管进入肾,然后经肾小球囊过滤产生滤液。此滤液不含有血细胞和蛋白质,而含有高浓度的葡萄糖、碳酸氢钠、氨基酸和电解质。在通过肾单元进入输尿管过程中,滤液中各组分及其含量将发生变化。

　　近曲小管是肾单元的第一个分区,大部分的水、葡萄糖、碳酸氢盐、氨基酸和钠的重吸收在此完成。钠通过 Na^+-K^+-ATP 泵完成重吸收;碳酸氢盐和有机溶质的重吸收很大程度上依赖细胞中和管腔膜内的碳酸酐酶;而水随着溶质从内腔流向组织间质。

　　下一个分区是髓襻降支,在此水被重吸收至肾髓质导致尿液渗透压增加,直接导致管内液体盐浓度增加。该段是渗透性利尿药发挥主要效果的区域。再下一个分区是髓襻升支,此处管状上皮细胞对水不可渗透,但存在 Na^+-K^+-$2Cl^-$ 共同转运体对钠、钾和氯的主动重吸收。此区域是所有氯化钠的重吸收区域,因此,该段是髓襻利尿药主要发挥钠平衡调节的区域。

　　第 4 个分区是远曲小管,该区域对水也具有不可渗透性,通过 Na^+-

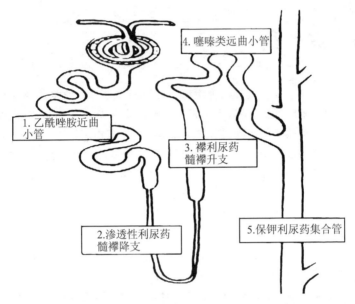

图 6-1　肾单元结构示意图-根据不同类别利尿药的作用区域显示

Cl⁻转运体完成钙和余下 10% 的氯化钠的重吸收。该部位受噻嗪类利尿药的调节。肾单元的最后一个分区是集合管,通过 Na⁺-K⁺/ATP 酶,实现对钠离子、钾离子和水的重吸收。该部位是醛固酮类发挥排钠保钾作用和抗利尿激素(ADH)发挥调节作用的场所。ADH 受体促进在收集管和集合管处水的重吸收,从而减少尿量。

利尿药在小儿心脏病方面的主要治疗用途:心力衰竭、术后少尿、高血压、肺水肿、电解质修正(血钾过高或过低)、肾功能不全和慢性肺病。

心力衰竭引起进入肾的有效血液量减少,肾发生代偿性运作(像在低血容量状态下),导致盐和水滞留,从而增加血容量。利尿药通过减少血浆容量,降低心脏前负荷,减少心脏氧需求量,从而发挥治疗心力衰竭的作用。利尿药也能缓解肺充血和末梢水肿。

心肺旁路搭建的心脏手术患者由于种种原因术后水肿风险增加。旁路导致炎症增加引发毛细管渗漏,也可能导致肾功能不全和少尿症。此外,术后的心排血量不足通过上述方式引起水肿。利尿药是术后治疗的必要组成部分,也是经典的积极治疗方案的组成之一。

利尿药通过减少血浆容量从而降低后负荷发挥降低血压的作用。

心肺旁路术后少尿症和容量超负荷的治疗是当前热点。越来越多的证据提示,腹膜透析在术后急性肾损伤引起容量超负荷的初期较药物治疗具有更好的利尿效果。研究表明容量超负荷会导致较差的临床效果,而进行腹膜透析可以提高治疗效果。

药物的协同作用在利尿药的使用中尤为重要,体现在增强药效和降低不良反应。髓襻利尿药和噻嗪类等利尿药,都有导致钾流失的不良反应。因此,大剂量的利尿药治疗方案中经常会合用保钾利尿药,例如呋塞米和螺内酯的合用。其他联用通常为了增效。例如,长期治疗中经常会同时应用髓襻利尿药和噻嗪类利尿药,因为不管髓襻利尿药的促钠离子分泌作用多么强效,钠都会在随后的远曲小管中重吸收,特别是在长期用药的情况下。如果在髓襻利尿药服用前先使用噻嗪类利尿药,它会阻止钠的重吸收,从而通过连续肾单元阻断增大利尿作用。虽然尚未在儿童中评估噻嗪类利尿药的增效作用,已有超过 50 篇发表的研究论文证实在成人心力衰竭患者中合用噻嗪类利尿药可使钠排泄量加倍。

使用静脉给药的利尿药时需要考虑的是快速注入还是连续输注。虽然快速注入更为普遍,但有数据显示连续输注会更加安全。对心脏手术后婴幼儿的前瞻性随机研究发现,连续输注时用更小剂量能取得同等的尿量输出,尿排出量波动较小,对补液的需求也较低。

利尿药的五大分类及其代表性药物和各自的亚分类(表 6-1)下面将逐一介绍。

表 6-1　利尿药的分类及其代表性药物

利尿药作用机制		
药物类别	药　　物	作用机制
髓襻利尿药	呋塞米 布美他尼 托拉塞米 依他尼酸	在髓襻升支抑制钠/钾/氯离子共转运体

利尿药作用机制		
药物类别	药　　物	作用机制
噻嗪类利尿药	氯噻嗪 二氢氯噻美 美托拉宗	抑制肾曲小管钠/氯离子的转运
保钾利尿药 （醛固酮拮抗药）	阿米洛利 （螺内酯）	抑制醛固酮反应 抑制钠离子在远侧肾单位和集合管的通路（醛固酮拮抗药减少钠/钾离子和ATP酶并抑制钠离子通道）
碳酸酐酶抑制药	乙酰唑胺	抑制碳酸氢钠在近曲小管的重吸收
渗透性利尿药	甘露醇	提高对肾小球过滤物的渗透压，抑制小管对水和电解质液的重吸收

第一节　髓襻利尿药

【适应证】　髓襻利尿药常用于在充血性心力衰竭中对容量负荷的控制、心脏手术的术后治疗、急性和慢性的肾功能不全、小儿科的肝病患者。单用或与其他药物联合应用于高血压的辅助治疗。

【药理作用】　髓襻利尿药在升支髓襻抑制钠和氯的重吸收，表现为抑制 Na^+-K^+-$2Cl^-$ 协同转运系统，阻碍盐的转运，从而增加水/钠/氯化物和钾的分泌量。而 Na^+-K^+-$2Cl^-$ 协同转运系统的抑制降低了上皮电位差，从而减少了升支髓襻对钙和镁的吸收。布美他尼是一种强效髓襻利尿药，其功效约是呋塞米的 40 倍。

【监测指标】　血清钠、钾、氯化物、碳酸氢盐、肾功能（血尿素和肌酐清除率）、血压和听力筛查。

【禁忌证】　无尿和氮质血症。低血压、伴低钾血症或低钠血症的代谢性碱中毒应该避免使用依他尼酸。

【警告】　髓襻利尿药是强效利尿药。过量使用会导致过度利尿而带来体液和电解质的流失。有必要密切观察和评估剂量。

【毒理】　髓襻利尿药过量的症状可能包括急性的和大量的体液流失、血容量不足和电解质耗竭、脱水、血量减少和可能伴随有血管栓塞的循环衰竭。电解质耗竭可能表现为虚弱、肌肉痉挛、疲劳、头晕、晕厥、意识模糊、心律失常、口干舌燥、脱水、恶心和呕吐。解毒方法:推荐采用药用炭(活性炭)吸附和其他对症支持治疗;体液和电解质的补充也非常必要。

一、呋塞米

【药效学/药动学】　髓襻利尿药在口服后 30～60min 起效。峰效应出现在 1～2h,持续作用时间 6～8h。静脉注射后 5min 内起效,通常持续作用 2h。该药物的肝代谢较少,半衰期约是 30min。

【剂量】

1.新生儿,早产儿

(1)口服(生物利用度不佳):每次 1～4 mg/kg,每天 1～2 次。

(2)肌内注射,静脉注射:每次 1～2 mg/kg,每天 1～2 次。

备注:药物在体外膜肺氧合(ECMO)通路中吸附显著;应避免直接注入体外膜肺氧合通路;可通过提高剂量达到预期利尿效果。

2.婴幼儿和儿童

(1)口服:1～6 mg/(kg·d),每隔 6～12h 服用。

(2)肌内注射/静脉注射:每次 0.25～2 mg/kg,每隔 6～12h 注射。

(3)连续静脉滴注:初始剂量 0.05 mg/(kg·h),滴注法达到临床效果的剂量[常用剂量为 0.1～0.4mg/(kg·h)]。

3.成年人

(1)口服:初始剂量 20～80mg,每隔 6～8h 可增加 20～40mg;常规维持剂量为每天 1～2 次;严重水肿时剂量可滴注至 600mg/d。

(2)肌内注射/静脉注射:每次 20～40mg,必要时可 1～2h 重复使用且每次增加剂量 20mg,直至达到预期效果;通常使用间隔时间 6～12h;急性肺水肿常用剂量为 40mg;如效果不好可增加剂量到 80mg。

(3)连续静脉滴注:首次剂量 20～40mg,其后以 0.1 mg/(kg·h)进行持续静脉注射,每隔 2h 药量翻倍直到最大剂量 0.4mg/(kg·h)。

【注意事项/不良反应】　呋塞米的不良反应包括全身性的严重钠流失,表现为伴随低血压、肾小球滤过率降低或者循环衰竭的低钠血症或者细胞外液耗竭。伴随血压过低和体液电解质液失衡的细胞外液耗竭包括低钾血、低钠血症、低血镁和低血钙。被报道的症状还包括头晕、风疹、低钾血症、恶心、胰腺炎、头痛、光敏反应、腹泻、脱水和贫血。因为大剂量使用呋塞米而引起耳毒性也曾被报道。其他不良反应可能包括低氯血症、代谢性碱中毒、高钙尿症、粒细胞缺乏、血小板减少、肾钙质沉着症、肾前性氮血症、高尿酸血症、间质性肾炎。呋塞米口服液含有山梨醇，可能会导致腹泻。妊娠等级：C。

【药物相互作用】　非甾体类抗炎药（NSAIDs）会降低呋塞米的药效。氨基糖苷类和依他尼酸增加本品的耳毒性；具有排钾作用的药物如地高辛也会增加本品的耳毒性。本品增加华法林的抗凝血作用；降低葡萄糖耐受，必要时可能会需要加服抗糖尿病药物；呋塞米会降低锂的排泄。

【配伍/给药】　呋塞米可不经稀释单独注射；也可以用生理盐水或者5%葡萄糖溶液稀释至$1\sim2$ mg/ml，溶液在室温下24h稳定。静脉注射给药最大流速是0.5 mg/(kg·min)。

二、布美他尼

【药效学/药动学】　口服或肌内注射方式初次给予布美他尼$30\sim60$min后起效，静脉注射后数分钟内即可起效。常规剂量的作用时间为$4\sim6$h。布美他尼口服吸收完全，其血浆蛋白结合率为95%。大部分以药物原型或代谢产物经尿排泄，部分经肝代谢。布美他尼在成年人和婴儿（<6个月龄）体内的半衰期分别是$1\sim1.5$h和2.5h。

【剂量】

1.新生儿　口服、肌内注射、静脉注射，每次$0.01\sim0.05$ mg/kg，每$24\sim48$h用药。

2.婴幼儿　口服、肌内注射、静脉注射，每次$0.01\sim0.1$ mg/kg，每$6\sim24$h用药（日最大剂量10mg）；24h持续静脉滴注[$5\sim50$ pg/(kg·h)]。

3.成年人　口服，每次$0.5\sim2$mg（最大剂量10 mg/d），每日$1\sim2$次；肌内注射、静脉注射，每次$0.5\sim1$mg（最大剂量10mg/d）；持续静脉滴注，$0.5\sim1$ mg/h。

【注意事项/不良反应】　因该药注射制剂中含有苯甲醇，大剂量给药时[>99 mg/(kg·d)]，对新生儿具有潜在致命毒性（喘息综合征）。

此综合征包括有代谢性酸中毒、呼吸窘迫、喘息、中枢神经系统(CNS)受损、血压过低、心血管性虚脱。动物体外实验表明苯甲醇的代谢物安息香酸可将胆红素从蛋白结合部置换出来。新生儿应该避免或慎用注射剂型。对危重新生儿的混合血清体外研究也表明布美他尼具有强大的胆红素置换作用。为降低新生儿黄疸风险应避免使用注射制剂。快速静脉注射、肾损伤、大剂量使用或与其他耳毒性药物合并使用会增加该药耳毒性的风险。对磺胺类/噻嗪类药物过敏的患者慎用。布美他尼的不良反应包括低血压、胸痛、头晕、头痛、脑病、眩晕、皮疹。布美他尼引起的伴随低血压和体液电解质失衡的细胞外液耗竭包括低钾血症、低钠血症、低镁血症和低钙血症。其他有报道的反应可能包括荨麻疹、恶心、胰腺炎、光敏反应、腹泻、脱水、尿酸排泌降低。低氯血症、关节痛、代谢性碱中毒、高钙尿症、粒细胞缺乏症、血小板减少、高尿酸血症、肌肉痉挛。妊娠等级：C。

【药物的相互作用】　布美他尼与其他抗高血压药物和血管紧张素转换酶(ACE)抑制药合用可能会引起低血压。非甾体类解热镇痛药会降低布美他尼的药效。布美他尼与氨基糖苷类/依他尼酸/排钾药物(如地高辛)合用会增加耳毒性。与布美他尼同期使用,抗糖尿病药物的糖耐受降低;影响锂排泄。托拉塞米排钾作用增加地高辛的毒性。

【配伍/给药】　不经稀释直接静脉输注,输注时间 1～2min;用 5% 葡萄糖溶液或生理盐水稀释后,输注时间 5min;用 5% 葡萄糖溶液稀释为 0.024 mg/ml 的溶液用于持续静脉滴注。

三、托拉塞米

【药效学/药动学】　吸收迅速,生物利用度 80%～90%。1h 内达到血清峰浓度。托拉塞米通过细胞色素 P450 进行代谢。正常人体内半衰期为 2～4h,肝硬化患者延长至 7～8h。给药量的 20% 将以原型药物通过尿液排泄。

【用法用量】

1.新生儿　婴儿,儿童:(成年人无数据可取)。

2.水肿　口服 10～20mg,1 次/日。滴注法至最大剂量 200mg/d。

3.高血压　口服,静脉注射:初始 5mg,1 次/日,如有必要在 4～6 周后增加至 10mg,1 次/日。

【注意事项/不良反应】 用托拉塞米的不良反应可能包括低血压、胸痛、头晕、头痛、肾前性氮血症、皮疹。托拉塞米可能导致细胞外液耗尽随之产生血压过低和体液/电解质失衡,包括低钾血症、低钠血症、低血镁症、低钙血症。其他不良反应可能包括低钾血症、反胃、胰腺炎、光过敏、腹泻、脱水、尿酸排泄减少。也曾经被报道过低氯血症、关节痛、代谢性碱中毒、高钙尿症、粒细胞缺乏症、贫血、高尿酸和痉挛等不良反应。妊娠等级:B。

【药物相互作用】 托拉塞米与氨基糖苷类或者依他尼酸合用增加耳毒性的风险。托拉塞米会增加华法林的抗凝血作用。非甾体抗炎药会减弱托拉塞米的利尿效果。托拉塞米会减少锂的排泄,降低葡萄糖耐受量,可能需要加服降糖药物。

【配伍/给药】 托拉塞米未经稀释直接静脉注射,输注时间至少2min;用 5% 葡萄糖溶液或生理盐水稀释为 0.1mg/ml、0.2mg/ml、0.4mg/ml、0.8 mg/ml 的溶液用于持续静脉滴注,溶液室温 24h 稳定。

四、依他尼酸

【药效学/药动学】 依他尼酸在口服 30min 或静脉注射 5min 后起效。口服后疗效持续时间为 6～8h;而注射后疗效持续时间为 2h。药物吸收迅速,在肝代谢为活性半胱氨酸结合物。半衰期为 30～70min,药物以原型和代谢物形式通过胆汁和尿液排泄。

【剂量】

1.儿童

(1)口服:每次 1 mg/kg,每 24～48h 1 次;间隔 2～3d 可根据需要逐步调整到最大剂量 3 mg/(kg·d)。

(2)静脉注射:每次 0.5～2mg/kg(最大量每次 50mg),每 6～12h 给药 1 次。

2.成年人

(1)口服:25～400mg/d,分为 1～2 次给药。

(2)静脉注射:每次 0.5～1 mg/kg(最大剂量每次 100mg);常规不推荐重复给药但是间隔 8～12h 可以再给药 1 次。

备注:肌酐清除率<10ml/min 的患者避免使用本品。

【注意事项/不良反应】 本品与糖皮质激素合用会增加胃肠道出血

的风险。肾严重受损患者(肌酐清除率＜10 ml/min)应避免使用本品。依他尼酸的不良反应会导致伴有低血压、体液电解质失衡的细胞外液耗竭,包括低钾血症、低钠血症、低镁血症、低钙血症。其他不良反应还可能包括低血压、高血糖、血小板减少、中性粒细胞减少、粒细胞缺乏、肝功能试验异常、胃肠道刺激或出血、耳毒性(风险高于其他髓襻利尿药)、高尿酸血症、静脉炎、头痛、皮疹、血尿。妊娠等级:B。

【药物间相互作用】 依他尼酸和两性霉素 B 及激素类药物合用会增加钾流失。与氨基糖苷类药物合用会增加耳毒性的风险,增加华法林抗凝血效应,减少锂的排泄。依他尼酸降低了葡萄糖耐受量,从而可能需要加服降糖药物。

【配伍/给药】 依他尼酸用 5% 葡萄糖溶液或生理盐水配置成 1 mg/ml 溶液,室温下 24h 稳定,20～30min 缓慢注射。依他尼酸对皮肤有刺激性,因此不可肌内注射或皮下注射。

第二节 噻嗪类利尿药

【适应证】 噻嗪类利尿药适用于轻、中度高血压,也适用于慢性心力衰竭、妊娠、支气管肺发育异常、肾病综合征或心脏手术引发的水肿的治疗。美托拉宗通常也和髓襻利尿药合用于治疗慢性心力衰竭继发性水肿。噻嗪类利尿药通常也和血管紧张素转化酶抑制药合用治疗高血压以抵消钾潴留的不良反应。

【药理作用】 噻嗪类利尿药(如氯噻嗪和氢氯噻嗪)主要作用位点在远曲小管,次要作用位点在近曲小管。在这些部位噻嗪类利尿药通过抑制 Na^+/Cl^- 协同转运载体,抑制钠的重吸收,从而增加钠离子、钾离子、镁离子、碳酸氢盐、磷酸盐、钙离子及水的排泄。

同样的,噻嗪利尿药类似药物(如美托拉宗)主要作用位点在远曲小管,次要作用位点在近曲小管。美托拉宗在这些部位抑制钠的重吸收,导致钠离子、钾离子、氢离子和水排泄增加。

【监测指标】 血清电解质、肾功能(BUN 和 Cr)、血糖、三酰甘油、尿酸、血压和液体出入量。

【禁忌证】 无尿,对噻嗪类利尿药或磺胺类药物过敏,肝昏迷。

【药物毒性】 噻嗪类利尿药及噻嗪利尿药类似药物过量会引起嗜

睡、眩晕、倦怠、肌肉无力、心律失常、痉挛和昏迷,一旦出现上述症状须立即停药并进行对症治疗。

一、氯噻嗪

【药效学/药动学】　氯噻嗪口服 2h 后起效,作用持续 6～12h。静脉注射后药物作用持续约 2h。口服药物吸收率只有 10%～20%,蛋白结合率在 20%～80%。氯噻嗪不能被机体代谢,半衰期为 1～3h。静脉注射后在 3～6h 几乎所有药物以原型经尿液排出,口服后在 24h 内 35%～60% 的药物排出体外。

【用法用量】　注意:婴儿和儿童的氯噻嗪静脉给药剂量尚未明确。下述婴儿和儿童氯噻嗪给药剂量仅基于少数报道。氯噻嗪口服吸收率为 10%～20%,依据口服推荐剂量进而推算低剂量静脉给药用量。

1.新生儿和 6 个月以内婴儿

(1)口服:每日 20mg/kg,分 2 次给药;最大日剂量为 375mg。

(2)静脉注射:每日 2～8mg/kg 分 2 次给药;最大日剂量为 20mg/kg。

2.6 个月以上婴儿及儿童

(1)口服:每日 20mg/kg,分 2 次给药;最大日剂量为 1g。

(2)静脉注射:每 6～24h 给予 5mg/kg;最大日剂量为 20mg/kg。

3.成年人

(1)高血压:口服,125～500mg,每日 1 次。

(2)水肿:口服,每日 500mg 至 2g,分 1～2 次给药;静脉注射,每日 100～500mg,分 1～2 次给药。

【注意事项/不良反应】　警告:本品禁止肌内注射或皮下注射。

慎用于严重肾病、肝功能减退、高三酰甘油或高胆固醇患者。

不良反应包括:低血压,皮疹,低钾血症,低氯性代谢性碱中毒,高血糖,高脂血症,高尿酸血症,肾前性氮质血症,血小板减少,胆汁淤积,光敏性疾病,心律失常,恶心,呕吐,腹泻,胰腺炎,发热。罕见引起血液恶病质。药物妊娠毒性分级:C。

【药物相互作用】　非甾体消炎药可降低氯噻嗪的抗高血压作用。合用类固醇激素、髓襻利尿药和两性霉素 B 会加重机体钾丢失。氯噻嗪能够降低锂盐的清除,增加二氮嗪的高血糖反应,增加别嘌醇的过敏反应,增加环孢素肾毒性。

【配伍/给药】 氯噻嗪不可肌内注射或皮下注射;静脉给药时避免药液外渗;静脉注射给药时间至少 3~5min,静脉滴注给药以 5% 葡萄糖溶液或 0.9% 生理盐水为溶媒,浓度不高于 25mg/ml,给药时间不低于 30min;配制完成的注射用药物溶液在室温下可保持稳定 24h。

二、氢氯噻嗪

【药效学/药动学】 氢氯噻嗪口服后 2h 内起效,药物作用持续 6~12h。口服给药胃肠道吸收率为 60%~80%。半衰期为 5~15h,几乎所有药物以原型经肾排出。

【用法用量】

1.新生儿和 6 个月以内婴儿 口服,每日 2~4mg/kg,分 1~2 次给药;最大日剂量为 37.5mg。

2.6 个月以上婴儿和儿童 口服,每日 2mg/kg,分 1~2 次给药;最大日剂量为 200mg。

3.成年人 口服,每日 12.5~100mg,分 1~2 次给药;最大日剂量为 200mg。注意,与其他降压药联用时,应减少氢氯噻嗪每日的给药剂量。

【注意事项/不良反应】 慎用于严重肾病、肝功能减退、糖尿病、系统性红斑狼疮和痛风患者。

不良反应包括嗜睡、感觉异常、低钾血症、低钠血症、低氯性代谢性碱中毒、高血糖、恶心、呕吐、食欲缺乏、胰腺炎、胆汁淤积、低血压、粒细胞缺乏症、血小板减少症、白细胞减少、肾前性氮质血症、多尿及高光敏性。药物妊娠毒性分级:B。

【药物相互作用】 非甾体消炎药可降低氢氯噻嗪的抗高血压作用。氢氯噻嗪增加类固醇类药物、两性霉素 B 引起的机体钾丢失,增强对别嘌醇的过敏反应;增加二氮嗪的高血糖反应,降低抗糖尿病药物的疗效,降低锂盐的清除,增强 ACEI 类药物的低血压不良反应,增加环孢素的肾毒性。

三、美托拉宗

【药效学/药动学】 美托拉宗给药后约 1h 起效,药物作用持续 12~

24h。口服吸收率与所用制剂有关,蛋白结合率为 95%。药物半衰期为 6~20h,70%~95%的药物以原型经尿液排出。

【用法用量】　美托拉宗仅能够口服/肠内给药。

1.儿童　每日 0.2~0.4mg/kg,每 12~24h 给药 1 次。

2.成年人　水肿,每次 5~20mg,24h 给药 1 次;高血压,每次 2.5~5mg,24h 给药 1 次。

【注意事项/不良反应】　慎用于严重肾病、肝功能减退、糖尿病、系统性红斑狼疮、痛风及高三酰甘油或高胆固醇患者。

常见不良反应包括心悸、胸痛、低血压、头痛、嗜睡、皮疹、胃肠道刺激症状。低血钾、低血钠、低氯性代谢性碱中毒,高血糖,血小板减少、白细胞减少、再生障碍性贫血、高尿酸血症等不良反应也有报道。偶有患者发生光过敏、冷过敏及腹胀。药物妊娠毒性分级:B。

【药物相互作用】　非甾体消炎药能够降低其抗高血压作用。加重类固醇类药物、两性霉素 B 的血钾丢失情况,增加对别嘌醇的过敏反应;引起低血钾和低血镁,从而增加地高辛毒性反应的发生率。

第三节　保钾利尿药

【适应证】　保钾利尿药常用于减轻髓襻类和噻嗪类利尿药治疗水肿所伴随的钾丢失。已有研究证实在动物模型中,螺内酯能够提高充血性心力衰竭(CHF)的治疗成功率,现该药已被广泛应用于临床。此外螺内酯还用于治疗新生儿慢性肺病。保钾利尿药还常用于治疗肝硬化、肾病综合征、高血压、低血钾及原发性醛固酮增多症伴随的水肿。

【药理作用】　保钾利尿药竞争性抑制远曲小管和集合管上醛固酮敏感的 Na^+ 通道,从而抑制钠的重吸收。保钾利尿药能够促进钠离子,氯离子,水分外排;抑制钾离子和氢离子的排出。同时醛固酮对动脉平滑肌上的作用也会受到抑制。

【毒理】　药物过量引起的毒性症状包括恶心、呕吐、腹泻、脱水和电解质紊乱(如高钾血症)。药物严重过量会引起意识状态改变,心动过速,急性肾损伤,高钾血症继发引起的心律失常。轻微药物中毒可以通过口服补液治疗,同时监测血钾浓度。严重过量并引起血钾异常者需要静脉输注氯化钙、碳酸氢钠、胰岛素、葡萄糖和聚苯乙烯钠。必要时需进行血液透析。

【监测指标】　血钾浓度,血压,肾功能(BUN 和 Cr),液体出入量。

【禁忌证】　无尿,高钾血症,糖尿病肾病,肾衰竭。

【药物相互作用】　当与钾补充剂,保钾利尿药,ACEI 类,血管紧张素受体抑制药,精氨酸,他克莫司,甲磺胺嘧或环孢素联用时,保钾利尿药能够升高血钾浓度。阿米洛利能够减少机体对地高辛和锂盐的消除。非甾体消炎药能够降低阿米洛利疗效。螺内酯可能降低地高辛的消除,降低机体对去甲肾上腺素的敏感性,降低口服抗凝血药作用。

一、螺内酯

【药理作用】　螺内酯是一种保钾利尿药,通过竞争肾远曲小管的醛固酮受体发挥药理作用。该药物能够增加钠离子,氯离子和水分的排出,抑制钾离子和氢离子的外排。同时醛固酮对动脉平滑肌上的作用也会受到抑制。

【药动学】　螺内酯口服吸收良好,生物利用度约为 90%。蛋白结合率高于 90%,经肝代谢成多种代谢物(包括活性剂坎利酮)。螺内酯半衰期为 1.4h,代谢物坎利酮半衰期为 13~24h,给药后螺内酯药效持续 2~3d。

【用法用量】　螺内酯仅能够口服/肠内给药。

1.新生儿　用于利尿:每日 1~3mg/kg,分 1~2 次给药。

2.儿童　利尿,高血压:每日 1.5~3.5 mg/kg 或者 60 mg/m^2,分 1~4 次给药。

3.成年人　水肿,低血钾:每日 25~200mg,分 1~2 次给药。高血压:每日 25~50mg,分 1~2 次给药。

【注意事项/不良反应】　警告:与 ACE(血管紧张素转化酶)抑制药、补钾药物、非甾体消炎药(NSAIDs)合用时可能会导致严重高血钾;应严密监测血钾水平和肾功能。

肾功能减退、低钠血症、脱水及肝功能减退的患者都应谨慎使用本品。

螺内酯的不良反应包括高血钾、脱水、低钠血症、高氯血症、代谢性碱中毒、头痛、发热、腹泻、呕吐、恶心、昏睡、皮疹、厌食、男性乳房发育、月经紊乱、粒细胞缺乏、咳嗽和肾功能减退。药物妊娠毒性分级:C。

二、阿米洛利

【药理作用】　阿米洛利抑制远曲小管,皮质集合管和集合管的钠-钾离子交换。与螺内酯不同,这一作用不依赖于醛固酮,而是通过抑制细胞钠离子转运机制和抑制氢离子分泌而实现。

【药动学】　阿米洛利 2h 起效,3～4h 达峰。口服生物利用度为15%～25%。肾功能正常者半衰期为 6～9h,严重肾功能不全者半衰期升至 144h。阿米洛利通过尿和粪便消除,不通过肝代谢。

【用法用量】　阿米洛利只用于口服/肠内给药。

1.6～20 kg 的儿童　每日 0.625 mg/kg(最大日剂量为 10mg)。

2.超过 20 kg 的儿童和成年人　每日 5～10mg(最大日剂量为20mg)。

3.肾功能受损患者　内生肌酐清除率 10～15ml/min 的患者剂量减少 50%,内生肌酐清除率低于 10ml/min 的患者避免使用。

【注意事项/不良反应】　警告:与补钾药物和其他保钾利尿药合用时需谨慎;肾功能不全、低钠血症、脱水、电解质失衡、糖尿病和肝功能减退患者均应减少剂量。阿米洛利的不良反应包括低血压、心律失常、高血钾、低钠血症、脱水、高氯性代谢性酸中毒、恶心、呕吐、腹泻、胃肠道出血、肝功能异常、肌无力、感觉异常、中性粒细胞减少、再生障碍性贫血、头痛、头晕、意识混乱、失眠、皮疹、膀胱痉挛。药物妊娠毒性分级:B。

第四节　碳酸酐酶抑制药

乙酰唑胺

乙酰唑胺在儿童心血管科主要的适应证是治疗继发性代谢性碱中毒,但它同时也是一种弱利尿药。它可用于降低青光眼的眼内压和治疗神经性疾病包括脑积水、癫痫与高原反应。

【药理作用】　作为一种利尿药,乙酰唑胺可逆性竞争性抑制碳酸酐酶,从而促进肾脏钠、钾、碳酸氢钠和水的排出增加。而碳酸氢盐的分泌水平对治疗代谢性碱中毒至关重要。乙酰唑胺也抑制中枢神经系统的碳酸酐酶的活性,从而减少中枢神经系统神经元的放电。

【药动学】 乙酰唑胺静脉注射后 2min 起效,片剂吞服后 1～2h 起效,缓释胶囊给药后 2h 起效。静脉给药药效持续 4～5h,普通片剂给药药效持续 8～12h,缓释胶囊给药药效持续 18～24h。乙酰唑胺的吸收为剂量依赖型,主要分布于红细胞和肾,半衰期范围为 2.4～5.8h。静脉或片剂给药时 70%～100% 以药物原型于 1d 内在尿中排泄。

【用法用量】

1.儿童 水肿,5 mg/kg 或者 150 mg/m², 每日 1 次,口服或静脉给药;继发性代谢性碱中毒,3～5 mg/kg,每 6h 1 次,重复 4 次,口服或静脉给药。

2.成年人 水肿,250～375mg,每日 1 次,口服或静脉给药;碱化尿液,每次 5 mg/kg,24h 内重复 2～3 次。

3.肾功能受损患者 内生肌酐清除率 10～15ml/min:每 12h 给药;内生肌酐清除率低于 10ml/min:避免使用。

【监测指标】 全血细胞计数(CBC)、血小板、血清电解质。有症状的患者还需监测肝酶及阿司匹林/对乙酰氨基酚水平。

【禁忌证】 磺胺过敏,高氯血症酸中毒,严重肾疾病,肝功能不全,血清中低钠或低钾。

【注意事项/不良反应】 警告:磺胺类药物可引发中毒性表皮坏死溶解症、Stevens-Johnson综合征、肝坏死、再生障碍性贫血和其他血液病而导致死亡。应在皮疹或其他不良反应出现的第一时间停药。慢性阻塞性肺病、呼吸性酸中毒、痛风和糖尿病患者应谨慎使用,肾功能不全患者减量使用。常见不良反应包括感觉异常、肾结石、代谢性酸中毒、骨髓抑制和皮疹。其他更罕见的不良反应包括味觉异常、共济失调、胃炎、胆汁淤积性肝炎、肾衰竭。乙酰唑胺是碱性的,可能会产生外渗性损伤。药物妊娠毒性分级:C。

【毒理】 乙酰唑胺超量症状包括意识混乱、困倦、恶心、呕吐、心动过速、呼吸急促和电解质异常。严重中毒会导致昏睡和严重代谢性酸中毒。

【药物相互作用】 乙酰唑胺会增加其他药物的排泄而导致毒性反应,如索他洛尔、三氧化二砷、氟哌利多、普鲁卡因胺、氟卡尼、奎尼丁、环孢素、地高辛、高剂量阿司匹林、对乙酰氨基酚、安非他命和三环类抗抑郁药。如果可能,应监测血药浓度水平。对于服用苯妥英钠和苯巴比妥的患者,乙酰唑胺可能会增加患软骨病的概率。由于会增加肾结石和感觉异常的概率,因此不推荐和托吡酯联用。乙酰唑胺可能会增加或减少锂的排泄。

【配伍/给药】　100mg/ml 的本品溶液可稳定地冷藏保存 1 周。进一步用 5%葡萄糖注射液或生理盐水稀释可用于静脉输液,室温下可保存 5d,冷藏可保存 44d。

第五节　渗透性利尿药

甘露醇

甘露醇偶尔用于急性肾衰竭少尿时的利尿。甘露醇也用于脑水肿引起的颅内压升高及增加尿中毒性物质的排泄。

【药理作用】　甘露醇是渗透性利尿药,可增加肾小球滤过压,减少肾小管对水和电解质的重吸收,从而增加尿量。

【药动学】　甘露醇注射后 1~3h 起效并持续 3~8h。除非高剂量或酸中毒的情况下,甘露醇一般只存在于细胞外。甘露醇的半衰期为 1.1~1.6h,主要通过肾小球滤过消除。

【用法用量】

1.儿童

(1)试验量(评估肾功能):200mg/kg(最大剂量 12.5mg)在 3~5min 静脉注射,之后的 1~3h 维持至少 1ml/(kg·h)的尿量。

(2)起始:0.5~1g/kg 配成 20%的溶液在 20min 内静脉注射。

(3)维持:每 4~6h 给药 0.25~0.5g/kg。

2.成年人

(1)试验量:12.5g(200mg/kg)在 3~5min 静脉注射,之后的 2~3h 维持至少 30~50ml/h 的尿量。

(2)起始:0.5~1g/kg(50~100g)。

(3)维持:每 4~6h 给药 0.25~0.5g/kg。

【监测指标】　血清电解质,肾功能(血尿素氮和血肌酐),液体出入量,血渗透压和尿渗透压(颅内压升高时维持血渗透压在 310~320mOsm/kg)。

【禁忌证】 严重肺水肿或阻塞,严重肾病,给药后进行性少尿,脱水及急性颅内出血。

【注意事项/不良反应】 只有在采用试验量测定后确定肾功能及尿量都好的,并在心血管状态评估可耐受的情况下,才能给予甘露醇。高剂量的甘露醇可能会导致肾功能异常。特别注意:正在服用其他肾毒性药物、严重脱水、败血症及患有肾病的患者应谨慎使用。为了减少肾不良反应,应保持血渗透压在 320mOsm/L 以下。甘露醇的不良反应包括循环负荷过重、充血性心力衰竭、头痛、抽搐、体液电解质失衡、脱水、血容量减少、血浆高渗、低钠血症或高钠血症、渗透压间隙增加、视物模糊和肺水肿。药物妊娠毒性分级:C。

【毒理】 甘露醇超量症状包括急性肾衰竭、低血压、肺水肿、心血管崩溃、多尿症、少尿、痉挛、低钠血症和低血钾。必须补充液体和电解质。血液透析会清除甘露醇和降低渗透压。

【药物相互作用】 甘露醇增加锂的毒性。使用甘露醇可能会加强其他药物的作用导致电解质异常。

【配伍/给药】 甘露醇治疗时,不宜同时输血。给药前应观察是否有晶体析出。使用带滤过器的给药装置。避免外渗。

参考文献

[1] Pedersen KR, Hjortdal VE, Christensen S, et al. Clinical outcome in children with acute renal failure treated with peritoneal dialysis after surgery for congenital heart disease.Kidney Int Suppl,2008,108:81-86.

[2] Sutherland SM,Zappitelli M,Alexander SR,et al.Fluid overload and mortality in children receiving continuous renal replacement therapy:the prospective pediatric continuous renal replacement therapy registry.Am J Kidney Dis,2010,55(2):316-325.

[3] Jentzer JC,Dewald TA,Hernandez AF.Combination of loop diuretics with thiazide-type diuretics in heart failure.J Am Coll Cardiol,2010,56(19):1527-1534.

[4] Luciani GB,Nichani S,Chang AC,et al.Continuous versus intermittent furosemide infusion in critically ill infants after open heart operations. Ann Thorac Surg,1997,64(4):1133-1139.

[5] Singh NC,Kissoon N,Almofada S,et al.Comparison of continuous versus

intermittent furosemide administration in postoperative pediatric cardiac patients.Crit Care Med,1992,20(1):17-21.

[6]　Schwartz J,Bloch R,Imbs JL,et al.Diuretics.Pathol Biol(Paris),1986,34 (7):861-885.

[7]　Buck ML.Pharmacokinetic changes during extracorporeal membrane oxygenation-implications for drug therapy of neonates.Clin Pharmacokinet, 2003,42(5):403-417.

[8]　Sica DA.Metolazone and its role in edema management.Congest Heart Fail,2003,9(2):100-105.

[9]　Brilla CG,Schencking M,Scheer C,et al.Spironolactone:renaissance of anti-aldosterone therapy in heart failure? Praxis(Bern 1994),1997,86(14): 566-574.

[10] Poca MA,Sahuquillo J.Short-term medical mangement of hydrocephalus. Expert Opin Pharmacother,2005,6(9):1525-1538.

β 受体阻滞药

第一节 概 述

β 受体阻滞药是治疗成年人慢性充血性心力衰竭（CHF）基本药物。几项随机对照研究已显示 β 受体阻滞药能降低发病率和死亡率。但是，在考虑使用 β 受体阻滞药时，应注意儿童和成年人心力衰竭患者的区别。成年人心力衰竭常由左心室（LV）收缩功能障碍引起，而左心室收缩功能障碍多由缺血损伤、高血压、老龄等造成的。儿童心力衰竭是因原发性心脏收缩功能障碍所致，先天性结构缺陷是造成后者的最常见原因。出生时患有单心室缺陷的患儿，特别是仅有一个右心室的患儿，今后似乎特别容易出现心室功能障碍。尽管心力衰竭病因不同，但大量证据表明，婴儿和儿童的神经激素轴的变化与成年人类似。

虽然 β 受体阻滞药改善心力衰竭的确切机制还不明确，但可能与以下机制有关：①上调 β_1 肾上腺素受体和改善信号传导。晚期心力衰竭时，β_1 肾上腺素受体下调，导致收缩力下降、心室扩张和细胞凋亡。②保护心肌细胞免受儿茶酚胺的毒性作用。严重心力衰竭时，循环系统中高浓度的儿茶酚胺对心肌有毒性作用。③抗心律失常作用。β 受体阻滞药抑制心室异位起搏。④心动过缓。心动过缓可以改善冠状动脉血流量，降低心肌需氧量。⑤抑制肾素血管紧张素。在开始血管紧张素转化酶（ACE）抑制药治疗之前，使用美托洛尔进行 β 受体阻滞，可降低循环中肾素和血管紧张素 Ⅱ 的水平，从而加强对肾素-血管紧张素系统的抑制。

β 受体阻滞药起效是一个缓慢的过程，在此期间有可能暂时导致心力衰竭加重，需要仔细监测。所有 β 受体阻滞药的使用原则如下。

1.从低剂量开始并缓慢增加给药剂量。如果出现不良反应，减少剂量或更缓慢地增加剂量。

2.如果患者血流动力学不稳定，不应给予 β 受体阻滞药治疗，如果可能,当患者处于心功能Ⅳ级或严重的Ⅲ级时(纽约心脏学会,NYHA),不应开始β受体阻滞药治疗。

3.只在 ACE 抑制药、利尿药和地高辛(可能)治疗后,才能再添加β受体阻滞药。

4.只使用已在心力衰竭中研究过的β受体阻滞药,如卡维地洛、美托洛尔和比索洛尔。早期的一些β受体阻滞药,如普萘洛尔、阿替洛尔,没有在心力衰竭中得到广泛研究,其疗效尚不明确。

5.给某一特定患者持续静脉使用艾司洛尔,可作为评价β受体阻滞药的耐受性和疗效的一种方法。β受体阻滞药易于调整剂量和半衰期极短的优点,对于耐受性差的患者可能有益。

第二节　美托洛尔

【适应证】　美托洛尔对成年人急性心肌梗死后的保护作用及在症状稳定的、心功能Ⅱ级和Ⅲ级心力衰竭患者中的效果得到了最广泛的研究。在儿科患者中,3项研究显示,美托洛尔可改善心室功能并降低利钠肽和去甲肾上腺素的水平。

【药理作用】　美托洛尔是第二代心脏选择性 β_1 肾上腺素能受体阻滞药。它不具有内在的拟交感活性,且膜稳定作用弱。其对 β_1/β_2 受体选择比约为 75/1。高剂量(成年人每日＞100mg)时对 β_2 受体表现出更强的抑制效应。β_1 受体阻滞药可引起不明原因的血压下降,可能的机制包括阻断心脏交感神经兴奋反射,从而导致心排血量下降和(或)后期外周血管阻力降低。

【剂量】　心力衰竭。

1.新生儿/婴儿　尚无数据。

2.儿童/青少年　仅有有限的儿科剂量信息。初始口服剂量按 0.2～0.4mg/(kg・d),每日分两次给药;8～12周逐渐增加至目标剂量 0.5～2.3 mg/(kg・d),每日分 2 次给药。

3.成年人　口服,初始口服剂量为 12.5～25 mg/d,8～12 周调整至目标剂量 200 mg/d(缓释的美托洛尔)。

肾衰竭患者用药量:对肾衰竭患者无须调整美托洛尔剂量。

肝功能不全:由于美托洛尔主要在肝代谢,肝功能不全患者可能需要剂量调整。然而,尚缺乏对肝功能不全患者的研究。

【药动学】

1.起效　速释的美托洛尔 15min 即可发挥降压作用,并在 1h 内达到完全 β 受体阻滞作用。

2.作用持续时间　单次口服速释的美托洛尔后,β 阻滞作用维持3~6h,高剂量时维持时间更长。

3.吸收　口服给药几乎完全吸收。

4.生物利用度　由于明显的首关效应,生物利用度为 50%~70%。

5.半衰期　新生儿 5~10h,成年人 3~7h。但是,持续用药会使肝将美托洛尔从循环中清除的过程达到饱和,因此药物效应半衰期明显延长。

6.代谢　由于异喹胍遗传多态性的存在,肝代谢美托洛尔有明显的个体差异。快代谢(强羟基化)者可能需要每日多次给药,而慢代谢者可能只需每日 1 次给药。

【监测指标】　口服给药时要监测心率和血压。静脉给药时要监测心电图和血压。

【注意事项/警告】　美托洛尔可加重充血性心力衰竭。对气道反应性疾病患者要小心使用。对糖尿病、低血糖、肾衰竭患者慎用。中断美托洛尔治疗时要慎重,避免出现戒断症状。

【药物相互作用】　在理论上,与胺碘酮合用有引起低血压、心动过缓和心搏骤停的风险。与二氢吡啶类钙通道阻滞药(如硝苯地平、氨氯地平、非洛地平、尼卡地平)合用可能导致严重低血压或心功能受损。这些影响在左心室功能受损、心律失常或主动脉瓣狭窄的患者中最常见。与西咪替丁合用可能引起心动过缓或低血压。环丙沙星可能增加美托洛尔血药浓度,需调整美托洛尔剂量。突然停用与 β 受体阻滞药合用的可乐定时,由于失去对 α 受体兴奋的拮抗,可能加重反弹性高血压。双氯芬酸和非甾体消炎药(NSAIDs)可能抵消 β 受体阻滞药的抗高血压作用。β 受体阻滞药和地高辛合用时,可能引起房室阻滞和地高辛中毒。与地尔硫䓬合用可能引起低血压、心动过缓和房室传导阻滞。与苯海拉明合用可抑制美托洛尔经细胞色素 P450 的代谢,增加美托洛尔的毒性(心动过缓、疲乏、支气管痉挛)。与肼屈嗪合用时,通过增加美托洛尔的生物利用度而增加美托洛尔的毒性。胰岛素可能引起低血糖、高血糖、高血压。帕罗西汀可能通过抑制细胞色素 P450,增加美托洛尔发生不良反应(气短、心动过缓、低血压、急性心力衰竭)的风险。苯巴比妥降低美托洛尔疗效。与 α 受体阻滞药酚苄明合用可加重患者的首剂低血压反应。普罗帕酮可通过抑制美托洛尔代谢而增加美托洛尔毒性。奎尼丁可通过抑制美托洛尔代谢或清除导致心动过缓、疲乏和呼吸急促。利福平可能增强美托洛尔代谢而降低美托洛尔药效。与维拉帕米合用可导致低血压和心动过缓。

【不良反应】　美托洛尔通常耐受性良好,几乎没有不良反应。发生过的不良反应如下。

1.中枢神经系统　嗜睡,失眠,梦魇,意识不清,抑郁。

2.心脏　心动过缓,房室传导阻滞加重,低血压,胸痛,外周水肿,充血性心力衰竭,末梢循环不良,雷诺现象。

3.肺　支气管痉挛。

4.胃肠道　恶心,腹痛,便秘或腹泻。

5.皮肤　皮疹,瘙痒,银屑病加重。

【毒理】　药物过量可能出现心脏停搏,AV 传导阻滞,心动过缓,低血压,发绀,CHF,反射亢进,失眠,夜惊,意识混乱,呼吸停止,痉挛,气喘,代谢性酸中毒。如果药物过量或怀疑药物中毒可以采取如下综合措施。

1.清除药物　服药后 1h 内进行洗胃。心动过缓/低血压:心动过缓应使用阿托品。如无效,可持续注射异丙基肾上腺素。可能需要临时性经静脉起搏。此外,注入大剂量多巴酚丁胺可拮抗 β 受体阻滞药。对低血压者可使用静脉内液复苏和升压药(例如肾上腺素、多巴胺和多巴酚丁胺)。当需要静脉注射时,可将静脉注射大剂量胰高血糖素 50～150mg/kg(时间超过 1min,成人通常约为 10mg)并继以 1～5mg/h(在 5%葡萄糖溶液中)持续静脉注射作为一线治疗药物。胰高血糖素通过旁路,绕过已被阻断的 β 受体促进单环磷酸腺苷(AMP)的形成。注射磷酸二酯酶抑制药,如米力农或氨力农,也能促进单环磷腺苷的积累。

2.支气管痉挛　应服用 β_2 受体激动药和(或)茶碱衍生物。

第三节　卡维地洛

【适应证】　卡维地洛是一种非选择性 β 受体阻滞药,同时具有通过 α 受体介导的扩张血管作用和抗氧化作用。在充血性心力衰竭和梗死后 LV 功能不全的成年人中,卡维地洛已被作为又一种标准治疗药物(地高辛、利尿药和 ACEI)进行了研究。研究已显示,卡维地洛可以降低死亡和住院风险,提高纽约心脏协会(NYHA)规定的心脏功能等级,并延缓轻度充血性心力衰竭患者的临床进展。在小儿心肌病患者中,卡维地洛能够改善临床症状并提高心室功能。

【药理作用】　卡维地洛是一种不具有内在拟交感活性的非选择性 β 受体和 α$_1$ 受体拮抗药。通常以外消旋混合物形式存在;S(−)异构体具有非选择性 β 受体阻滞活性,且 R(+)异构体和 S(−)异构体都具有同等的 α 肾上腺素阻滞活性。在充血性心力衰竭中,β 受体和 α$_1$ 受体的阻滞可以降低系统血压和肺毛细血管楔压,降低肺动脉压,降低心率,减小系统血管阻力,增加心搏指数和左心室射血分数。另外,卡维地洛已显示出抑制氧自由基和抗平滑肌细胞增殖的作用。

【用法用量】　心力衰竭用法用量如下。

1.新生儿　尚无数据。

2.婴儿/儿童　初始剂量,每次 0.03～0.08mg/kg,口服,每日 2 次,最大初始剂量为 3.125mg,每日 2 次。维持剂量,若能耐受,每 2～3 周增加剂量(通常加倍)。平均维持剂量为每次 0.3～0.95mg/kg,口服,每日 2 次,疗程约 12 周,最大剂量 25mg,每日 2 次。注意:由于卡维地洛在儿科患者体内清除率高,因此 < 3.5 周岁的儿童可以每日 3 次,或者提高千克体重的目标剂量。

3.成年人　初始剂量,3.125mg,口服,每日 2 次,疗程 2 周。维持剂量,若能耐受,每 2～3 周增加剂量(通常加倍)。体重 < 85kg 的患者,最大剂量为 25mg,每日 2 次。体重 > 85kg,最大剂量为 50mg,每日 2 次。严重心力衰竭的患者 25mg,每日 2 次。

肾损伤患者的剂量调整:不推荐使用本品。注意,与肾功能正常者相比,中度到重度肾功能障碍患者的平均血药浓度-时间曲线下面积(AUCs)高 40%～50%,而他们 AUC 的范围相似。

　　肝损害的剂量调整：由于卡维地洛在肝中大量代谢，因此对于肝功能障碍患者建议减少用药剂量。有研究建议在肝硬化患者中，卡维地洛的首次剂量约为正常剂量的 20%。厂商则建议卡维地洛不应在严重肝衰竭患者中使用。注意，单次给药后，肝硬化患者的卡维地洛血清浓度是肝功能正常患者的 4～7 倍。

【药动学】

　　1.起效　卡维地洛对 α 受体的阻滞作用在 30min 内起效，对 β 受体的阻滞作用在 1h 内起效。

　　2.吸收　快速，广泛，但有明显的首关效应。

　　3.生物利用度　25%～35%。首关效应具有立体选择性，R(＋)异构体的血浆浓度是 S(－)异构体的 2～3 倍。在心力衰竭患者和(或)具有肝疾病的患者中，生物利用度会增加。

　　4.代谢　在肝中代谢，主要由细胞色素 P450 同工酶进行。主要通过芳环氧化和葡萄苷酸化被代谢，氧化代谢产物通过葡萄苷酸化和硫酸盐化作用相结合。药物代谢与遗传基因多样性有关，与快代谢型患者比较，CYP2D6 慢代谢型患者的 R(＋)异构体的血浆浓度升高 2～3 倍，S(－)异构体则增加 20%～25%。

　　5.半衰期　取决于年龄，在 6 周至 3.5 周岁之间的婴幼儿为 2.2h，5.5～19 岁为 3.6h，成年人通常为 7～10h。

　　6.清除　不到 2% 的卡维地洛以原形由尿液排泄，其代谢产物经胆汁排至粪便中。

【监测指标】　监测心率、血压、体重、肾功能、肝功能、血糖、胆固醇和三酰甘油。

【禁忌证】　心源性休克、心动过缓或传导阻滞，失偿性充血性心力衰竭、哮喘、慢性阻塞性肺病、需要离子疗法的失代偿心力衰竭及严重肝损伤。

【注意事项/警告】　反应性气道疾病患者慎用。糖尿病、低血糖症、肾衰竭的患者慎用。为避免截断症状，停药需谨慎。

【药物相互作用】　理论上，与胺碘酮的相互作用可能造成低血压、心动过缓或心搏骤停的风险。与二氢吡啶类钙通道阻滞药联合使用(如硝苯地平、氨氯地平、非洛地平、尼卡地平)可能引起严重的低血压或心功能损害。这些影响在左心室功能受损、心律失常或主动脉瓣狭窄的患者中最为普遍。西咪替丁可能加重卡维地洛的不良反应(如头晕、失眠、胃肠道症状、直立性低血压)。突然停用与 β 受体阻滞药合用的可乐定时,由于失去对兴奋的拮抗,可能加重反弹性高血压。双氯芬酸和非甾体消炎药可导致卡维地洛的降压效果减弱。β 受体阻滞药与地高辛同时使用,可能出现房室传导阻滞和地高辛中毒。地尔硫䓬可能引起低血压、心动过缓和房室传导紊乱。由于苯海拉明抑制美托洛尔经细胞色素 P450 的代谢,因此,两者合用时可能会观察到卡维地洛中毒症状(心动过缓、疲劳、支气管痉挛)。胰岛素可能会引起低血糖、高血糖或高血压。首次服用 α 受体阻滞药酚苄明时可能发生较强的降压反应。与维拉帕米联合用药时可能导致低血压和心动过缓。

【不良反应】

1.心脏　房室传导阻滞、心动过缓、心悸、晕厥、外周性水肿、突然停止 β 受体阻滞药治疗后的反跳性或停药性高血压、直立性低血压。

2.中枢神经系统　眩晕。

3.内分泌/代谢性　高血糖、高三酰甘油血症和体重增加,轻度高钾血症。

4.血液系统　血红蛋白和血小板计数下降。

5.肝　可逆性的肝功能不全。

6.骨骼肌　肌痛、关节和背部疼痛、疲劳。

7.中枢神经系统　头痛、失眠、嗜睡。

8.泌尿生殖系统　微量白蛋白尿(高血压患者),勃起功能障碍。

9.呼吸系统　支气管痉挛、鼻炎、咽炎和呼吸困难。

对于某些心绞痛患者,突然停止 β 受体阻滞药治疗,可能显著增加心绞痛发生的严重程度和频率,并导致严重心血管问题(心肌梗死、心律失常、猝死)。β 受体阻滞药物的治疗应该逐渐减少剂量而不是突然停药。

【毒理】　药物过量可能出现心搏停止、AV 传导阻滞、心动过缓、低血压、发绀、CHF、反射亢进、失眠、夜惊、思维错乱、呼吸停止、痉挛、气喘或代谢性酸中毒。以下列出了疑似过量或者中毒时的基本治疗措施。

1.清除药物　洗胃应该在服药 1h 内进行。心动过缓和低血压:对于心动过缓应用阿托品。如果没有反应,应持续使用异丙基肾上腺素。可能需要临时经静脉起搏。此外,注入大剂量多巴酚丁胺可拮抗 β 受体阻滞药。对于低血压可使用静脉液体复苏和升压类药(例如肾上腺素、多巴胺和多巴酚丁胺)。当需要静脉注射时,可将静脉注射大剂量胰高糖素 $50\sim150\mu g/kg$ (时间超过 1min,成人通常约为 10mg)并继以 $1\sim5mg/h$(在 5% 葡萄糖溶液中)持续静脉注射作为一线治疗药物。胰高血糖素通过旁路,绕过已被阻断的 β 受体促进单环磷酸腺苷(AMP)的形成。注射磷酸二酯酶抑制药,如米力农或氨力农,也能促进单环磷腺苷的积累。

2.支气管痉挛　应服用 $β_2$ 受体激动药和(或)茶碱衍生物。

第四节　普萘洛尔

【适应证】　普萘洛尔是一种对心脏 $β_1$ 受体和 $β_2$ 受体具有相同作用的非心脏选择性 β 受体阻滞药,同时也是 Ⅱ 类抗心律失常药物。在 CHF 患者中,普萘洛尔已被证实能够降低死亡率,减少 LV 重量,提高 LV 射血分数,同时,除地高辛/利尿药之外,普萘洛尔也可改善先天性心脏病患儿的 CHF 症状。一项前瞻性开放儿科研究证实,对严重的充血性心力衰竭、先天性心脏病左右分流型婴儿,使用普萘洛尔可显著改善 Ross 心力衰竭评分,降低肾素-醛固酮水平,降低平均心率。普萘洛尔也可以用于治疗儿童法洛四联症的发绀发作。

【药理作用】　普萘洛尔作用于 $β_1$ 受体和 $β_2$ 受体来降低心率、心肌收缩力、血压和心肌需氧量。$β_1$ 受体阻滞药在交感神经高度兴奋时,如运动,可通过降低心率和降低心肌收缩力来发挥作用,同时也能降低心排血量。β 受体阻滞药作用于心脏传导组织,使房室传导减慢和自律性降低。$β_2$ 受体阻滞作用与普萘洛尔的许多不良反应相关,包括支气管痉挛、低血糖和外周血管收缩。

【用法用量】　心力衰竭的用法用量。

1.新生儿　数据有限。初始剂量,每剂 0.5 mg/kg,每日 2 次,口服;维持剂量,如果耐受,每 $2\sim4$ 周缓慢增加剂量,直至 $12\sim16$ 周时,达到最大耐受剂量 1mg/kg,每日 2 次,口服。

2.婴儿/儿童　初始计量,每剂 0.5mg/kg,每日 2 次,口服。维持剂量,如果耐受,每 $2\sim4$ 周剂量增加 1 次,直至 $12\sim16$ 周为止,缓慢增加至最大耐受剂量 1.5 mg/kg,每日 2 次,口服。

3.成年人　①心绞痛,初始治疗剂量 20～40 mg/d,分 2 次口服,最大可增至 160 mg/d;②心律失常,10～30 mg/d,分 3～4 次口服;③致死性心律失常,1～3 mg,在监护下缓慢静脉注射;④急性期后心肌梗死,初始 20 mg/d,口服,如无不良反应,增至 40 mg/d,分 3～4 次口服,最大剂量可增至 80 mg/d,分 3 次口服(20%患者);⑤肥厚性主动脉下狭窄,20～40 mg/d,分 3～4 次口服。

【药动学】　口服 1～2h 后、静脉注射 2min 后起效。

1.持续时间　口服后持续 6h,静脉注射后持续 3～6h。

2.吸收　几乎全部在胃肠道吸收。首关代谢效应显著。

3.生物利用度　30%～40%。

4.代谢　经肝代谢为有活性和无活性化合物。

5.半衰期　成年人和儿童为 4～6h,新生儿和婴儿半衰期延长。

6.清除　96%～99%的代谢产物由尿液排出。

【监测指标】　监测心率、血压和心电监护。

【禁忌证】　心源性休克、心动过缓或心脏传导阻滞、非代偿性充血性心力衰竭、哮喘、慢性阻塞性肺疾病。

【注意事项/警告】　普萘洛尔可能使充血性心力衰竭症状加剧。气道反应性疾病的患者应慎用。糖尿病、低血糖、肾衰竭患者应慎用。谨慎停药,避免普萘洛尔戒断症状。

【药物相互作用】　苯巴比妥、利福平、西咪替丁可使普萘洛尔清除率增加并降低其活性。含铝抗酸药会影响普萘洛尔的吸收。吩噻嗪类药物会增加降压药的效果。普萘洛尔可增加直接发挥作用的 α 受体和 β 受体激动药、$α_1$ 受体阻滞药和 $α_2$ 受体激动药的浓度。普萘洛尔还可以增强胰岛素、利多卡因、强心苷类、胆碱能药物的疗效。胺碘酮、钙通道阻滞药、双嘧达莫、丙吡胺、单胺氧化酶抑制药、磷酸二酯酶 5 抑制药、前列环素、奎尼丁均可增加普萘洛尔浓度。详情参考各药物的相互作用情况。

【不良反应】

1.心血管　低血压、心肌收缩力受损、充血性心力衰竭、心动过缓、AV 传导阻滞。

2.中枢神经系统　头晕、失眠、多梦、乏力、嗜睡、抑郁。

3.内分泌/代谢　低血糖、高血糖、高血钾。

4.胃肠道　恶心、呕吐、腹泻。

5.血液　粒细胞缺乏。

6.肺　支气管痉挛。

【毒理】　拟交感神经药可用于治疗心动过缓和低血压。症状包括低血压、心动过缓、支气管痉挛、充血性心力衰竭、心脏传导阻滞。过量服用可导致心搏停止、AV 传导阻滞、心动过缓、低血压、发绀、CHF、反射亢进、失眠、夜惊、意识混乱、呼吸停止、痉挛、气喘或代谢性酸中毒。以下列出了疑似过量或者中毒时的基本治疗措施。

1.清除药物　服药后 1h 内进行洗胃。心动过缓/低血压:心动过缓应使用阿托品。如无效,可持续注射异丙基肾上腺素。可能需要临时性经静脉起搏。此外,注入大剂量多巴酚丁胺可拮抗 β 受体阻滞药。对低血压者可使用静脉内液复苏和升压药(例如肾上腺素、多巴胺和多巴酚丁胺)。当需要静脉注射时,可将静脉注射大剂量胰高血糖素 50～150mcg/kg (时间超过 1min,成年人通常约为 10mg)并继以 1～5mg/h (在 5%葡萄糖溶液中)持续静脉注射作为一线治疗药物。胰高血糖素通过旁路,绕过已被阻断的 β 受体促进单环磷腺苷(AMP)的形成。注射磷酸二酯酶抑制药,如米力农或氨力农,也能促进单环磷腺苷的积累。

2.支气管痉挛　应服用 β_2 受体激动药和(或)茶碱衍生物。

第五节　艾司洛尔

【适应证】　艾司洛尔是一种用作 Ⅱ 类抗心律失常药物和抗高血压药物的 β 受体阻滞药。艾司洛尔常用于儿童心律失常或高血压的紧急处置;但是,很少有关于艾司洛尔的儿童药动学研究。

请参考第 9 章。

缩写:CHF.充血性心力衰竭;LV.左心室;NSAIDs.非甾体类消炎药;AV.房室;NYHA.纽约心脏协会。

参考文献

[1]　Ross RD,Daniels SR,Schwartz DC,et al.Plasma norepinephrine levels in infants and children with congestive heart failure.Am J Cardiol,1987,59 (8):911-914.

［2］ Saltissi S，Mushahwar S.The management of acute myocardial infarction.Postgrad Med J,1995,71(839):534-541.

［3］ Falkner B,Lowenthal D,Affrime MB.The pharmacodynamic effectiveness of metoprolol in adolescent hypertension.Pediatr Pharmacol(New York),1982,2(1):49-55.

［4］ Torp-Pederson C, Poole-Wilson PA, Swedberg K, et al. Effects of metoprolol and carvedilol on cause-specific mortality and morbidity in patients with chronic heart failure-COMET. Am Heart J, 2005, 149 (2): 370-376.

［5］ Stroe A,Gheorghiade M.Carvedilol: beta-blockade and beyond.Rev Cardiovasc Med,2005,5(Supp 1):18-27.

［6］ Bristow MR.β_1-adrenergic receptor blockade in chronic heart failure.Circulation,2000,101(5):558-569.

［7］ Bruns LA, Chrisant MK, Lamour JM, et al. Carvedilol as therapy in pediatric heart failure: an initial multicenter experience.J Pediatr,2001,138(4):505-511.

［8］ Rusconi P,Gomez-Marin O,Rossique-Gonzalez M,et al.Carvedilol in children with cardiomyopathy:3-year experience at a single institution.J Heart Lung Transplant,2004,23(7):832-838.

［9］ RESOLVD Investigators. Effects of Metoprolol CR in patients with ischemic and dilated cardiomyopathy.The randomized evaluation of strategies for left ventricular dysfunction pilot study.Circulation,2000,101(4):378-384.

［10］ Foerster SR,Canter CE.Pediatric heart failure therapy with beta-adrenoceptor therapy.Paediatr Drugs,2008,10(2):125-134.

［11］ MERIT-HF Study group.Effect of metoprolol CR/XL in chronic heart failure: Metoprolol CR/XL randomized trial in congestive heart failure(MERIT-HF).Lancet,1999,353(9169):2001-2007.

［12］ Shaddy RE,Olsen SL,Bristow MR,et al.Efficacy and safety of metoprolol in the treatment of doxorubicin-induced cardiomyopathy in pediatric patients.Am Heart J,1995,129(1):197-199.

［13］ Shaddy RE, Tani LY, Gidding SS, et al.Beta blocker treatment of dilated cardiomyopathy with congestive heart failure in children: a multi-institutional experience.J Heart Lung Transplant,1999,18(3):269-274.

[14] Ishikawa Y,Bach JR,Minami R.Cardioprotection for Duchenne's muscular dystrophy.Am Heart J,1999,137(5):895-902.

[15] Prakash A,Markham A.Metoprolol: a review of its use in chronic heart failure.Drugs,2000,60(3):647-678.

[16] Lennard MS,Silas JH,Freestone S,et al.Oxidation phenotype-a major determinant of metoprolol metabolism and response.N Engl J Med,1982,307 (25):1558-1560.

[17] Dargie HJ.Effects of carvedilol on outcome after myocardial infarction in patients with left ventricular dysfunction: the CAPRICORN randomized trial.Lancet,2001,357(9266):1385-1390.

[18] Blume ED,Canter CE,Spicer R,et al.Prospective single-arm protocol of carvedilol in children with ventricular dysfunction.Pediatr Cardiol,2006,27 (3):336-342.

[19] Moser M,Frishman W.Results of therapy with carvedilol,a beta-blocker vasodilator with antioxidant properties,in hypertensive patients.Am J Hypertens,1998,11(1 Pt 2):15-22.

[20] Laer S,Mir T,Behn F,et al.Carvedilol therapy in pediatric patients with congestive heart failure: a study investigating clinical and pharmacokinetic parameters.Am Heart J,2002,143(5):916-922.

[21] Neugebauer G,Gabor M,Reiff K.Pharmacokinetics and bioavailability of carvedilol in patients with liver cirrhosis.Drugs,1988,36(6)148-154.

[22] Morgan T.Clinical pharmacokinetics and pharmacodynamics of carvedilol. Clin Pharmacokinet,1994,26(5):335-346.

[23] Buchhorn R,Hulpke-Wette M,Hilgers R,et al.Bursch J Propranolol treatment of congestive heart failure in infants with congenital heart disease: the CHF-PRO-INFANT Trial Int.J Cardiol,2001,79(2-3):167-173.

[24] Shinebourne EA,Anderson RA.Fallot's tetralogy.In: Anderson RH,Baker HJ,Macathney FJ,et al. editors. Paediatric cardiology. 2nd ed, London: Churchill-Livingstone,2002:P1213-1250.

第8章

血管紧张素转化酶(ACE)抑制药和血管紧张素受体阻滞药

第一节 概　述

与成人心脏病患者一样,药物控制后负荷或全身血管阻力(vascular resistance,SVR),治疗儿科心脏病患者已经变得越来越重要。特别要指出的是,可能从降低后负荷治疗中获益的儿科心脏病患者的主体包括以下人群。

1.患有系统性高血压并具有正常心脏解剖结构和心肌功能的患者。

2.心脏解剖结构正常但心肌功能受损的患者,损伤来源于原发性(如家族性心肌病)或获得性(如继发于病毒性心肌炎的扩张型心肌病)心肌病。

3.已接受姑息(如改良的 Norwood 手术治疗左心发育不全综合征)或外科修补手术治疗的先天性心脏病(congenital heart disease,CHD)的患者,并发生心肌功能不全。

4.短期内已接受或即将接受心肌手术,特别是心肺旁路手术的CHD 患者。

血管扩张药可使血管壁中的平滑肌松弛,从而导致血管阻力下降和血流量增加。一些血管扩张药作用于动脉血管,另一些作用于静脉血管,还有一些药物作用于两种血管。根据主要作用位点或作用机制,可将血管扩张药分类,表 8-1 根据作用不同将上述药物进行了分类。

表 8-1　　根据作用机制分类血管扩张药

药物	作用机制
血管紧张素转化酶（ACE）抑制药	抑制血管紧张素转化酶
卡托普利	促进转换发生
依那普利	血管紧张素 Ⅰ 促进的血管收缩
赖诺普利	血管紧张素 Ⅱ
血管紧张素 Ⅱ 受体阻滞药	与血管紧张素 Ⅱ 竞争性结合受体
氯沙坦	

　　讨论的血管扩张药的种类如下：血管紧张素转化酶抑制药（angio-tensin-converting enzyme inhibitors，ACEI）、血管紧张素 Ⅱ 受体阻滞药、钙通道阻滞药、硝酸酯类和类硝酸酯类药物，肾上腺素能受体拮抗药、多巴胺能受体拮抗药、前列腺素和直接小动脉血管扩张药物肼屈嗪。

第二节　　血管紧张素转化酶抑制药

一、卡托普利

　　【适应证】　卡托普利主要用于治疗成人系统性高血压、充血性心力衰竭（congestive heart failure，CHF）和心肌梗死后稳定的左心室功能不全患者。在儿科患者中，卡托普利也用于治疗系统性高血压和 CHF；此外，还用于治疗单心室、房室瓣（atrioventricular valve，AVV）反流和主动脉瓣反流的 CHD 患者。

　　【药理作用】　卡托普利是 ACE 的竞争性抑制药，阻止血管紧张素 Ⅰ 转化为血管紧张素 Ⅱ。后者是一种强力的血管收缩药，降低其血液浓度可以减轻血管收缩。此外，还可使血浆肾素水平增加和醛固酮分泌减少。

　　【用法用量】

　　1.新生儿，早产儿　口服，初始或"试验"剂量为每次 0.01 mg/kg，口服/鼻饲，每 8～12 h 服用 1 次，根据反应调整剂量。

　　2.新生儿　口服，初始或"试验"剂量每次 0.01 mg/kg，口服/鼻饲，每 8～24 h 1 次。调整最大剂量至每次 0.5 mg/kg 并每 6～24 h 1 次。

3.婴幼儿/儿童　口服,初始或"试验"剂量每次 0.15～0.5mg/kg,口服/鼻饲,每 8～24 h 1 次。调整最大剂量至 6 mg/(kg•d),分 1～4 次服用。常规剂量为 2.5～6 mg/(kg•d)。对于儿童,初始剂量通常为每次 6.25～12.5mg/kg,口服/鼻饲,每 12～24 h 1 次。调整最大剂量至 6 mg/(kg•d),分 2～4 次服用。

4.成人　口服,初始剂量每次 12.5～25mg,口服/鼻饲,每 8～12 h 1 次。每 1～2 周每次增加 25 mg,调整最大剂量至 450 mg/d。常规剂量为 25～100mg/(kg•d),分 2 次服用。

注意:所有年龄组患者的剂量均应按患者的个体反应进行调整,应该选择能够获得反应的最低剂量。对于同时接受利尿药和去除水、钠治疗的患者,更适合较低剂量。肾功能损伤的患者剂量调整如下。

肌酐清除率 10～50 ml/(min•1.73 m²):原剂量的 75%。

肌酐清除率<10 ml/(min•1.73 m²):原剂量的 50%。

【药动学】

1.起效　通常在吸收后 15～60min 可观察到血压下降 60%～75%。

2.分布　7 L/kg。

3.最大效应　60～90min 发挥降压效果;充分起效可能在服药数周后。

4.半衰期　患有充血性心力衰竭的婴幼儿为 3.3 h(1.2～12.4 h);儿童为 1.5 h(1～2.3 h);正常成人(根据心脏、肾功能)1.9 h;患有充血性心力衰竭者,2.1 h 无尿者:20～40 h。

5.持续时间　与剂量相关蛋白。

6.蛋白结合率　25%～30%。

7.代谢　50%被代谢。

8.清除　到达血清峰值的时间 1～2h。

9.排泄　24h 内 95%经尿排出。

【监测指标】　血压、血尿素氮、肌酐,试纸检测尿蛋白、鉴别白细胞和血清钾。应该在服药后 1～3h 监测降血压效果。

【禁忌证】　对卡托普利(任何成分)或其他 ACE 抑制药过敏者。

【不良反应】

1.心血管　低血压、心动过速、胸痛和心绞痛在成人中分别已有报道。咳嗽、呼吸困难。据报道,儿科患者单纯性咳占 17％(7/42)。

2.中枢神经系统　头痛、头晕、乏力和失眠。

3.胃肠道　味觉丧失(与长期用药所致锌缺乏有关)。

4.肝　胆汁淤积性黄疸、暴发性肝坏死(少见但可以致命)。

5.肾　BUN 和血清肌酐升高、蛋白尿和少尿。

6.内分泌/代谢　高血钾。

7.血液　中性粒细胞减少症、粒细胞缺乏症和嗜酸性粒细胞增多症。肾功能损伤的患者发生中性粒细胞减少症的风险约增加 15 倍。

8.皮肤/末梢　皮疹、神经性水肿。

9.其他　发热、过敏反应。

【注意事项】　在肾损伤或全身动脉血流受阻(如主动脉缩窄、肾动脉狭窄)的患者应降低剂量。对于已知肾损害、低心排血量或低血容量(如合并使用利尿药)的患者,应密切监测肾功能。

【药物相互作用】　在同时接受补钾或保钾利尿药治疗的患者中,可能并发高血钾。在同时接受吲哚美辛(消炎痛)或 NSAID 治疗的患者中,卡托普利的抗高血压效果可能减弱。

【配伍/给药】　只用于口服或肠道内给药。餐前 1h 或餐后 2h 空腹服用。胃肠道中的食物可能减少药物的吸收。

【规格】

1.片剂　12.5mg、25mg、50mg 和 100 mg。

2.液体　在药房临时配制;常规浓度为 1 mg/ml。在配制好的水溶液中稳定性有限。

【通用名/商品名】　卡托普利/Capoten®。

二、依那普利和依那普利拉

【适应证】　依那普利(口服/肠道给药)最初用于治疗成人系统性高血压、CHF、无症状的左心室功能不全和激素抵抗型肾病综合征患者的蛋白尿。在儿科患者中,依那普利也用于治疗系统性高血压和 CHF;此外,它还用于拥有单一心室、AVV 反流和主动脉瓣反流的 CHD 患者。依那普利拉(静脉用药)用于住院期间治疗系统性高血压。

【药理作用】　依那普利/依那普利拉是 ACE 的竞争性抑制药;阻断血管紧张素Ⅰ转换成血管紧张素Ⅱ。血管紧张素Ⅱ是强力的血管收缩药,所以降低其血液浓度会导致血管收缩减弱。

【用法用量】

1.新生儿　口服,依那普利初始或"试验"剂量为每次 0.1 mg/kg,口服/鼻饲,每 24h 1 次。每 3～5 d 调整剂量和服药间隔(直至每 24h 1 次);静脉给药,依那普利拉初始或"试验"剂量为 5～10 mcg/kg。每 8～24 h 1 次并根据反应调整剂量。静脉输注超过 5min。

2.婴幼儿/儿童　口服,依那普利初始或"试验"剂量为每次 0.05～0.1 mg/kg,口服/鼻饲,每 12～24 h 1 次,2 周后调整最大剂量至 0.5 mg/(kg・d);静脉给药,依那普利拉,初始或"试验"剂量为每次 5～10 mcg /kg。每 8～24h 1 次并根据反应调整剂量。静脉输注超过 5min。

3.成年人　口服,依那普利初始或"试验"剂量为每次 2.5～5.0 mg,口服/鼻饲,每 12～24h 1 次,调整剂量时每次增加 2.5 mg。治疗高血压的常规剂量为 10～40 mg/d,分 2 次服下。最大剂量为 40 mg/d。

静脉给药,依那普利拉初始或"试验"剂量每次 0.625mg /kg。常规剂量为 0.625～1.25 mg/kg,每 6 h 静脉给药 1 次。大剂量为每 6 h 5 mg(20 mg/d)。

注意:所有年龄组患者均应按患者的个体反应进行剂量调整,应该选择能够获得反应的最低剂量。对于同时接受利尿药和去除水、钠治疗、肾损伤和严重 CHF 及全身动脉阻塞(如主动脉缩窄、肾动脉狭窄)适合较低剂量。其他关于新生儿的注意事项见本节【毒理】部分。

肾功能损伤的患者剂量调整如下:肌酐清除率 10～50 ml/(min・1.73 m^2),原剂量的 75%～100%;肌酐清除率<10 ml/(min・1.73 m^2),原剂量的 50%;没有关于肾小球滤过率<30 ml/(min・1.73 m^2)的新生儿和 16 岁以下儿童的数据,不推荐用于此类患者。

【药动学】

1.起效　口服,1 h 内;静脉注射,15 min 内。

2.吸收　口服,60 %以药物前体形式(依那普利)。

3.分布　最大效应,口服 4～8 h;静脉注射,1～4 h。

4.半衰期

(1)依那普利:10～19d 的患有 CHF 的新生儿($n=3$),10.3 h (4.2～13.4 h);患有 CHF 的婴幼儿/儿童(<6.5 岁):2.7 h (1.3～6.3

h)；成人，健康者 2 h；患有 CHF 者 3.4～5.8 h。

（2）依那普利拉：10～19 d 的患有 CHF 的新生儿（$n=3$），11.9 h（5.9～15.6 h）；患有 CHF 的婴幼儿/儿童（<6.5 岁），11.1 h（5.1～20.8 h）；6 周至 8 个月的婴幼儿，6～10 h；成人，35～38 h。

5.持续时间　口服，12～24 h；静脉注射，4～6 h（剂量依赖）。

6.蛋白结合　50%～60%。

7.代谢　依那普利是一种药物前体（无活性），在肝中转化为依那普利拉（有活性）。

8.清除　血清浓度达峰时间，依那普利为 0.5～1.5 h；依那普利拉为 3～4.5 h。

9.排泄　60%～80% 通过尿液，有一些通过粪便。

【监测指标】　血压、血尿素氮、肌酐、白细胞、血钾、血糖。应该在服药后 1～3h（依那普利）或 15～60min（依那普利拉）监测降血压效果。

【禁忌证】　对依那普利、依那普利拉的任何成分或其他 ACE 抑制药过敏者。此外，有先天性或遗传性血管神经性水肿或在服用 ACE 抑制药有血管神经性水肿病史的患者不应服用这些药物。

【不良反应】

1.心血管　低血压、心动过速和晕厥。

2.呼吸　咳嗽、呼吸困难和嗜酸粒细胞性肺炎。据报道有 17%（7/42）的接受 ACE 抑制药的儿科患者存在孤立性干咳。

3.中枢神经系统　乏力、眩晕、头晕、头痛和失眠。

4.胃肠道　恶心、腹泻和味觉丧失。

5.肝　胆汁淤积性黄疸、暴发性肝坏死（少见但可以致命）。

6.肾　肾功能减退。

7.泌尿生殖系统　阳萎。

8.神经肌肉和骨骼　肌肉痉挛。

9.内分泌/代谢　低血糖、高钾血症；粒细胞缺乏症、中性粒细胞减少症和贫血。与卡托普利比较，依那普利和赖诺普利在前 30d 内发生血管水肿的风险较高。

【药物相互作用】　在同时接受补钾或保钾利尿药治疗（如螺内酯）的患者中，可能并发高血钾。在同时接受吲哚美辛或非甾体消炎药治疗的患者中，依那普利的抗高血压作用可能减弱，肾功能损伤时能加重（通常是可逆的)。依那普利可能增加血清中锂的浓度。

【毒理】　依那普利拉中含有苯甲醇(9 mg/ml),它可以引起变态反应,大剂量使用依那普利拉时[>99 mg/(kg・d)],在新生儿中可能引起致命的"喘息综合征"。喘息综合征表现为代谢性酸中毒,伴有喘气式呼吸的呼吸窘迫,CNS 功能不全(癫痫、出血),低血压和心脏血管系统衰竭。因此,在新生儿中,应慎用依那普利拉并严密监测。

【配伍/给药】　依那普利可口服或肠道内给药。无论是否摄入食物均可给药。依那普利拉可以原液或生理盐水稀释后使用;输注时间超过5 min。

【规格】

1.依那普利　片剂(如马来酸盐),2.5mg、5mg、10mg 和 20mg。

2.依那普利拉　注射溶液,1.25 mg/ml 包装于 1 ml 或 2 ml 小瓶中。

【通用名/商品名】　依那普利/依那普利拉/Vasotec®。

三、赖诺普利

【适应证】　赖诺普利用于治疗成人系统性高血压和心肌梗死引起的 CHF 和左心室功能不全患者的辅助治疗。在儿科患者中,同样用于治疗系统性高血压和 CHF;此外,它还用于治疗拥有单一心室、AVV 反流和主动脉瓣反流的 CHD 患者。

【药理作用】　赖诺普利是一种 ACE 的竞争性抑制药;可阻断血管紧张素 Ⅰ 转换成血管紧张素 Ⅱ。血管紧张素 Ⅱ 是强力的血管收缩药,降低其血液浓度会导致血管收缩减弱。此外,还可使血浆肾素水平增加,醛固酮分泌减少。

【用法用量】

1.新生儿(早产儿和足月儿),婴幼儿及儿童<6 岁　没有关于用量的资料;因此,厂商不建议在 6 岁以下的患者中使用赖诺普利。

2.>6 岁儿童　初始或"试验"剂量每次 0.07 mg/kg,口服/鼻饲,每 24 小时 1 次。最大初始剂量为 5 mg,每日 1 次。1~2 周间断增加剂量以获得预期效果。没有关于剂量>0.61mg/kg 或 >40mg 的数据。

3.成人　口服,初始或"试验"剂量每次 10 mg,口服/鼻饲,每日 1

次。以 5~10 mg/d 增加剂量,1~2 周间断增加剂量以获得预期效果。常规剂量为 20 ~ 40 mg/d,每日 1 次。据报道,最大每日剂量为80 mg/d。

　　患 CHF 的成人,初始或"试验"剂量为每次 5 mg,口服/鼻饲,每日 1 次。根据临床应答情况,在 >2 周的时间内间断增加剂量,<10 mg/d。常规剂量为 5~10 mg/d,每日 1 次。最大剂量为 40 mg/d。

　　注意:所有年龄组患者均应按患者的个体反应进行剂量调整,应该选择能够获得反应的最低剂量。对于同时接受利尿药和去除水、钠治疗、肾损伤和严重 CHF 及全身动脉阻塞(如主动脉缩窄、肾动脉狭窄)的患者,更加适合较低剂量。肾功能损伤的患者剂量调整如下,即肌酐清除率>30 ml/(min・1.73 m^2),常规剂量为 10 mg,每日 1 次肌酐清除率 10~30ml/(min・1.73 m^2),初始剂量为 5mg,每日 1 次肌酐清除率< 10 ml/(min・1.73 m^2),初始剂量为 2.5mg,每日 1 次在有肾功能损伤的成人中,应谨慎进行剂量调整。此外,对于低钠血症、低血容量、严重 CHF、肾功能减退或接受利尿药治疗的患者应该使用较低剂量,如 1/2 量。由于没有关于 GFR <30 ml/(min・1.73 m^2)的儿科患者的资料或推荐剂量,因此不建议在这些儿童中应用本药。

　　【药动学】

　　1.起效　　1 h(血压下降)。

　　2.吸收　　儿童(6~16 岁),28%;成人,25 岁(6%~60%)。

　　3.最大效应　　6~8 h。

　　4.半衰期　　11~13 h,肾功能不全时延长。

　　5.持续时间　　24h 蛋白结合率 25%。

　　6.清除　　达峰时间,儿童(6~16 岁)6 h;成人 7 h。

　　7.排泄　　以原型从尿液排出。血液透析可清除。

　　【监测指标】　　血压、血尿酸氮、血清肌酐、白细胞和血清钾。血压监测时应该知晓,最大效应出现在服药后 6~8h。

　　【禁忌证】　　对赖诺普利(任何成分)或其他 ACE 抑制药过敏者。此外,有先天性或遗传性血管神经性水肿病史或服用 ACE 前有血管神经性水肿的患者不宜服用此药物。

　　【不良反应】

　　1.心血管　　低血压、胸部不适、直立性低血压、心动过速和晕厥。

2.呼吸　咳嗽、呼吸困难和嗜酸粒细胞性肺炎。

3.中枢神经系统　头痛、头晕和失眠。

4.胃肠道　腹泻、恶心、呕吐、味觉丧失和小肠血管神经性水肿(少见)。

5.肝　胆汁淤积性黄疸、肝炎、暴发性肝坏死(少见但可以致命)。

6.肾　BUN 和血清肌酐升高。

7.分泌/代谢　高钾血症。

8.血液　中性粒细胞减少症、粒细胞缺乏症和嗜酸粒细胞增多。肾功能不全患者发生中性粒细胞减少症的风险增加。

9.皮肤/末梢　皮疹、血管神经性水肿。用药前 30d 内发生血管水肿的风险较高,且赖诺普利和依那普利的风险高于卡托普利。

10.其他　过敏反应。

【注意事项】　所有年龄组患者均应按患者的个体反应进行剂量调整,应该选择能够获得反应的最低剂量。对于同时接受利尿药和去除水、钠治疗、肾损伤和严重 CHF 及全身动脉阻塞(如主动脉缩窄、肾动脉狭窄)的患者,更加适合较低剂量。

血管神经性水肿可以发生在头、颈、四肢或肠道(罕见)。气道梗阻可发生于舌、喉头或声门水肿时,特别是有气道手术史的患者。对于存在气道梗阻高风险的患者,应配备建立气道的设备和减轻气道水肿的药物(如肾上腺素)。

【药物相互作用】　在同时接受补钾或保钾利尿药治疗(如螺内酯)的患者中,可能并发高血钾。在同时接受吲哚美辛或非甾体消炎药治疗的患者中,赖诺普利的抗高血压作用可能减弱,肾功能损伤可能加重(通常是可逆的)。赖诺普利可能增加血清中锂的浓度。

【配伍/给药】　只能口服或肠道内给药。无论是否摄入食物均可给药。

【规格】

1.片剂　2.5 mg,5 mg,10 mg,20 mg,30 mg,40 mg。

2.液体　在药房临时配置;常规浓度为 1 mg/ml 或 2 mg/ml。

【通用名/商品名】　赖诺普利/ Zestril®,Prinivil®。

第三节　血管紧张素Ⅱ受体拮抗药

氯沙坦

【适应证】　氯沙坦用于治疗成人系统性高血压、2型糖尿病（非胰岛素依赖型）患者的糖尿病肾病和原发性高血压，用以减少高血压和左心室肥大患者发生卒中的风险。氯沙坦通常联合噻嗪类利尿药治疗成人高血压。ACE抑制药治疗成人充血性心力衰竭患者引起持续性咳嗽时，常用氯沙坦替代ACE抑制药。在儿科患者中，氯沙坦主要用于治疗系统性高血压并可能对有肾功能不全和高血压患者的肾有保护作用。来自于动物实验和有限的人类个案的数据显示，血管紧张素受体阻滞药可以减弱马方综合征患者的主动脉扩张进程，评价这一效果的儿科研究正在进行中。

【药理作用】　氯沙坦（及其主要的活性代谢产物 E-3174）选择性阻滞强力血管收缩药血管紧张素Ⅱ与血管紧张素受体的结合。血管紧张素受体存在于许多组织中，包括血管平滑肌和肾上腺。通过抑制血管紧张素Ⅱ与这些受体结合，氯沙坦可减弱血管收缩和肾上腺分泌，从而降低系统血压。血管紧张素Ⅱ受体拮抗药对肾素-血管紧张素系统的抑制作用比 ACE 抑制药更强。此外，它们不会影响血管对于缓激肽（一种强力血管扩张药）的应答或造成咳嗽或血管神经性水肿。氯沙坦也具有促进尿钠、尿钾排泄和增加尿量的作用。

【用法用量】

1.新生儿（早产和足月）和婴幼儿　没有用于新生儿、婴幼儿和6岁以下儿童的指导剂量。

2.儿童　口服，6～16岁儿童每次 0.7 mg/kg，口服/鼻饲每日1次。根据反应调整剂量。最大剂量为 50 mg/d。来自于一项 6～16 岁儿科患者（$n=177$）的研究数据构成了儿科推荐剂量的基础。

3.成人　口服，常规初始剂量是 50mg，口服/鼻饲，每日1次。每日总剂量为 25～100 mg。可分为每日 1～2 次服用。

剂量调整如下。

（1）接受利尿药或低血容量的患者：初始剂量为 25 mg，每日1次。

(2)肾功能损伤:儿童,肌酐清除率<30 ml/(min·1.73 m²)时,不建议使用;成人,无须调整。

(3)肝功能损伤:成人初始剂量减少至 25 mg/d,且分每日 2 次而非 1 次给药。推论至儿科患者,建议按服药标准初始剂量的 1/2 给药。

(4)无须调整饮食。

【药动学】

1.起效时间　8h。

2.吸收　吸收良好,生物利用度 25％～33 ％。

3.分布　分布容量:氯沙坦,34 L;E-3174,12 1。

4.最大效应　峰值浓度:氯沙坦,1h;E-3174,3～4h。

5.半衰期　氯沙坦,1.5～2h;E-3174,6～9 h。

6.蛋白结合率　>98 ％。

7.代谢　首关效应。在肝中(14％)通过细胞色素 P450 同工酶 CYP2C9 和 3A4 代谢成活性代谢产物 E-3174。

8.清除　氯沙坦:600 ml/ min;E-3174:50 ml/min。

9.排泄　通过尿排泄,4％为药物原型,6％为 E-3174。也通过胆汁排泄。

【监测指标】　血压(仰卧位)、血清电解质、血尿素氮、血清肌酐、全血细胞计数和尿液分析。

【禁忌证】　对氯沙坦或其中的任何成分或其他血管紧张素Ⅱ受体拮抗药过敏者;双侧肾动脉狭窄;妊娠(特别是第 2、3 期)。

【不良反应】

1.心血管　胸痛、低血压、直立性低血压、首剂低血压和心动过速。

2.呼吸　咳嗽、支气管炎、上呼吸道感染、鼻塞和鼻窦炎。

3.中枢神经系统　乏力、头晕、感觉减退和失眠。

4.胃肠道　腹泻、胃炎、体重增加、消化不良、腹痛和恶心。

5.泌尿生殖系统　尿路感染(糖尿病肾病患者)。

6.神经肌肉和骨骼　无力、背痛、膝痛、腿痛、肌肉痉挛和肌痛。横纹肌溶解(少见)。

7.内分泌/代谢　低血糖和高血钾。

8.血液学　贫血、血小板缺乏。

9.皮肤/周围神经　蜂窝织炎(糖尿病肾病患者)。

10.其他 发热、感染、流感样症状和血管神经性水肿。

【注意事项】 影响人血管紧张素系统的药物可能对妊娠 2 期或 3 期的胎儿造成损伤或死亡;因此,一旦发现妊娠,应尽快停止使用氯沙坦。由于可能分泌到母乳中,因此哺乳母亲应避免使用。因为氯沙坦可导致低血压,特别是初次服用时,所以对低血容量的患者应特别小心。已有肝功能和肾功能不全的患者应慎用。由于存在发生高钾血症的风险,因此应考虑停止使用补钾或保钾利尿药治疗。患有一侧肾动脉狭窄或明显的主动脉或二尖瓣狭窄的患者存在发生全身血流量不足的风险。

【药物相互作用】 由于氯沙坦作为细胞色素 P450 酶系同工酶 CYP3A4 和 CYP2C9 的底物,在肝代谢,因此它与多种药物有相互作用。以下是报道的最主要的相互作用。

1.与苯巴比妥和利福平同时使用时,氯沙坦和 E-3174 的浓度降低。

2.氟康唑降低 E-3174 的浓度,但升高氯沙坦的浓度。

3.氯沙坦可以提高 CYP2C8(如胺碘酮)和 CYP2C9(如华法林、苯妥英和氟西汀)底物的浓度、效应和锂浓度。

4.NSAIDs 可以降低氯沙坦的效应。

【配伍/给药】 氯沙坦可以与食物同时或分别服用。

【规格】 片剂,如钾 25 mg、50 mg 和 100 mg。

【通用名/商品名】 无/Cozaar®。

参考文献

[1] Chobarian AV,Bakris GL,Black HR,et al.The seventh report of the joint national committee on prevention,detection,evaluation,and treatment of high blood pressure:the JNC 7 report.JAMA,2003,289:2560-2572.

[2] von Vigier RO,Mozzetti S,Truttmann AC,et al.Cough is common in children prescribed converting enzyme inhibitors.Nephron,2000,84:98.

[3] Leversha AM,Wilson NJ,Clarkson PM,et al.Efficacy and dosage of enalapril in congenital and acquired heart disease.Arch Dis Child,1994,70:35.

[4] Marcadis ML,Kraus DM,Hatzopoulos FK,et al.Use of enalaprilat for neonatal hypertension.J Pediatr,1991,119:505.

[5] Chase SL,Sutton JD.Lisinopril:a new angiotensin-converting enzyme inhibitor.Pharmacotherapy,1989,9:120.

[6] Epstein BJ,Gums JG.Angiotensin receptor blockers versus ACE

inhibitors: prevention of death and myocardial infarction in high-risk populations. Ann Pharmacother,2005,39:470-480.

[7]　Ellis D, Moritz ML, Vats A, Janosky JE. Antihypertensive and renoprotective efficacy and safety of losartan. A long-term study in children with renal disorders. Am J Hypertens,2004,7:928-935.

[8]　Cozaar® (Losartan potassium). In: Physicians'desk reference. 60th ed. Montvale: Thomson PDR,2006:1213-1918.

第 9 章

抗心律失常药

心律失常可以发生在有先天性心脏疾病的儿童和青少年中,也可以发生在心脏结构正常的上述人群中。

心肌细胞上的离子通道是产生电流形成动作电位的原因,抗心律失常药物主要作用于这些离子通道,改变其活性,使动作电位发生变化,以期降低心律失常维持的可能性。为了更好地理解抗心律失常药物是如何起效的,有必要对心肌细胞做一个简短的回顾。

图 9-1 显示的是心室肌细胞动作电位。动作电位可分为 4 相。除极过程,又称 0 相,是由于钠离子通道(I_{Na})激活引起钠离子细胞内流,并形成正相膜电位。膜电位的改变使钠离子通道失活。1 相是由于钾离子通道的开放导致钾离子的缓慢外流(I_{to1})引起的。之后是平台期(2

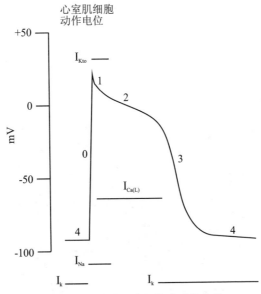

图 9-1 经典的心室肌细胞动作电位

相),主要是 L 型钙离子通道引起的钙离子内流与缓慢激活的钾离子通道(I_{ks})引起的持续钾离子外流之间形成的平衡所致。

随后为快速复极期(3 相),由于 L 型钙离子通道的关闭,同时 I_{ks} 通道继续保持开放,形成更加负相的膜电位。这引起快速激活的延迟整流钾通道的开放(I_{kr}),形成钾离子外流。这些通道保持开放直至达到静息膜电位(4 相)。

抗心律失常药最常用的分类方法称为 Singh Vaughan-Williams 分类法,是根据作用不同的离子通道来区分。Harrison 改良分类法进一步细分了钠离子通道阻滞药。虽然许多抗心律失常药物影响多个离子通道,使得这个分类法存在局限性,但它为认识抗心律失常药物提供了一个良好的框架,而被本章节所采纳(表 9-1)。抗心律失常药物被分为以下 5 类。

Ⅰ类:作用于钠离子通道的抗心律失常药物(减慢除极)。

Ⅱ类:抑制交感神经的药物,主要为 β 受体阻滞药。

Ⅲ类:作用于钾离子通道的药物(延长复极)。

Ⅳ类:作用于钙离子通道的药物(钙通道阻滞药)。

Ⅴ类:迷走神经兴奋药物(地高辛)和其他药物。

表 9-1 治疗特殊类型心律失常的抗心律失常药物

折返性 SVT(隐匿性 AVRT,AVNRT)	Ⅱ类,Ⅳ类,Ⅰa 类,Ⅰc 类,Ⅲ类,地高辛
WPW	Ⅱ类,Ⅰa 类,Ⅰc 类,Ⅲ类
自律性房性心动过速(局灶性房性心动过速,紊乱性房性心动过速)	Ⅰa 类,Ⅰc 类,Ⅱ类,Ⅲ类,Ⅳ类,地高辛(控制心室率)
心房扑动/心房颤动	Ⅰa 类,Ⅰc 类,Ⅲ类
交界区异位性心动过速	Ⅰa 类(普鲁卡因胺),Ⅲ类(胺碘酮)
室性心动过速	Ⅰa 类,Ⅰb 类,Ⅱ类,Ⅲ类,Ⅳ类
尖端扭转室速/室颤	Ⅰb 类,Ⅱ类,Ⅳ类

AVNRT.房室结折返性心动过速;AVRT.房室折返性心动过速;SVT.室上性心动过速;WPW.Kent 束预激综合征

第一节　Ⅰ类药物

　　基于对钠通道阻滞的程度和对动作电位时程的影响,Harrison分类法将第一类抗心律失常药物分为3个亚类。Ⅰa类药物中等程度地阻滞快钠离子通道,引起动作电位延长。Ⅰb类药物快速阻滞快钠通道,缩短动作电位而不影响除极(不改变QRS波);Ⅰc类药物缓慢阻滞上述通道,导致除极变慢(QRS波增宽),但改变整个动作电位时程并不显著(图9-2)。

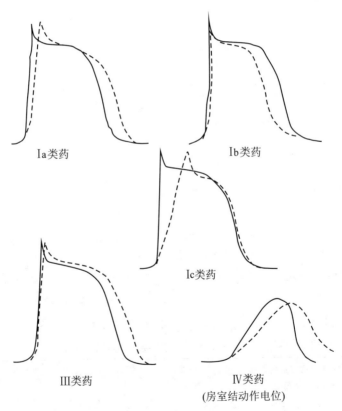

图 9-2　VW分类的抗心律失常药物对动作电位的影响

第二节　Ⅰa 类药物

一、普鲁卡因胺

【适应证】　普鲁卡因胺对室上性和室性快速型心律失常均有效。室上性心律失常包括局灶性房性心动过速,房颤,折返性室上性心动过速及术后交界性异位心动过速(junctional ectopic tachycardia,JET)。

【药理作用】　普鲁卡因胺能够阻滞开放的钠通道和影响外向钾电流通道,这能减少 0 相的斜率(延长除极时间),使 QRS 波增宽。本品也可以通过影响钾通道延长复极过程。本品还可以延长房室旁路的不应期。

【用法用量】　普鲁卡因胺可以口服,也可以通过静脉给药。

1.婴幼儿和儿童

(1)口服:15～30 mg/(kg·d),每 3～6h 给药 1 次(极量为 4g/d)。

(2)肌内注射:20～30 mg/(kg·d),每 4～6h 给药 1 次(极量为 4g/d)。

(3)静脉注射:按 3～6 mg/kg 给予负荷剂量,注射时间>5min,单次给药剂量不超过 100mg;必要时可以每隔 5～10min 重复给药至最大负荷剂量 15mg/kg;30min 内剂量不超过 500mg。

(4)维持剂量:按 20～80μg/(kg·min)持续静脉滴注(极量为 2g/d)。

2.成人

(1)口服:速释剂型,每 3～6h 给药 1 次,每次 250～500mg;缓释剂型,每 6 h 给药 1 次,每次 500mg 至 1g;缓控释剂型,每 12h 给药 1 次,每次 1～2g;常用剂量,50mg/(kg·d)或 2～4g/d。

(2)静脉注射:负荷剂量每次 50～100mg,每 5～10min 重复给药直到患者症状得到控制或负荷剂量达到 15～18mg/kg(极量为 1～1.5g)。维持剂量,持续静脉滴注 3～4mg/min;剂量范围为 1～6 mg/min。

肾功能不全患者的剂量调整:Cl_{cr} 10～50 ml/min,每隔 6～12h 给药 1 次;Cl_{cr}<10ml/min:每隔 8～24h 给药 1 次。

【药动学】　普鲁卡因胺在肝代谢为有活性的代谢产物 N-乙酰普鲁卡因胺(NAPA)。本品在儿童体内的半衰期为 1.7h,成人半衰期为 2.5～4.7h。NAPA 在儿童体内的半衰期为 6h,成人为 6～8h。两者主要通过肾排泄。本品可被血液透析中等程度地清除,但不能被腹膜透析所清除。普鲁卡因胺的有效血药浓度为 $4\sim10mg/L$,NAPA 的有效血药浓度为 $10\sim30mg/L$。口服制剂的疗效达峰时间为 $60\sim90min$,肌内注射为 $15\sim60min$,静脉注射立即起效。

【监测指标】 应监测患者心电图(electrocardiogram,ECG)、血流动力学参数、CBC、LFTs。应检测普鲁卡因胺和 NAPA 的血药浓度,尤其是肾功能不全的患者。应在高浓度注射(弹丸式注射)后 1h 及连续静脉输注时监测血药浓度。如果 QRS 波较原来增宽 $>25\%$ 时应减量。如果 $QTc>500ms$ 应停药。长期使用需要每年监测抗核抗体。

【禁忌证】 有二度房室传导阻滞或完全性房室传导阻滞且无起搏器的、有尖端扭转室性心动过速发病史、强心苷药物中毒、重症肌无力及红斑狼疮的患者禁用。

【注意事项/警告】 肝、肾功能不全的患者慎用。普鲁卡因胺可能加重心力衰竭。心房扑动和心房颤动发作时,本品可增加心室反应,因此在给药前可以给予适当的室率控制。低血钾可能增加药物毒性。长期服用普鲁卡因胺的患者中,50% 可发展为抗核抗体阳性,10%～30% 的患者可出现红斑狼疮样症状。

【药物相互作用】 雷尼替丁、胺碘酮、β受体阻滞药、甲氧苄啶可增加本品的血药浓度。普鲁卡因胺可增加肌松药的作用。

【不良反应】

1.心血管系统 低血压、心动过速、心律失常、房室传导阻滞,QT 间期延长、QRS 波增宽。

2.中枢神经系统 意识模糊、定向障碍。

3.胃肠道 恶心、呕吐、胃肠不适。

4.血液系统 粒细胞减少、中性粒细胞减少症。

5.肝脏 肝大、肝酶升高。

6.其他 药物热、狼疮样症状(关节痛、库姆斯试验阳性、血小板减少症、皮疹、肌痛、发热、心包炎及胸腔积液)。

【毒理】 普鲁卡因胺治疗指数窄,易产生致命的毒性反应和副作用,包括窦缓和窦停;QRS 波增宽、PR、QT 间期延长;尖端扭转室速;心肌收缩力减弱,低血压,肺水肿,癫痫;晕厥;呼吸骤停等症状。中毒的处理为对症治疗,碳酸氢钠可用于治疗 QRS 波增宽和低血压。

【配伍/给药】 普鲁卡因胺给药不能快于 20～30mg/min。过快的静脉推注可能导致严重的低血压。静脉给予负荷剂量的时间应＞25～30min,浓度为 20～30mg/ml。静脉维持滴注的浓度为 2～4mg/ml。

二、丙吡胺

【适应证】 丙吡胺适用于心房颤动、心房扑动及 SVT 的转复。

【药理作用】 丙吡胺是强效的钠钾通道阻滞药。本品能延长动作电位时程及减慢正常心房和心室肌细胞的传导。本品在增加心肌细胞自律性的前提下能减慢 4 相的除极速率。对房室结的直接作用较小,但能间接通过抑制迷走神经作用增强房室结的传导。

【用法用量】 丙吡胺只有口服制剂。

1.婴儿和儿童 ＜1 岁,10～30mg/(kg·d),分 4 次给药;1～4 岁,10～20mg/(kg·d),分 4 次给药;4～12 岁,10～15mg/(kg·d),分 4 次给药;12～18 岁,6～15mg/(kg·d),分 4 次给药。

2.成人 ＜50kg,1 次 100mg,每 6h 1 次,或 1 次 200mg,每 12h 1 次;＞50kg,1 次 150mg,每 6h 1 次,或 1 次 300mg,每 12h 1 次。

肾功能不全的成人患者剂量调整:Cl_{cr} 30～40 ml/min,1 次 100mg,每 8h 1 次;Cl_{cr} 15～30 ml/min,1 次 100mg,每 12h 1 次;Cl_{cr}＜15 ml/min,每 24h 1 次。

【药动学】 丙吡胺的蛋白结合率较高。血药浓度达峰时间为 0.5～3h。丙吡胺在儿童体内的半衰期为 3～5h。丙吡胺在肝代谢,主要的代谢产物有抗胆碱和抗心律失常作用。丙吡胺经肾排泄。

【禁忌证】 心源性休克,二度或三度心脏传导阻滞(且无起搏器),先天性长 QT 综合征和病态窦房结综合征患者禁用。

【注意事项/警告】 尿潴留患者,青光眼或有青光眼家族史者,重症肌无力,慢性心力衰竭(CHF),病态窦房结综合征,预激综合征(WPW),宽 QRS 波或 QT 间期延长的患者慎用。肝、肾功能损害的患者应减量使用。丙吡胺可增加心房颤动、心房扑动患者的心室率,因此,在开始治疗前需对房室传导进行控制。

【药物相互作用】 肝微粒体酶诱导药(苯妥英钠、苯巴比妥和利福平)可加速丙吡胺的代谢,使其血药浓度下降。克拉霉素和红霉素可增加丙吡胺浓度,应避免与丙吡胺同时使用。与其他抗心律失常药合用可增加传导方面的不良反应。与阿米替林、丙米嗪、氟哌啶醇、硫利达嗪、格列苯脲及其他延长 QT 间期的药物合用可增加丙吡胺的不良反应。服用维拉帕米的前48h 至服用后24h 内不可使用丙吡胺。

【不良反应】

1.心血管系统　CHF、水肿、胸痛、晕厥和低血压,房室传导阻滞,QRS 波增宽及 QT 间期延长。

2.中枢神经系统　疲劳、头痛、全身乏力、神经过敏、急性精神失常、抑郁症、眩晕。

3.皮肤　皮疹。

4.内分泌及代谢　低血糖、体重增加、胆固醇和三酰甘油水平升高。

5.胃肠道　口干、咽干、便秘、恶心、呕吐、腹泻、腹痛、腹胀气、厌食。

6.泌尿生殖系统(Genitourinary,GU)　尿潴留。

7.肝　肝酶升高。

8.神经肌肉　肌无力。

9.眼　视物模糊。

10.呼吸系统　呼吸困难。

【毒理】　丙吡胺治疗指数窄,可能发生致命的中毒。中毒的症状包括窦性心动过缓、窦性停搏和心脏停搏;尖端扭转型室性心动过速;QRS 波增宽,PR 间期及 QT 间期延长,心肌收缩力减弱;低血压,肺水肿,口干,瞳孔散大,谵妄,癫痫,昏迷和呼吸骤停。中毒的处理为对症治疗,碳酸氢钠可用于治疗 QRS 波增宽和低血压。

【给药】　丙吡胺宜空腹给药。

三、奎尼丁

【适应证】　奎尼丁适用于心房颤动或心房扑动转复后的维持窦律。可用于预防室上性心动过速(SVT)和室性心动过速(VT)的复发。

【药理作用】　奎尼丁是钠离子和钾离子通道阻滞药。钠离子通道阻滞作用主要发生在活化状态。奎尼丁同时还具有较弱 α 受体和毒蕈碱受体阻滞作用。

【用法用量】　剂量以成盐的形式计,267mg 奎尼丁葡萄糖酸盐等于200mg 硫酸奎尼丁。

1.婴幼儿/儿童　观察有无特异质反应、不能耐受、晕厥及血小板减少症的发生试验剂量:口服(奎尼丁葡萄糖酸盐),2mg/kg 或 60 mg/m²; 口服(硫酸奎尼丁),30mg/(kg・d)或 900mg/(m²・d),每日分 5 次给药,或每次 6mg/kg,每隔 4~6h 1 次,或者按 15~60mg/(kg・d),每日分4~5次给药。静脉给药(奎尼丁葡萄糖酸盐),每次 2~10 mg/kg,可根据需要每 3~6h 重复给药(静脉给药不推荐)。

2.成人　测试剂量观察有无特异质反应、不能耐受、晕厥及血小板减少症:口服,足量前数小时给予 200 mg;口服(硫酸奎尼丁),每次 100~600mg,每 4~6h1 次;口服(奎尼丁葡萄糖酸盐),每 8~12h 给药 324~972mg;肌内注射,每次 400 mg,每 4~6h1 次;静脉注射,稀释后给药,每次 200~400mg,滴注速率不超过 10mg/min。

肾功能损害时剂量调整:肌酐清除率(Cl_{cr})<10 ml/min 时,按正常剂量的 75% 给药。

【药动学】　奎尼丁蛋白结合率高,大部分在肝中代谢。奎尼丁在儿童体内的半衰期为 2.5~6.7h;在成人体内为 6~8h。奎尼丁经肾排泄,奎尼丁可轻度被血液透析所清除,但不能被腹膜透析所清除。

【监测指标】　全血细胞计数(CBC)及分类,肝、肾功能检查,长期使用应监测奎尼丁的血药浓度。

【禁忌证】　完全性房室(AV)传导阻滞者,明显的 QRS 波增宽,以及强心苷引起的房室传导异常和重症肌无力者禁用。

【注意事项/警告】　葡萄糖-6-磷酸脱氢酶缺乏症(G-6-PD)的患者可能发生溶血。

【药物相互作用】　地尔硫䓬、维拉帕米、胺碘酮可增加奎尼丁的水平。苯巴比妥、苯妥英钠、利福平可降低奎尼丁的水平。奎尼丁可增加地高辛的血药浓度;地高辛与奎尼丁合用时剂量应减半。当与 β 受体阻滞药合用时,奎尼丁加重心动过缓;与华法林合用,增强其抗凝血作用。与非除极和除极肌松药合用,奎尼丁使其作用增强。奎尼丁可与利托那韦发生相互作用,因此不推荐两者合用。

【不良反应】

1.心血管系统　晕厥,低血压,心动过速,心脏传导阻滞,室性心律失常,循环衰竭,快速静脉给药引起严重低血压。

2.中枢神经系统(CNS)　发热、头痛。

3.皮肤　血管神经性水肿、皮疹。

4.胃肠道(GI)　胃肠功能紊乱、恶心、呕吐、腹部绞痛。

5.血液系统　血液恶病质和血栓性血小板减少性紫癜。

6.肝　奎尼丁引起的肝毒性包括肉芽肿性肝炎和黄疸。

7.呼吸系统　呼吸抑制。

8.其他　金鸡纳反应(恶心、耳鸣、头痛、听力或视力受损,呕吐、腹痛、眩晕、神志不清、谵妄和晕厥)。

【毒理】　奎尼丁治疗指数窄,因此有可能造成致命的毒性。症状包括窦性心动过缓,心脏骤停或心脏停搏;PR、QRS 间期或 QT 间期延长,尖端扭转型室性心动过速,心肌收缩力降低,低血压,肺水肿,口干,瞳孔散大,谵妄,癫痫发作,昏迷和呼吸抑制。治疗主要是对症处理,碳酸氢钠可用于 QRS 间期延长和低血压的治疗。

大剂量过量使用奎尼丁及长时间处于高奎尼丁水平的患者需要行内镜诊断和治疗。

【配伍/给药】　静脉注射的最大输注速度是 10mg/min,以葡萄糖溶液为溶媒最大浓度是 16mg/ml,应使用较短的静脉给药管道(奎尼丁可被聚氯乙烯管吸附)。口服奎尼丁时,不宜食用葡萄柚汁。不推荐儿童使用缓控释制药。小儿患者中有胃肠结石形成的报道。

第三节　Ib类药物

一、利多卡因

【适应证】　利多卡因用于治疗室性期前收缩、室性心动过速和心室颤动;也用于局部麻醉。

【作用机制】　利多卡因抑制快速钠通道并显示出频率依赖性,减少4 相心室肌的去极率。其对房室束上的组织作用很小或几乎无作用。

【用法用量】

1.婴幼儿/儿童　静脉注射、骨髓内给药,负荷剂量 1mg/kg,随后以 $20\sim50\ \mu g/(kg \cdot min)$持续静脉输注。可重复静脉注射 $0.5\sim1\ mg/kg$。休克、肝疾病或 CHF 的患者负荷剂量减半并且减慢滴注速度。气管导管内给药,给予 $2\sim10$ 倍静脉注射剂量。

2.成人　静脉注射,负荷剂量 $1\sim1.5\ mg/kg$,每 $5\sim10min$ 可重复给

予 0.5～0.75 mg/kg,但总量不超过 3 mg/kg。维持剂量 1～4 mg/min。对于 CHF 患者起始静脉注射的剂量应减至 0.5～0.75 mg/kg。气管导管内给药,给予 2～2.5 倍静脉注射剂量。

【药动学】　利多卡因在心力衰竭患者体内代谢减慢。静脉注射后 45～90s 起效,半衰期为 2～3h。其有效血药浓度为 2～5μg/ml。利多卡因经尿中排泄。

【监测指标】　应持续监测心电图,监测利多卡因血药浓度。因持续输注会造成局部血栓性静脉炎,需注意静脉注射部位。

【禁忌证】　窦性、房室、室内传导阻滞且无起搏器的;预激综合征。

【注意事项/警告】　肝病、心脏衰竭、低血压或休克的患者慎用利多卡因,若需使用应减少剂量。

【药物相互作用】　β受体阻滞药可增加利多卡因的血药浓度。Ⅰ类抗心律失常药物和胺碘酮与之合用可增加不良反应的发生。

【不良反应】

1.心血管系统　心动过缓、低血压、心脏阻滞、心律失常、循环衰竭。

2.中枢神经系统　嗜睡、昏迷、躁动、言语不清、癫痫、焦虑、兴奋、幻觉。

3.胃肠道　恶心、呕吐。

4.神经肌肉　感觉异常、肌肉抽搐。

5.眼　视物模糊、复视。

6.呼吸系统　呼吸抑制或停止。

7.其他　过敏反应(罕见)。

【毒理】　利多卡因治疗指数窄,稍高于治疗范围的剂量即可引起严重的毒副反应,特别是与其他抗心律失常药物合用时。症状包括镇静、意识模糊、昏迷、抽搐、呼吸停止、窦性停搏、房室传导阻滞、心脏停搏、低血压、眩晕、感觉异常、震颤、共济失调和胃肠道功能紊乱。中毒的处理为对症治疗,碳酸氢钠可逆转 QRS 延长、心律失常和低血压。

【配伍/给药】　气管导管内给药时,应用生理盐水稀释至 1～2 ml。静脉推注时,应稀释利多卡因至最大浓度不超过 20 mg/ml,持续时间 5～10 min 以上,最大静脉推注速度为 0.35～0.7 mg/(kg·min)。

二、美西律

【适应证】　适用于室性心律失常。

【药理作用】　美西律通过抑制快速钠通道对心率过快产生较大影响。美西律对病变组织作用更强且依赖于钾离子浓度。美西律抑制早期后去极。

【用法用量】　美西律仅可用于肠内给药。

1.婴儿/儿童　口服,每次 $1.4\sim5mg/kg$(平均每次 $3.3mg/kg$),每 8h 1 次,可根据疗效调整剂量。

2.成人　口服,首剂 200mg,每 8h 1 次(必要时首次负荷剂量 400mg),每 $2\sim3d$ 调整剂量。常用剂量每次 $200\sim300mg$,每 8h 1 次;最大剂量 $1.2g/d$。

肾功能损害时剂量调整:当儿童和成人 $Cl_{cr}<10ml/min$ 时,给予正常剂量的 $50\%\sim75\%$。

【药动学】　美西律吸收迅速,经肝代谢,其半衰期为 $10\sim14h$,经尿排泄。

【监测指标】　肝酶,CBC,ECG,心率,必要时给予血药浓度监测。

【禁忌证】　心源性休克和二度或三度房室传导阻滞且无心脏起搏器的。

【注意事项/警告】　癫痫、严重充血性心衰竭(CHF)、低血压或肝功能异常的患者慎用。血液恶病质亦有报道。

【药物相互作用】　苯巴比妥、苯妥英钠、利福平和其他肝酶诱导药可降低美西律的血浆浓度。与西咪替丁联用会增加美西律的水平。抗酸药、麻醉药,抗胆碱能药物会降低美西律的吸收。甲氧氯普胺可增加美西律的吸收。美西律能增加茶碱和咖啡因的血药浓度。

【不良反应】

1.心血管系统　心悸、心动过缓、胸痛、晕厥、低血压、房性或室性心律失常。

2.中枢神经系统　头晕、意识模糊、共济失调。

3.皮肤　皮疹。

4.胃肠道　恶心、呕吐、腹泻。

5.血液系统　血小板减少、白细胞减少、粒细胞缺乏症。

6.肝　肝酶升高、肝炎。

7.神经肌肉　皮肤感觉异常、震颤。

8.眼　复视。

9.耳　耳鸣。

10.呼吸系统　呼吸困难。

【毒理】　美西律的治疗指数窄,稍高于治疗范围的剂量即可引起严重的毒副反应,特别是与其他抗心律失常药物合用时。症状包括镇静、意识模糊、昏迷、癫痫、呼吸停止、窦性停搏、房室传导阻滞、心脏停搏、低血压、眩晕、感觉异常、震颤、共济失调、胃肠功能失调。中毒的处理为对症治疗,碳酸氢钠可逆转 QRS 延长、心动过缓和低血压。

三、苯妥英钠

【适应证】　FDA 还未批准苯妥英钠用于治疗心律失常的适应证,但本品已被用于室性心律失常的治疗,包括洋地黄中毒所致的室性心律失常和癫痫。

【药理作用】　苯妥英钠与失活状态的钠通道结合。高浓度的苯妥英钠有一些钙离子通道阻滞作用,能降低窦房结和房室结的自律性。苯妥英钠抑制 4 相去极,对地高辛引起的心律失常有效。苯妥英钠还可抑制交感神经对心室的影响。

【用法用量】

1.婴幼儿/儿童　静脉注射,负荷剂量 1.25mg/kg,每 5min 1 次,可增至总负荷剂量 15mg/kg;口服、静脉注射,维持剂量 5～10mg/(kg·d),分 2～3 次。

2.成人　静脉注射,负荷剂量 1.25mg/kg,每 5min 1 次,可以重复给药至总负荷剂量 15 mg/kg;口服,负荷剂量,第 1 日每次 250mg,每日服用 4 次,第 2～3 日每次 250mg,每日服用 2 次,之后的维持剂量为 300～400 mg/d,分 1～4 次服用。

【药动学】　给药后 3～12h 血药浓度达峰值。苯妥英钠经肝代谢,在婴儿体内半衰期长达 24h。在＞1 岁患儿体内,半衰期为 8h。成人体内半衰期 24h。苯妥英钠经尿液排泄。

【监测指标】　血药浓度,全血细胞计数及分类,肝酶,静脉给药时应监测血压。

【禁忌证】　心肌梗死和窦性心动过缓禁用。

【药物相互作用】　苯妥英钠与利托那韦、丙戊酸、乙琥胺、华法林、口服避孕药、皮质激素、依托泊苷、多柔比星、长春新碱、甲氨蝶呤、环孢素、茶碱、氯霉素、利福平、多西环素、奎尼丁、美西律、丙吡胺、多巴胺、非去极肌松药合用会降低这些药物的药效。与西咪替丁、氯霉素、非尔氨酯、齐多夫定、异烟肼、甲氧苄啶、磺胺类联用会使本品的血药浓度增加。与利福平、齐多夫定、顺铂、长春碱、博来霉素、抗酸药、叶酸合用会降低本品浓度。

【不良反应】

1.心血管系统　高血压、心动过缓、心律失常、循环衰竭。

2.中枢神经系统　语言不清、眩晕、困倦、嗜睡、昏迷、共济失调、运动障碍。

3.眼　眼球震颤、视物模糊、复视。

4.皮肤　多毛症、面部轮廓增粗、Steven-Johnson 综合征、皮疹。

5.内分泌和代谢　叶酸耗竭、高血糖。

6.胃肠道　恶心、呕吐、牙龈增生、牙龈敏感。

7.血液　血性恶病质、淋巴瘤。

8.肝　肝炎。

9.局部　血栓性静脉炎。

10.神经肌肉　周围神经病变。

11.其他　系统性红斑狼疮样综合征。

【毒理】　苯妥英钠中毒症状包括步态不稳、口齿不清、神志模糊、恶心、体温过低、发热、低血压、呼吸抑制和昏迷。处理措施是支持治疗。

【配伍/给药】　使用苯妥英钠可以不需稀释缓慢注射并立即用生理盐水冲洗；或者用生理盐水稀释到浓度＜6 mg/ml 的输液；静脉输液速度不得超过 1～3 mg/(kg·min)，最大输注速度 50 mg/min。避免外渗。

第四节　　Ⅰc 类药物

一、氟卡尼

【适应证】　用于治疗心房性、交界性与室性心律失常。

【药理作用】　氟卡尼在激活状态时阻断钠离子慢通道,同时也具有中等程度的钾离子通道阻滞作用。氟卡尼具有较长的作用时间,并需要较长时间从钠离子通道解离。在特殊传导组织中,不应期缩短,自律性降低。心室动作电位持续时间和不应期略有延长。

【用法用量】

1.儿童　口服初始剂量,$1 \sim 3$ mg/(kg·d)或 $50 \sim 100$ mg/(m^2·d),分 3 次服用。每隔数天增加剂量,直到 $3 \sim 6$ mg/(kg·d)或 $100 \sim 150$ mg/(m^2·d),分 3 次服用。

2.成人　口服每 12h $50 \sim 100$ mg;每隔 4d 增加 100 mg/d。通常剂量,300mg/d;最大剂量为 400 mg/d。

【药动学】　氟卡尼吸收完全,在肝代谢。在新生儿中的半衰期是29h;婴儿 $11 \sim 12$h;儿童 8h;成人 $12 \sim 27$h。氟卡尼是从尿液中排泄,不可被透析清除。

【监测指标】　心电图、氟卡尼血药浓度、肝酶和全血计数都应该监测。

【禁忌证】　氟卡尼使用的禁忌证有的二度或三度房室传导阻滞、完全性右束支传导阻滞（RBBB）伴发左分支传导阻滞或 3 支传导阻滞、心源性休克和心肌抑制。

【注意事项/警告】　伴有充血性心力衰竭、传导异常和心肌、肾或肝功能不全的患者使用氟卡尼需要谨慎。住院患者推荐从一开始就监测心律失常的发展变化。

【药物相互作用】　同时使用其他抗心律失常药物可能增加心脏的不良反应。氟卡尼可能增加地高辛血药浓度,联用 β 受体阻滞药、丙吡胺或维拉帕米可能导致心脏收缩力减弱。抗酸药、碳酸酐酶抑制药和碳酸氢钠会减少氟卡尼的清除。胺碘酮会增加氟卡尼的血药浓度。氟卡尼与利托那韦不得同时使用。

【不良反应】

1.心血管系统　心动过缓、心脏传导阻滞、室性心律失常、心力衰竭、心悸、胸痛、水肿、PR 间期增加和 QRS 波群增宽。

2.中枢神经系统　头晕、疲劳、紧张、头痛。

3.皮肤　皮疹。

4.胃肠道　恶心。

5.血液 血性恶病质。

6.肝 肝功能异常。

7.神经肌肉 感觉异常、震颤。

8.眼 视物模糊。

9.呼吸系统 呼吸困难。

【毒理】 氟卡尼治疗指数较窄,略微超过治疗范围就会引起严重的毒副作用,尤其是在氟卡尼与其他抗心律失常药物合用时。中毒指征包括 PR、QRS 间期和 QR 间期延长;房室传导阻滞、心动过缓、低血压、室性心律失常和心搏停止。症状包括眩晕、视物模糊、头痛和胃肠道紊乱。处理措施是对症支持治疗。碳酸氢钠可以扭转 QRS 延长、心动过缓和低血压。

【配伍/给药】 乳制品可能影响氟卡尼的吸收,故应在食用乳制品前 1h 给予氟卡尼。更改乳制品摄入量时,应监测氟卡尼血药浓度。

二、普罗帕酮

【适应证】 用于心房、交界区及心室的快速性心律失常。

【药理作用】 普罗帕酮阻断钠通道,恢复需一定时间。普罗帕酮具有轻度 β 受体阻滞特性。普罗帕酮对钙离子内流的慢通道和延迟的钾离子外流通道有阻滞作用。

【用法用量】

1.婴儿/儿童 口服,$150\sim200$ mg/($m^2 \cdot d$),每 8h 1 次,上限剂量 600mg/($m^2 \cdot d$)。

2.成人 口服,速释剂 150mg,每 8h 1 次;每隔 $3\sim4$d 增加剂量,直至 300mg,每 8h 1 次;缓释剂,225mg,每 12h 1 次;每隔 5d 增加剂量直至 325mg,每 12h 1 次,最大剂量 425mg,每 12h 1 次。

【药动学】 普罗帕酮有较好的吸收。普罗帕酮在肝中代谢,有两组决定基因(快代谢型和慢代谢型)。单次给药后普罗帕酮的半衰期为 $2\sim8$h,在慢代谢型患者中半衰期可高达 $10\sim32$h。

【监测指标】 应监测心电图和血压。

【禁忌证】 普罗帕酮使用禁忌证是窦房结、房室或心室内的传导阻滞(未安置心脏起搏器);窦性心动过缓。心源性休克、失代偿的心力衰竭、低血压、支气管痉挛、未纠正的电解质紊乱和利托那韦同时使用。

【注意事项/警告】　监护使用普罗帕酮所致的心律失常及充血性心力衰竭的增加。在严重肝功能不全患者普罗帕酮应慎用。

【药物相互作用】　西咪替丁、奎尼丁、利托那韦(禁忌证)、氟西汀和咪康唑可能增加普罗帕酮的血药浓度。苯巴比妥和利福平可能会降低普罗帕酮血药浓度。普罗帕酮可能增加地高辛、美托洛尔、普萘洛尔、茶碱和华法林的血药浓度。使用普罗帕酮与Ⅰa类、Ⅲ类抗心律失常药物、红霉素、抗精神病药和三环类抗抑郁药联合使用时应谨慎。

【不良反应】

1.心血管系统　药物致心律失常、充血性心力衰竭、房室传导阻滞、晕厥、胸痛、低血压。

2.中枢神经系统　头晕、乏力、头痛、共济失调、失眠、焦虑、嗜睡。

3.皮肤　皮疹。

4.胃肠道　恶心、呕吐、便秘、消化不良、腹泻、厌食、腹痛。

5.神经肌肉　震颤、乏力、关节痛。

6.眼　视物模糊。

7.呼吸系统　呼吸困难。

【毒理】　普罗帕酮治疗指数较窄,略微超过治疗范围就会引起严重的毒副作用,尤其是在普罗帕酮与其他抗心律失常药物合用时。1 次摄入日剂量的 2 倍就会有生命危险。中毒指征包括 PR、QRS 间期和 QR 间期延长、房室传导阻滞、心动过缓、低血压、室性心律失常和心脏停搏。症状包括眩晕、视物模糊、头痛和胃肠道紊乱。处理措施是对症支持治疗。碳酸氢钠可以扭转 QRS 延长、心动过缓和低血压。

第五节　Ⅱ类抗心律失常药:β受体阻滞药

一、艾司洛尔

【适应证】　用于治疗 SVT 与心房颤动/心房扑动(控制心率)、室性心动过速与术后高血压。

【药理作用】　艾司洛尔为一种静脉注射的选择性的 β_1 受体阻滞药。主要阻断部位为 SA 与 AV 节点。

【用法用量】

1.婴幼儿及儿童　静脉给药,先以 $100\sim200\mu g/kg$ 于 1min 内静脉注射完毕,随后以 $50\mu g/(kg \cdot min)$ 持续静脉滴注。可以再给予一次静脉注射,继以最高可提高到 $200\mu g/(kg \cdot min)$ 的维持剂量进行静脉滴注。

2.成人　静脉给药,先静脉注射负荷剂量 $500\mu g/kg$ 于 1min 内静脉注射,随后 $50\mu g/(kg \cdot min)$ 静脉滴注维持 4min,可以再给予一次静脉注射,持续滴注的剂量可以增加至 $100\mu g/(kg \cdot min)$,最大维持剂量可达 $200\mu g/(kg \cdot min)$。

【药动学】　艾司洛尔被血中的酯酶代谢,半衰期为 $3\sim10min$。

【监测指标】　血压、心电图、心率。

【禁忌证】　有窦性心动过缓、心脏传导阻滞、失代偿性心力衰竭、心源性休克的患者禁用艾司洛尔。

【注意事项/警告】　有反应性气道疾病的患者需慎用。低血糖、糖尿病、肾衰竭患者慎用。避免外渗。停药时当谨慎,避免停药反应。

【药物相互作用】　吗啡可能增加艾司洛尔的浓度。茶碱或咖啡因可以降低艾司洛尔的浓度。艾司洛尔可增加地高辛或茶碱的血药浓度。

【不良反应】

1.心血管　低血压、心动过缓。

2.中枢神经系统　头晕、嗜睡、神志不清、思维异常、抑郁、头痛。

3.内分泌　低血糖。

4.胃肠道　恶心、呕吐。

5.局部　静脉炎。

6.呼吸　支气管痉挛。

7.其他　出汗。

【毒理】　中毒症状包括低血压、心动过缓、支气管痉挛、充血性心力衰竭、心脏传导阻滞。液体管理可以有效治疗低血压。拟交感神经药物可用于治疗心动过缓和低血压。

【配伍/给药】　艾司洛尔必须稀释至终浓度为 $10mg/ml$,$>10mg/ml$ 可引起血栓性静脉炎。

二、普萘洛尔

【适应证】　用于治疗房性和室性心动过速、高血压。

【药理作用】　普萘洛尔是一种非选择性β受体阻滞药,有膜稳定作用,影响钠离子通道,无内在拟交感活性。

【用法用量】

1.婴幼儿/儿童　静脉给药,新生儿0.01mg/kg缓慢静推10min;如需要可每6～8h重复给药。剂量可缓慢增长,至最大剂量为每6～8h每次0.15mg/kg;婴幼儿/儿童,0.01～0.1mg/kg缓慢静推10min,婴幼儿最大剂量1mg,儿童最大剂量3mg。口服,新生儿0.25mg/kg,每6～8h,最大剂量5mg/(kg·d);儿童0.5～1mg/(kg·d),每隔6～8h给药,3～5d剂量滴定至常规剂量2～4mg/(kg·d),不得超过16mg/(kg·d)或者60mg/d。

2.成人　静脉,每次1mg静脉推注,每5min间隔给药,总量不超过5mg;口服,每次10～20mg,每隔6～8h给药,可逐步增加至40～320mg/d。

【药动学】　普萘洛尔大部分通过肝代谢清除,在新生儿的半衰期为3～4h,在儿童和成人的半衰期为6h,通过尿液排出体外,不能经透析清除。

【监测指标】　静脉使用本药时应注意监测心电图和血压,口服使用本药时应注意监测心率和血压。

【禁忌证】　失代偿性充血性心力衰竭、心源性休克、心动过缓或心脏传导阻滞,哮喘、慢性阻塞性肺病禁用此药。

【注意事项/警告】　伴心力衰竭的患者应慎用此药,因为普萘洛尔可能加重充血性心力衰竭。有反应性气道疾病、糖尿病、低血糖和肾衰竭患者应慎用。避免外渗。停药时应谨慎,避免出现停药反应。

【药物相互作用】　苯巴比妥和利福平会加速普萘洛尔清除并降低其活性。西咪替丁会减少本药清除并提高其药效。含铝抗酸剂可减少其吸收。与吩噻嗪类合用可导致低血压。

【不良反应】

1.心血管　低血压、心肌收缩力受损、充血性心力衰竭、心动过缓、房室传导阻滞。

2.中枢神经系统　头晕、失眠、易梦、乏力、嗜睡、抑郁。

3.内分泌与代谢　低血糖(尤其是婴幼儿与儿童)、高血糖。

4.胃肠道　恶心、呕吐、腹泻。

5.血液　粒细胞缺乏症。

6.呼吸　支气管痉挛。

【毒理】　中毒症状为低血压、心动过缓、支气管痉挛、充血性心力衰竭、心脏传导阻滞。拟交感神经药物可用于治疗心动过缓和低血压。

【配伍/给药】　普萘洛尔与碳酸氢盐液体不相容,应避光储存。

三、阿替洛尔

【适应证】　用于治疗房性和室性快速性心律失常,高血压。

【药理作用】　阿替洛尔是选择性 β 受体阻滞药(主要影响 $β_1$ 受体),阿替洛尔无膜稳定性和内在拟交感活性。不能穿透血-脑屏障。

【用法用量】

1.婴幼儿及儿童　口服,初始剂量使用 0.8～1mg/(kg·d),分 1～2 次给药,最大剂量 2mg/(kg·d),不能超过成人最大剂量 100mg/d。

2.成人　口服,初始剂量使用每次 25～50mg,每日 1～2 次。常用剂量每次 50～100mg,每日 1～2 次。最大剂量 100mg/d。

肾功能不全时的剂量调整:肌酐清除率在 15～35ml/min,每日可用最大剂量为 50mg 或者 1mg/kg,每天给药 1 次。若肌酐清除率<15ml/min,最大剂量为 50mg 或者 1mg/kg,隔日给药 1 次。

【药动学】　口服阿替洛尔 2～3h 达到峰浓度,半衰期9～10h。阿替洛尔几乎不通过肝代谢,无活性代谢物,通过尿液和粪便排出。透析可以部分清除该药。

【禁忌证】　心动过缓、心脏传导阻滞、失代偿性心力衰竭、心源性休克、肺水肿患者禁用。

【注意事项/警告】　对肾功能不全、反应性气道疾病、糖尿病、低血糖、心力衰竭的患者使用此药时应慎用,避免外渗。停药时应谨慎,避免停药反应。

【药物相互作用】　阿替洛尔与其他抗高血压药合用有相加作用,可能会逆转茶碱的作用和疗效。

【不良反应】

1.心血管系统 低血压、心动过缓、二度或三度心脏传导阻滞。

2.中枢神经系统 头晕、嗜睡、疲劳、头痛、噩梦。

3.胃肠道 便秘、恶心、腹泻。

4.呼吸 支气管痉挛。

【毒理】 症状为低血压、心动过缓、充血性心力衰竭和心脏停搏。中枢神经系统的效应包括昏迷、抽搐、呼吸骤停。心动过缓可能对阿托品、异丙肾上腺素、胰高血糖素产生反应。

四、美托洛尔

【适应证】 用于治疗房性或室性快速性心律失常及高血压,可降低成人充血性心力衰竭的病死率。

【药理作用】 本药是选择性 β_1 受体阻滞药,无内在拟交感活性。

【用法用量】

1.婴儿/儿童 口服给药,关于本药用于治疗新生儿或儿童心律失常的资料有限。

2.成人 静脉注射,初始剂量为 1 次 1.25～5mg,每 6～12h 1 次;以后可视疗效逐渐增加剂量至出现药效,最大剂量为每 3～6h 15mg。口服给药,初始剂量为每日 100mg,分 1～2 次给药。以 1 周为间隔逐渐加量,常规剂量为每日 100～450mg。

【药动学】 本药有明显的首过消除,半衰期为 3～8h,无活性代谢产物,经尿排出体外。

【监测指标】 静脉使用本药时应注意监测心电图及血压;口服使用本药时应注意监测心率及血压。

【禁忌证】 窦性心动过缓、二度或三度心脏传导阻滞(未使用起搏器的患者)、心源性休克、失代偿性充血性心力衰竭患者为本药禁忌证。

【注意事项/警告】 心力衰竭、反应性气道疾病、糖尿病、低血糖症、肾功能减退患者使用本药时需慎用;避免外渗;停用本药时应谨慎,避免停药反应。

【药物相互作用】 利血平、单胺氧化酶抑制药与本药合用可产生叠加的低血压及心动过缓效应;本药与抗高血压药、利尿药、地高辛、胺碘酮、钙通道阻滞药及全身麻醉药合用会产生协同作用;维拉帕米可能增加本药口服生物利用度;环丙沙星、肼屈嗪、口服避孕药及奎尼丁可能增加本药的血药浓度;非甾体消炎药可能降低本药的降压效果;巴比妥类药物及利福平可能增加本药的代谢;本药可能增加利多卡因的血药浓度。

【不良反应】

1.心血管系统　心动过缓、心悸、充血性心力衰竭、低血压、外周性水肿、心脏传导阻滞。

2.中枢神经系统　头晕、疲劳、抑郁、意识模糊、失眠。

3.皮肤　皮疹、瘙痒。

4.消化系统　腹泻、恶心、腹痛、便秘、呕吐。

5.血液系统　粒细胞缺乏症、血小板减少症。

6.肝　肝炎、黄疸。

7.呼吸系统　支气管痉挛、呼吸困难。

【毒理】　本药常见的中毒症状包括低血压、心动过缓、心源性休克及心搏骤停。涉及中枢神经系统的中毒症状包括昏迷、抽搐、呼吸停止。本药中毒时可对症治疗,阿托品、异丙托溴铵及胰高血糖素可能对心动过缓有效。

五、纳多洛尔

【适应证】　用于治疗房性或室性快速性心律失常及高血压。

【药理作用】　本药为非选择性 β 受体阻滞药,无内在拟交感活性及膜稳定作用。

【用法用量】

1.婴幼儿/儿童　口服给药,儿童使用本药资料有限。初始剂量 $0.5\sim1mg/kg$,每日 1 次,逐渐增加剂量至最大剂量 $2.5mg/(kg \cdot d)$。

2.成年人　口服给药,初始剂量 40mg,每日 1 次,逐渐增加至常规剂量 $40\sim80mg/d$,但可能需要增加至 $240\sim320mg/d$。

肾功能不全时的剂量调整(成人):Cl_{cr} 在 $10\sim50$ ml/min,给予常规剂量的 50%;$Cl_{cr}<10ml/min$,给予常规剂量的 25%。

【药动学】　本药口服吸收率低,给药后 $3\sim4h$ 血药浓度达峰值。本药在婴幼儿半衰期为 $3\sim4h$,儿童半衰期为 $7\sim15h$,成人 $10\sim24h$。在肾功能减退患者本药的半衰期延长。本药透析时可被部分清除。

【监测指标】　用药期间应监测血压及心率。

【禁忌证】　失代偿性充血性心力衰竭、心源性休克、哮喘、心动过缓及心脏传导阻滞患者为本药禁忌证。

【注意事项/警告】　有充血性心力衰竭、气道反应性疾病、糖尿病、低血糖症及肾衰竭的患者使用本药时应注意监护;停用本药时需对患者进行监护避免停药反跳。

【药物相互作用】　利尿药和吩噻嗪类药物可能增加本药抗高血压作用;本药可能增强肌松药的作用;可乐定与本药合用时,突然停用可乐定可能导致高血压危象。

【不良反应】

1.心血管系统　心动过缓、直立性低血压、充血性心力衰竭、水肿。

2.中枢神经系统　疲劳、头晕、抑郁。

3.皮肤　皮疹。

4.消化系统　腹部不适、腹泻、便秘。

5.内分泌与代谢　阳萎。

6.呼吸系统　支气管痉挛。

【毒理】　本药常见的中毒症状包括低血压、心动过缓、房室传导阻滞、心源性休克及心脏停搏。涉及中枢神经系统的中毒症状包括抽搐、昏迷、呼吸停止。本药出现中毒症状时可对症治疗,阿托品、异丙托溴铵及适当踱步可能对心动过缓及低血压有效。

第六节　Ⅲ类抗心律失常药

一、胺碘酮

【适应证】　胺碘酮广泛应用于对常规药物治疗无反应的室性及房性心律失常,胺碘酮也常用于治疗术后交界区异位性心动过速。

【药理作用】　胺碘酮具有肾上腺素能受体阻滞作用,延长心房、心室肌的动作电位及有效不应期,降低房室传导和窦房结的功能。

【用法用量】

1.儿童/婴幼儿　静脉,对于无脉性室性心动过速/心室颤动给予5mg/kg 快速静脉推注,严重室性心动过速可于 20～60min 输注。可以重复给予 5 mg/kg 的剂量,直至总负荷剂量达到 20mg/kg。维持输注剂量为 $5\mu g/(kg \cdot min)$,可逐渐加量至 $15\mu g/(kg \cdot min)$。口服,1 岁以内儿童,可以同时使用体表面积计算剂量,负荷剂量 $10\sim15$ mg/(kg $\cdot$ d)或 $600\sim800$ mg/(1.73 $m^2 \cdot$ d),分 2 次给药,治疗 $4\sim14$d。之后剂量可减至 5 mg/(kg $\cdot$ d)或 $200\sim400$ mg/(1.73 $m^2 \cdot$ d),维持数周,直至减低至最低有效量,通常是 $1\sim2.5$ mg/(kg $\cdot$ d)。

2.成人

(1)静脉:无脉性室性心动过速/心室颤动,使用 300mg 本药稀释于 $20\sim30$ml 5% 葡萄糖溶液或生理盐水中,快速静脉推注。对复发的无脉性室性心动过速/心室颤动可给予 150mg 的追加剂量快速静脉输注,最大用量为每 24h 2.2g。

严重室性心动过速:负荷剂量,在 24h 内给予 1000mg,按照下述方法给药,即首先静脉注射 150mg,注射时间不短于 10min,之后在 6h 内给予 360 mg(1 mg/min),然后在 18h 内给予维持剂量 540mg(0.5mg/min)。第 1 个 24h 后,以 0.5mg/min 的维持剂量继续给药,如果有突发性的心律失常可给予 150mg 的追加剂量,追加剂量应在 $10\sim20$min 推注完毕。每日最大剂量为 2g。

(2)口服:初始 $1\sim3$ 周,给予 $800\sim1600$mg/d,分 $1\sim2$ 次给药,然后给予 $600\sim800$mg/d,分 $1\sim2$ 次给药,持续 1 个月,再逐渐减量至 $100\sim200$mg/d。

【药动学】　胺碘酮在肝中代谢,成人口服半衰期达 $40\sim55$d,单次静脉注射后半衰期 $20\sim47$d。胺碘酮半衰期在儿童中明显缩短。胺碘酮从粪便与尿液排泄,无法通过透析清除。

【监测指标】　心电图、血压、X 线胸片,肺功能,甲状腺功能,血糖、三酰甘油、肝酶及眼科检查。

【禁忌证】　严重窦房结功能不全,二度或三度房室传导阻滞(无起搏器)。

【注意事项】　在美国的一些医疗机构,胺碘酮并不是一线抗心律失常药物,因为其药物毒性较大。然而在一些其他国家,胺碘酮的使用经验较多,故可以作为各种类型的快速性心律失常的一线治疗用药。约 75% 的患者使用高剂量胺碘酮时出现不良反应,其肺毒性和肝毒性是可以致命的。胺碘酮可导致甲状腺功能减退或亢进,可引起药物性心律失常,快速静脉输注可发生低血压。患者在初次治疗使用胺碘酮负荷剂量时应住院治疗,一些胺碘酮静脉制剂含有苯甲醇,可能与潜在的致命性的新生儿喘息综合征有关(代谢性酸中毒、呼吸窘迫、气促、中枢神经紊乱、低血压及循环衰竭)。

【药物相互作用】 胺碘酮会增加地高辛、环孢素、氟卡尼、利多卡因、甲氨蝶呤、普鲁卡因胺、奎尼丁、华法林和苯妥英钠的血药浓度。上述药物联用时应减量并监测血药浓度(地高辛减量50%,氟卡尼减量30%,华法林减量30%～50%)。与β受体阻滞药、地高辛、钙离子拮抗药联用可导致心动过缓、窦性停搏、传导阻滞。胺碘酮与洛伐他汀、辛伐他汀合用可增加肌损、横纹肌溶解的风险。胺碘酮可抑制右美沙芬的代谢。圣约翰草汁可减少胺碘酮的浓度,不建议和胺碘酮合用。

【不良反应】

1.心血管系统 心律失常,包括尖端扭转型、心动过缓,窦性停搏、传导阻滞、低血压、心力衰竭及心肌抑制。在静脉注射中低血压是潜在的致死风险。成人每日用量超过2100mg可能导致更大的低血压风险。

2.呼吸系统 间质性肺炎、过敏性肺炎、肺纤维化及急性呼吸窘迫综合征。降低药物剂量可以减少肺毒性的发生。

3.中枢神经系统 协调性下降、乏力、嗜睡、头痛、失眠、多梦、共济失调、行为改变、发热。

4.皮肤 皮肤色素沉着、对光敏感、皮疹、瘙痒。

5.内分泌 甲状腺功能减退或亢进、高血糖、高三酰甘油血症、抗利尿激素分泌异常综合征。

6.消化系统 恶心、呕吐、厌食、便秘。

7.肝 肝酶、胆红素、血氨升高,严重肝毒性反应。静脉注射的胺碘酮如果使用超过推荐的过高浓度或输注过快可造成肝细胞坏死、肝性脑病、肾衰竭甚至死亡。

8.神经、肌肉系统 感觉异常、肌震颤、肌无力、横纹肌溶解。

9.生殖系统 无菌性附睾炎。

10.血液系统 凝血异常、血小板减少、中性粒细胞下降、三系下降、溶血性贫血、再生障碍性贫血。

11.眼 角膜色素沉淀、视物模糊、畏光、视神经病变、视神经炎。

【毒理】 中毒症状包括窦性心动过缓和(或)心脏停搏,低血压,QT

间期延长。用药期间应心电图监测数日,心动过缓可用阿托品对抗。

【配伍/给药】　外周静脉的最大给药浓度为 2 mg/ml,中心静脉的最大给药浓度为 6mg/ml。配置好的胺碘酮溶液在聚丙烯注射器中,在 1mg/ml 和 2.5mg/ml 的浓度放置于室温,不避光的条件下,可稳定存放 26h。口服忌与葡萄柚汁同服。

二、决奈达隆

【适应证】　决奈达隆在成人用于预防已复律的心房颤动、心房扑动的复发。它不能用于治疗永久性心房颤动,因为有可能增加发病率和病死率。

【药理作用】　决奈达隆能延长心房细胞的复极时间。它也能抑制肾上腺素的作用。

【用法用量】　决奈达隆为口服用药。

1.儿童/婴幼儿　不推荐。

2.成人　口服 800mg/d,分 2 次服用。

肾功能不全患者的剂量调整:无须调整。

【药动学】　决奈达隆经肝代谢,半衰期 13～19h,口服后 3～6h 达峰,主要经粪便排泄。

【监测指标】　心电图,血压,心率,外周进行性水肿,电解质(特别是镁,钾离子),定期监测肝酶。

【禁忌证】　NYHA 心功能Ⅳ级的心力衰竭,近期有失代偿的充血性心力衰竭(NYHA 心功能Ⅱ～Ⅲ级),完全房室传导阻滞或未安装起搏器的二度房室传导阻滞,低于 50 次/分的心动过缓,QRS 间期＞500 ms,PR 间期＞280ms,永久性心房颤动,肝衰竭。

【注意事项/警告】　说明书对慢性心房颤动、失代偿性心力衰竭患者应用该药物进行了黑框警告,2 个大型随机双盲、安慰药对照试验证明上述患者用药后病死率增加。在成人中,有先天性心脏病及心房颤动患者用药需特别谨慎,因为上述人群中没有公开的研究资料。

【药物相互作用】　与地高辛和钙离子阻断药合用时需要注意,因为其可能显著减慢心率,加重房室传导阻滞。应避免与其他可延长 QT 间期的药物合用。

【不良反应】

1.心血管系统　充血性心力衰竭、QT 间期延长、房室传导阻滞、心动过缓。

2.皮肤　瘙痒、皮疹、对光敏感。

3.消化系统　腹痛、恶心、呕吐、腹泻、消化不良、肝酶升高及暴发性肝衰竭。

4.肝　肝酶升高及需要肝移植的肝衰竭。

5.呼吸系统　有肺间质病、肺炎、肺纤维化的报道。

【毒理】　可发生心动过缓，心脏停搏，QT 间期延长所致的尖端扭转性心动过速。

【配伍/给药】　禁止与葡萄柚汁合用。摄入高脂饮食会增加药物吸收。

三、索他洛尔

【适应证】　索他洛尔适用于治疗室性和房性快速性心律失常。

【药理作用】　索他洛尔是非选择性 β 受体阻滞药，在高浓度时兼具Ⅲ类抗心律失常药物作用(延长复极化时程)；索他洛尔能减慢心率和房室结传导时间，延长房室结不应期。它可以延长心房和心室的动作电位，延长心房肌和心室肌的有效不应期。在高剂量时索他洛尔更多地表现出Ⅲ类抗心律失常药物作用。

【用法用量】　因索他洛尔有潜在的致心律失常作用，应在医院环境下开始治疗。

1.婴幼儿/儿童　口服，2 岁以上儿童剂量为 90mg/(m^2·d)，分 3 次服用；剂量可逐渐增加至 180 mg/(m^2·d)，分 3 次服用。应逐渐增加剂量。<2 岁的婴幼儿应根据年龄相关因子减少剂量(图 9-3)。因为年幼的患者需要更多的时间才能达到稳态，所以有必要增加调整剂量的时间间隔。

2.成人　口服，每次 80mg，每日 2 次；剂量可逐渐增加至 240～320mg/d。剂量调整间隔可以是 3d。常规剂量范围是 160～320mg/d。

肾功能损伤患者剂量(成人)：肾功能受损会延长药物半衰期。

室性快速型心律失常的治疗：肌酐清除率＞60ml/min，每 12h 服用1 次；肌酐清除率为 30～60ml/min，每 24h 服用 1 次；肌酐清除率为 10～30ml/min，每 36～48h 服用 1 次；肌酐清除率＜10ml/min，需根据患者情况制订个体化给药剂量。

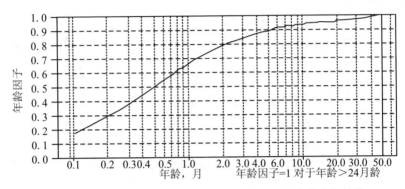

图 9-3　年龄因子对月龄作图确定＜2 岁的婴幼儿索他洛尔剂量

　　房性心律失常的治疗:肌酐清除率＞60ml/min,每 12h 服用 1 次;肌酐清除率为 40~60ml/min,每 24h 服用 1 次;肌酐清除率＜40ml/min,禁用。

　　【药动学】　索他洛尔在体内不被代谢。新生儿体内半衰期是8.4h;婴幼儿或＜2 岁的儿童体内半衰期是 7.4h;2~7 岁儿童体内半衰期是 9.1h;7~12 岁儿童体内半衰期是 9.2h;成人体内半衰期是12h。儿童达峰时间为 2~3h,成人达峰时间为 2~4h。索他洛尔经尿排泄。

　　【监测指标】　血清镁、钾浓度,心电图,同时应监测肾功能。

　　【禁忌证】　窦性心动过缓;二度或三度心脏传导阻滞(未置入起搏器),先天性或获得性长 QT 综合征,未控制的充血性心力衰竭及哮喘,QTc 间期基线＞450ms 或是肾功能显著下降。

　　【注意事项/警告】　索他洛尔的药物治疗应在医院持续监测条件下开始。逐步调整剂量,并监测 QT 间期。心力衰竭患者慎用。对正在服用 β 受体阻滞药或钙离子拮抗药患者慎用。糖尿病患者慎用。

　　【药物相互作用】　禁与延长 QT 间期的药物合用(Ⅰ类和Ⅱ类抗心律失常药,吩噻嗪类,三环类抗抑郁药),因为这些药会增加其心血管系统作用。应在Ⅰ类和Ⅱ类抗心律失常药至少经过 3 个半衰期后开始服用索他洛尔。用药期间同时服用含镁、铝的抗酸药会影响索他洛尔的吸收(服用索他洛尔 2h 后服用抗酸药)。

【不良反应】

1.心血管系统 致心律失常作用、心动过缓、胸痛、心悸、充血性心力衰竭、QT 间期延长、尖端扭转型室性心动过速、晕厥。

2.中枢神经系统 疲乏、头晕目眩、意识混乱、失眠、抑郁、情绪改变、焦虑、头痛。

3.皮肤 皮疹。

4.胃肠系统 腹泻、恶心、呕吐。

5.内分泌和代谢系统 性功能障碍、糖尿病患者、高血糖症。

6.血液系统 出血。

7.神经肌肉 乏力、感觉异常。

8.眼 视觉障碍。

9.呼吸系统 呼吸困难、哮喘。

10.其他 四肢冰冷、出汗。

【毒理】 索他洛尔的中毒症状包括心律失常、中枢神经系统毒性、支气管痉挛、低血糖和高钾血症。最常见的心脏症状包括低血压和心动过缓。中枢神经系统作用包括抽搐、昏迷和呼吸骤停。需对症治疗。

四、多非利特

【适应证】 多非利特适用于治疗成年人心房颤动/心房扑动和室性心动过速。

【药理作用】 作为Ⅲ类抗心律失常药,通过阻断延迟整流钾通道延长心肌复极时程。

【用法用量】

1.婴幼儿/儿童 尚未在儿童中建立安全剂量。

2.成人 口服,首剂量为每次 $500\mu g$,每日 2 次。应根据 QTc 间期和肌酐清除率调整剂量。在给予第 2 个剂量前应进行心电图的检查。如果 QTc 间期涨幅＞15％,应将剂量降为每次 $250\mu g$,每日 2 次。若 QTc 间期值＞500ms,应终止多非利特的药物治疗。

肾功能损伤患者的剂量调整:肌酐清除率在 40～60ml/min 的患者,剂量为每次 $250\mu g$,每日 2 次,肌酐清除率在 20～40ml/min 时剂量为 $125\mu g$/次,每日 2 次。

【药动学】 多非利特口服生物利用度为 90％。2～3h 后达到最高血药浓度。半衰期为 10h。主要经尿排泄(>80%)。

【监测指标】 室性心律失常的风险呈剂量依赖性。应计算肌酐清除率并监测肾功能。每 12h 做心电图检查计算 QTc 间期值。

【禁忌证】 若 QTc>440ms 不应使用多非利特。不应与维拉帕米、甲氧苄啶、西咪替丁、酮康唑或氢氯噻嗪合用。长 QT 综合征不宜使用。

【注意事项/警告】 多非利特应以住院患者为初始治疗对象,且至少持续 3d 以监测其 QT 间期的延长。

【药物相互作用】 避免与保钾利尿药合用。不应与Ⅰ类或Ⅲ类抗心律失常药合用。避免与激活 CYP3A4 酶系统的药物合用。

【不良反应】

1.心血管系统 扭转型室性心动过速、房室结传导阻滞和心动过缓及心动过缓、心肌梗死。

2.中枢神经系统 头痛、头晕。

3.皮肤 皮疹。

4.胃肠系统(GI) 恶心、呕吐、腹泻、腹痛。

5.呼吸系统 呼吸急促、呼吸道感染。

【毒理】 药物过量采用支持疗法,同时应在医院监测其 QT 间期。

五、伊布利特

【适应证】 伊布利特适用于治疗成人心房颤动和心房扑动。

【药理作用】 伊布利特是通过一种未知的机制延长动作电位时长。伊布利特会引起心房肌和心室肌的不应期延长。

【用法用量】

1.婴幼儿/儿童 尚无可用的儿童推荐剂量。

2.成人 静脉注射,体重低于 60kg 的患者 0.01mg/kg,给药时间应>10min。体重高于 60kg 的患者,剂量为 1mg,给药时间应>10min。如果首次注射结束后未起效可以重复注射首次剂量。

【药动学】 伊布利特主要经肝代谢,半衰期为 6h。伊布利特经尿和粪便排出。

【监测指标】 注射完毕后,患者应进行连续心电监护至少 4h 或是到 QTc 间期恢复至基线值。在伊布利特给药期间及随后对患者的监测过程中,必须配备有经验的人员和适宜的仪器设备。

【禁忌证】　若 QTc 间期大于 440ms 禁止使用伊布利特。

【注意事项/警告】　伊布利特给药后可能会出现有潜在致命性后果的心律失常症状,通常是尖端扭转型室性心动过速。肝功能或肾功能不全的患者无须调整剂量。用药前应纠正高钾血症或低镁血症。监测心传导阻滞。

【药物相互作用】　伊布利特不应与其他Ⅲ类抗心律失常药或Ⅰa类抗心律失常药等会继发潜在的不应期延长的药物合用。避免与其他延长 QTc 间期(三环类抗抑郁药、吩噻嗪类和红霉素)的药物合用。

【不良反应】

1.心血管系统　尖端扭转型室性心动过速、间歇性室性心动过速、低血压、房室传导阻滞、心动过缓、高血压、心悸、充血性心力衰竭、晕厥。

2.胃肠系统　恶心。

3.肾　肾衰竭。

【毒理】　伊布利特中毒症状包括中枢神经系统抑制,喘息,抽搐,心律失常。采用支持疗法。

【配伍/给药】　伊布利特可以不经稀释直接给药,也可稀释至 50ml溶媒中(0.9%生理盐水或 5%葡萄糖注射液)。给药时间＞10min。

第七节　第Ⅳ类抗心律失常药物:钙通道阻滞药

一、维拉帕米

【适应证】　维拉帕米适用于治疗心房和房室结依赖性的快速心律失常(室上性心动过速、心房颤动和心房扑动)。

【作用机制】　维拉帕米在除极过程中阻断血管平滑肌和心肌的钙离子通道。维拉帕米对窦房结和房室结影响最大。在高速率时该通道阻滞作用更加明显。维拉帕米能有效地抑制增强的自律性。

【用法用量】

1.婴幼儿/儿童　维拉帕米不推荐用于 1 岁以下的儿童。使用维拉帕米应辅以连续的心电监护并在床旁备有静脉注射的钙剂。静脉用药,每次 0.1~0.2mg/kg。如无效 30min 后可重复给药。＞1 岁的儿童剂量每次为 0.1～0.3mg/kg,最大剂量为 5mg。若需要 30min 后可重复给药。口服,4～8mg/(kg·d),每 8h 服用 1 次。

2.成人　静脉用药,每次 5～10mg。若需要 15～30min 后可重复给予 10mg。口服:240～480mg/d,每 8h 服用 1 次。持续释放制剂每 12h 服用 1 次,缓释制剂每 24h 服用 1 次。

肾损伤患者的剂量调整:儿童或成人,肌酐清除率<10ml/min 时,给予正常剂量的 50%～75%。

【药动学】　口服的速释剂型在 1～2h 后达峰值,静脉给药剂型则在数分钟内达峰值。口服剂型持续时间为 6～8h,而静脉给药剂型是 10～20min。维拉帕米经肝代谢(说明书中药物及原型无主要经肾代谢)。婴幼儿/儿童体内半衰期是 4～7h,成人体内半衰期是 4～12h。经尿排泄。

【监测指标】　应监测心电图和血压。长期服用应监测肝酶。

【禁忌证】　窦性心动过缓,心脏传导阻滞,室性心动过速,严重的左心室功能不全,低血压,预激综合征。

【注意事项/警告】　由于存在心血管崩溃的风险,新生儿及婴幼儿避免静脉注射维拉帕米。可依 10mg/kg 剂量在床旁备有静脉注射用氯化钙用于治疗低血压。慎用于严重的左心室功能不全,病态窦房结综合征,肝功能损伤或肾功能损伤及肥厚型心肌病患者。维拉帕米可能会使重症肌无力恶化,同时可能会减弱 Duchenne 肌营养不良患者的神经肌肉传导。

【药物相互作用】　维拉帕米与 β 受体阻滞药、地高辛、奎尼丁、丙吡胺合用会增强对心血管系统的作用。维拉帕米可能会增加地高辛、奎尼丁、环孢素、卡马西平的血清浓度。苯巴比妥和利福平可能会降低维拉帕米血清浓度。红霉素可能会增加维拉帕米血清浓度。与阿司匹林合用可能会延长出血时间。维拉帕米可能会延长维库溴铵的作用。

【不良反应】

1.心血管系统　严重的低血压会导致心脏停搏和心血管崩溃,已见报道于婴幼儿通过静脉注射给药。维拉帕米还可能引起心动过缓、心脏传导阻滞和加重充血性心力衰竭。

2.中枢神经系统　头晕、疲乏、痉挛、头痛。

3.胃肠系统　牙龈增生(口腔)、便秘、恶心。

4.肝　肝药酶升高。

5.呼吸系统　可能导致 Duchenne's 肌营养不良患者呼吸肌功能不全。

【毒理】　维拉帕米中毒症状包括低血压和心动过缓。心室内的传导通常不受其影响。意识混乱、昏迷、恶心、呕吐、代谢性酸中毒及高血糖症也有报道。心肌收缩力受损应给予钙剂治疗。低血压可采用胰高血糖素和肾上腺素治疗。

【溶媒相容性】　静脉推注给药,以 5% 注射用葡萄糖溶液作为溶媒,最高浓度为 2.5mg/ml,根据血压情况给药时间>2~4min。静脉滴注浓度为 0.4mg/ml。

二、地尔硫䓬

【适应证】　地尔硫䓬用于增加心房颤动和心房扑动的房室结阻滞程度,终止或预防房室结依赖性阵发性室上性心动过速。

【药理作用】　地尔硫䓬阻滞钙离子内流通道进而作用于窦房结和房室结。

【用法用量】

1.婴幼儿/儿童　地尔硫䓬不应用于新生儿。静脉推注 0.15~0.45mg/kg;静脉滴注,2mg/(kg·min)[(0.125 mg/(kg·h)]。口服,1.5~2 mg/(kg·d),每 3~4h1 次,日最大剂量 3.5 mg/(kg·d)。

2.成人　静脉用药,首剂量 0.35mg/kg,静脉推注时间>2min,(平均剂量 20mg),15min 后重复推注剂量 0.35 mg/kg(平均剂量 25mg)。静脉滴注,10mg/h 速度开始滴注并逐渐增加 5~15mg/h。增加给药剂量时给药时间应<24h,给药速率低于 15 mg/h。

静脉注射转换为口服给药:静脉推注给药 3h 后给予口服药品。口服剂量(mg/d)=[(静脉给药速率 mg/h×3)+3]×10。

口服剂量:缓释制剂,180~240mg/d~180~420 mg/d。

持续释放制剂:60~120mg/12h,最高 240~360mg/d。

【药动学】　地尔硫䓬首关效应明显。地尔硫䓬在肝中代谢,半衰期是 3~4.5h。血液透析不能清除地尔硫䓬。

【监测指标】　肝功能,血压,心电图。

【禁忌证】　严重低血压,二或三度心脏传导阻滞或窦房结功能障碍,急性心肌梗死伴肺充血。

【注意事项/警告】　与β受体阻滞药或地高辛合用可能导致传导异常。对左心室功能不全伴有肝肾功能不全患者慎用地尔硫䓬。

【药物相互作用】　与西咪替丁合用可能会升高地尔硫䓬血清浓度。与β受体阻滞药或地高辛合用会增加心动过缓或心脏传导阻滞的风险。地尔硫䓬可能会减少环孢素、卡马西平、地高辛、洛伐他汀、咪达唑仑、奎尼丁等药的代谢。地尔硫䓬可能会增强地高辛和芬太尼的作用。利福平可能会降低地尔硫䓬的血药浓度。地尔硫䓬可能会增加麻醉药对心脏的作用。

【不良反应】

1.心血管系统　心律失常、心动过缓、低血压、房室传导阻滞、心动过速、颜面潮红、外周性水肿。

2.中枢神经系统　头晕、头痛。

3.皮肤　皮疹。

4.胃肠系统　恶心、便秘、消化不良。

5.肝　肝酶升高。

【毒理】　药物中毒症状包括低血压（继发于周围血管扩张,心肌抑制和心动过缓）和心动过缓（继发于窦性心动过缓,窦性停搏,或是二度或三度心脏传导阻滞）。通常 QRS 波时限正常。非心脏症状包括意识混乱、昏迷、呕吐、代谢性酸中毒和高血糖。钙剂可以逆转其对心肌收缩力的抑制。胰高血糖素和肾上腺素可用于治疗低血压和心动过缓。

【配合/给药】　地尔硫䓬输注的最终浓度应为 1mg/ml。

第八节　其他药物

一、腺苷

【适应证】　腺苷用于终止阵发性室上性心动过速（尤其是房室结或房室折返性心动过速）。腺苷可用于心房扑动的诊断。

【药理作用】　腺苷是一种内源性的嘌呤核苷。腺苷通过增加钾离子通道电导和抑制缓慢的钙离子内流阻滞房室结传导。腺苷还会引起外周血管扩张。

【用法用量】

1.婴幼儿/儿童　静脉给药,每次剂量为 0.05～0.1mg/kg。如无效,可以 0.1mg/kg 的增量调节至最大剂量 0.4mg/kg。极量为 12mg。腺苷必须经静脉快速推注给药。

2.成人　静脉给药,首剂量为 6mg。如无效,将剂量加倍至 12mg。腺苷必须经静脉快速推注给药。

【药动学】　腺苷由红细胞代谢(细胞摄取),半衰期<10s。

【需监测的参数】　应进行连续的心电监护,同时监测血压和呼吸速率。

【禁忌证】　二度或三度心脏传导阻滞或窦房结功能障碍,装有起搏器患者除外。

【注意事项/警告】　哮喘患者使用腺苷可能会引起支气管痉挛。慎用于窦房结或房室结功能障碍或阻塞性肺病患者。对于正在服用双嘧达莫的患者应降低首剂量。腺苷应慎用于心脏移植患者,若使用首剂量应该减半。

【药物相互作用】　双嘧达莫会增强腺苷药效。茶碱和咖啡因会拮抗腺苷的作用。卡马西平会加重其心脏传导阻滞作用。

【不良反应】

1.心血管系统　面红、心律失常(包括心房颤动、心动过缓和心脏传导阻滞)、低血压。

2.中枢神经系统　头晕、头痛,忧虑、视物模糊。

3.胃肠系统　恶心。

4.呼吸系统　呼吸困难、支气管痉挛。

【毒理】　由于腺苷半衰期短,其引起的不良事件具有自限性,然而其所引起的支气管痉挛持续时间长于半衰期。

【配伍/给药】　腺苷应经静脉快速推注给药,随后立即以生理盐水快速冲洗。

二、阿托品

【适应证】　阿托品适用于治疗心动过缓或心脏停搏。

【药理作用】　阿托品是抗胆碱能药和解痉药。阿托品能够阻断位于平滑肌、分泌腺及中枢神经系统的副交感神经上的乙酰胆碱受体。阿托品能增加心排血量,具有抗组胺和抗 5-HT 作用。

【用法用量】

1.婴幼儿/儿童　静脉用药,每次 0.02mg/kg,最小剂量为 0.1mg;儿童和青少年单次最大剂量分别为 0.5mg 和 1mg;可在 5min 后重复给药;儿童和青少年总剂量分别为 1mg 和 2mg。气管插管,每次 0.02mg/kg,最小剂量为 0.1mg。儿童和青少年单次最大剂量分别为 0.5mg 和 1mg,可在 5min 后重复给药;儿童和青少年总剂量分别为 1mg 和 2mg;阿托品必须稀释后才能经气管插管给药,经生理盐水稀释混合至3～5ml。

2.成人　静脉用药,每次 1mg,3～5min 后可重复给药;总剂量为 0.04mg/kg。气管插管,气管插管剂量为静脉注射常用剂量的 2～2.5 倍;用生理盐水稀释至 10ml。

【药动学】　阿托品分布广泛,吸收完全。阿托品在肝中代谢。在 <2岁的儿童体内半衰期为 7h,在>2 岁儿童体内半衰期是 2.5h,成人体内半衰期是 3h。阿托品经尿排泄。

【监测指标】　心电图,血压,同时还应监测患者精神状态。

【禁忌证】　青光眼,甲状腺功能亢进症,胃肠道或泌尿生殖系统阻塞性疾病,哮喘。

【注意事项/警告】　阿托品应用于敏感患者可能会导致精神错乱。甲状腺功能亢进症、充血性心力衰竭、快速心律失常和高血压患者慎用。痉挛性麻痹儿童患者慎用。

【药物相互作用】　阿托品与其他抗胆碱能药物合用会产生加和效应。阿托品可能会干扰 β 受体阻滞药作用。

【不良反应】

1.心血管系统　心律失常、心动过速、面红。

2.中枢神经系统　疲乏、谵妄、坐立不安、震颤、头痛、共济失调。

3.皮肤　皮肤干燥、发热、黏膜干燥。

4.眼　视物模糊、畏光、干眼症。

5.胃肠道　胃肠动力受损、腹胀。

6.泌尿生殖系统　尿潴留、阳萎。

【毒理】　阿托品中毒指征有瞳孔扩张、无反应,视物模糊、皮肤干燥发热、黏膜干燥、吞咽困难、肠鸣音减弱、尿潴留、心动过速、体温过高和高血压。阿托品过量伴有严重危及生命症状时,皮下或静脉缓慢注射毒扁豆碱(0.02mg/kg;成人剂量,1~2mg)可能逆转阿托品的作用。

【配伍/给药】　阿托品可不经稀释直接静脉推注给药,给药时间>1~2min。

三、硫酸镁

【适应证】　硫酸镁用于先天性或获得性长 QT 综合征的尖端扭转型室速的治疗,治疗和预防室性快速型心律失常,尤其是心脏病术后患者。

【药理作用】　硫酸镁抑制可能会引起尖端扭转型室性心动过速的早期后除极。

【用法用量】

1.婴幼儿/儿童　静脉用药,每次 25~50mg/kg,单次剂量不超过2g。输注速率为 0.5~1mg/(kg·h)。

2.成人　静脉用药,10~20min 以上静脉推注 2g 硫酸镁。静脉推注5~15min。输注速率 0.5g/h。

肾功能损伤患者剂量:严重肾功能衰竭患者避免使用镁剂。

【药动学】　硫酸镁静脉注射给药后立即起效,作用持续时间为 30min。

【监测指标】　血压和心电图。

【禁忌证】　心脏传导阻滞,严重肾功能损害,昏迷。

【注意事项/警告】　肾功能不全和正在接受地高辛治疗的患者慎用硫酸镁。监测血清镁水平。重症肌无力患者使用硫酸镁应极其谨慎。

【药物相互作用】　氨基糖苷类药物可增强其神经肌肉阻滞作用。中枢神经系统抑制药将增加其中枢抑制作用。与肌松药合用时应慎重。

【不良反应】

1.心血管系统　快速给药会引起低血压和心脏停搏、面红、完全心脏传导阻滞。

2.中枢神经系统　嗜睡、中枢神经系统抑制。

3.胃肠道　腹泻。

4.神经肌肉　降低神经肌肉传导和深腱反射。

5.呼吸系统　呼吸抑制。

【毒理】　通常在硫酸镁血清浓度>2mmol/L(4mEq/L)时会出现中

毒的症状。观察不良反应。血清浓度＞6mmol/L(12mEq/L)可能会致命。静脉注射钙剂能够逆转其呼吸抑制或心脏传导阻滞反应。

【配伍/给药】 硫酸镁不能与脂肪乳剂、葡萄糖酸钙、多巴酚丁胺、氢化可的松、多黏菌素 B、盐酸普鲁卡因、萘夫西林、四环素和硫喷妥钠合用。

参考文献

[1] Benson Jr DW, Dunnigan A, Green TP, et al. Periodic procainamide for paroxysmal tachycardia. Circulation, 1985, 72(1): 147-152.

[2] Mandapati R, Byrum CJ, Kavey RE, et al. Procainamide for rate control for postsurgical junctional tachycardia. Pediatr Cardiol, 2000, 21(2): 123-128.

[3] Woosley RL, Drayer DE, Reidenberg MM, et al. Effect of acetylator phenotype on the rate at which procainamide induces antinuclear antibodies and the lupus syndrome. N Engl J Med, 1978, 298(21): 1157-1159.

[4] Holt DW, Walsh AC, Curry PV, et al. Paediatric use of mexiletine and disopyramide. Br Med J, 1979, 2(6203): 1476-1477.

[5] Kim SY, Benowitz NL. Poisoning due to class IA antiarrhythmic drugs. Quinidine, procainamide and disopyramide. Drug Saf, 1990, 5(6): 393-420.

[6] Marcus FI. Pharmacokinetic interactions between digoxin and other drugs. J Am Coll Cardiol, 1985, 5(5 Suppl A): 82-90.

[7] Webb CL, Dick 2nd M, Rocchini AP, et al. Quinidine syncope in children. J Am Coll Cardiol, 1987, 9(5): 1031-1037.

[8] Rosen MR, Hoffman BF, Wit AL. Electrophysiology and pharmacology of cardiac arrhythmias. V. Cardiac antiarrhythmic effects of lidocaine. Am Heart J, 1975, 89(4): 526-536.

[9] Moak JP, Smith RT, Garson Jr A. Mexiletine: an effective antiarrhythmic drug for treatment of ventricular arrhythmias in congenital heart disease. J Am Coll Cardiol, 1987, 10(4): 824-829.

[10] Garson Jr A, Kugler JD, Gillette PC, et al. Control of late postoperative ventricular arrhythmias with phenytoin in young patients. Am J Cardiol, 1980, 46(2): 290-294.

[11] Perry JC, McQuinn RL, Smith Jr RT, et al. Flecainide acetate for resistant arrhythmias in the young: efficacy and pharmacokinetics. J Am Coll Cardiol, 1989, 14(1): 185-191; discussion 92-93.

[12] Wren C, Campbell RW. The response of paediatric arrhythmias to intravenous and oral flecainide. Br Heart J, 1987, 57(2):171-175.

[13] Preliminary report: effect of encainide and flecainide on mortality in a randomized trial of arrhythmia suppression after myocardial infarction. The Cardiac Arrhythmia Suppression Trial (CAST) Investigators. N Engl J Med, 1989, 321(6):406-412.

[14] Fish FA, Gillette PC, Benson Jr DW. Proarrhythmia, cardiac arrest and death in young patients receiving encainide and flecainide. The Pediatric Electrophysiology Group. J Am Coll Cardiol, 1991, 18(2):356-365.

[15] Russell GA, Martin RP. Flecainide toxicity. Arch Dis Child, 1989, 64(6):860-862.

[16] Janousek J, Paul T, Reimer A, et al. Usefulness of propafenone for supraventricular arrhythmias in infants and children. Am J Cardiol, 1993, 72(3):294-300.

[17] Kates RE, Yee YG, Winkle RA. Metabolite cumulation during chronic propafenone dosing in arrhythmia. Clin Pharmacol Ther, 1985, 37(6):610-614.

[18] Intravenous esmolol for the treatment of supraventricular tachyarrhythmia: results of a multicenter, baseline-controlled safety and efficacy study in 160 patients. The Esmolol Research Group. Am Heart J, 1986, 112(3):498-505.

[19] Trippel DL, Wiest DB, Gillette PC. Cardiovascular and antiarrhythmic effects of esmolol in children. J Pediatr, 1991, 119(1 Pt l):142-147.

[20] Pickoff AS, Zies L, Ferrer PL, et al. High-dose propranolol therapy in the management of supraventricular tachycardia. J Pediatr, 1979, 94(1):144-146.

[21] Trippel DL, Gillette PC. Atenolol in children with ventricular arrhythmias. Am Heart J, 1990, 119(6):1312-1316.

[22] Trippel DL, Gillette PC. Atenolol in children with supraventricular tachycardia. Am J Cardiol, 1989, 64(3):233-236.

[23] Buck ML, Wiest D, Gillette PC, et al. Pharmacokinetics and pharmacodynamics of atenolol in children. Clin Pharmacol Ther, 1989, 46(6):629-633.

[24] Frick MH, Luurila O. Double-blind titrated-dose comparison of metoprolol and propranolol in the treatment of angina pectoris. Ann Clin Res, 1976, 8(6):385-392.

［25］ Mehta AV,Chidambaram B.Efficacy and safety of intravenous and oral nadolol for supraventricular tachycardia in children.J Am Coll Cardiol, 1992,19(3):630-635.

［26］ Mehta AV, Chidambaram B, Rice PJ. Pharmacokinetics of nadolol in children with supraventricular tachycardia.J Clin Pharmacol,1992,32(11): 1023-1037.

［27］ Perry JC,Knilans TK,Marlow D,et al.Intravenous amiodarone for life-threatening tachyarrhythmias in children and young adults.J Am Coll Cardiol,1993,22(1):95-98.

［28］ Coumel P,Fidelle J.Amiodarone in the treatment of cardiac arrhythmias in children: one hundred thirty-five cases.Am Heart J,1980,100(6 Pt 2): 1063-1069.

［29］ Figa FH,Gow RM,Hamilton RM,et al.Clinical efficacy and safety of intravenous amiodarone in infants and children.Am J Cardiol,1994,74(6): 573-577.

［30］ Perry JC,Fenrich AL,Hulse JE,et al.Pediatric use of intravenous amiodarone: efficacy and safety in critically ill patients from a multicenter protocol.J Am Coll Cardiol,1996,27(5):1246-1250.

［31］ Singh BN,Connolly SJ,Crijins HJ,et al.Dronedarone for maintenance of sinus rhythm in atrial fibrillation or flutter.N Engl J Med,2007,357(10): 987-999.

［32］ Connolly SJ,Camm AJ,Halperin JL,et al.Dronedarone in high-risk permanent atrial fibrillation.N Engl J Med,2011,365(24):2268-2276.

［33］ Kober L,Torp-Pedersen C,McMurray JJ,et al.Increased mortality after dronedarone therapy for severe heart failure.N Engl J Med,2008,358(25): 2678-2687.

［34］ Maragnes P,Tipple M,Fournier A.Effectiveness of oral sotalol for treatment of pediatric arrhythmias.Am J Cardiol,1992,69(8):751-754.

［35］ Pfammatter JP,Paul T,Lehmann C,et al.Efficacy and proarrhythmia of oral sotalol in pediatric patients.J Am Coll Cardiol,1995,26(4):1002-1007.

［36］ Singh S,Zoble RG,Yellen L,et al.Efficacy and safety of oral dofetilide in converting to and maintaining sinus rhythm in patients with chronic atrial fibrillation or atrial flutter: the symptomatic atrial fibrillation investigative research on dofetilide (SAFIRE-D) study. Circulation, 2000, 102 (19):

2385-2390.

[37] Boriani G, Lubinski A, Capucci A, et al. A multicentre, double-blinded randomized crossover comparative study on the efficacy and safety of dofetilide vs sotalol in patients with inducible sustained ventricular tachycardia and ischaemic heart disease. Eur Heart J, 2011, 22(23): 2180-2191.

[38] Ellenbogen KA, Clemo HF, Stambler BS, et al. Efficacy of ibutilide for termination of atrial fibrillation and flutter. Am J Cardiol, 1996, 78(8A): 42-45.

[39] Epstein ML, Kiel EA, Victorica BE. Cardiac decompensation following verapamil therapy in infants with supraventricular tachycardia. Pediatrics, 1985, 75(4): 737-740.

[40] Dougherty AH, Jackman WM, Naccarelli GV, et al. Acute conversion of paroxysmal supraventricular tachycardia with intravenous diltiazem. IV Diltiazem Study Group. Am J Cardiol, 1992, 70(6): 587-592.

[41] Overholt ED, Rheuban KS, Gutgesell HP, et al. Usefulness of adenosine for arrhythmias in infants and children. Am J Cardiol, 1988, 61(4): 336-340.

[42] Anderson TJ, Ryan Jr TJ, Mudge GH, et al. Sinoatrial and Atrioventricular block caused by intracoronary infusion of adenosine early after heart transplantation. J Heart Lung Transplant, 1993, 12(3): 522-524.

[43] Stueven HA, Tonsfeldt DJ, Thompson BM, et al. Atropine in asystole: human studies. Ann Emerg Med, 1984, 13(9 Pt 2): 815-817.

[44] Hoshino K, Ogawa K, Hishitani T, et al. Successful uses of magnesium sulfate for torsades de pointes in children with long QT syndrome. Pediatr Int, 2006, 48(2): 112-117.

第 10 章

免疫抑制药在小儿心脏移植中的应用

第一节 概 述

目前所有的小儿心脏移植方案均采用一种钙调神经磷酸酶抑制药（CNI）——环孢素或他克莫司，作为主要的免疫抑制药。虽然这些药物的毒性作用较多，但没有充足的数据显示，不使用 CNI 的免疫抑制疗法在移植中是安全或可行的。大多数移植中心也使用附加的辅助药物——抗代谢物（最常用的是吗替麦考酚酯）或较不常用的 mTOR（雷帕霉素靶蛋白）抑制药。附加使用这些药物可以减少早期急性排斥反应事件，允许较低的 CNI 目标血药浓度，也可以改善长期移植存活率和患者预后。最具争议的一点是，皮质激素是否应该作为常规药物加入到治疗中，从而形成"三联疗法"。许多儿科移植中心已经成功做到完全不使用类固醇或在早期停用类固醇。虽然近几年静脉注射的抗体诱导疗法的应用显著上升，但其是否应该作为常规疗法尚无定论。即使作为常规疗法应用，是否应采用致 T 细胞耗竭的多克隆抗体（如兔抗人胸腺细胞免疫球蛋白）治疗或白细胞介素-2 受体（IL-2R）拮抗药（如巴利昔单抗）也无统一定论。诱导缓解和维持治疗可选药物见表 10-1。应当注意的是，对小儿胸腔内移植中所用的任何一种免疫抑制疗法尚无大规模随机对照试验研究。

表 10-1 小儿胸腔内移植所用免疫抑制药的可能组合

药物种数	可能组合	备 注
单一疗法	他克莫司或环孢素	单一疗法很少使用环孢素。单一疗法不应用于肺移植

药物种数	可能组合	备　注
二联疗法	他克莫司或环孢素＋硫唑嘌呤或吗替麦考酚酯或西罗莫司或皮质激素	小儿应用 mTOR(雷帕霉素靶蛋白)抑制药西罗莫司和依维莫司缺乏经验。在小儿心脏移植中避免应用类固醇的疗法逐渐普遍
三联疗法	他克莫司或环孢素＋皮质激素＋硫唑嘌呤或吗替麦考酚酯或西罗莫司	在三联治疗方案中,吗替麦考酚酯作为硫唑嘌呤的替代药物使用频率越来越高

注意:所有上述口服维持疗法可以与(或不与)应用致 T 细胞耗竭的单克隆或多克隆抗体制剂或更新型的白细胞介素-2 受体拮抗药的诱导疗法联用

第二节　糖皮质激素(甲泼尼龙、泼尼松)

【适应证】　糖皮质激素具有广泛的免疫抑制和消炎作用。许多儿科心脏移植中心避免应用糖皮质激素或在早期停药,以避免儿童长期用药中出现的众多不良反应和并发症。高剂量应用类固醇仍是治疗急性排斥反应的标准疗法。

【药理作用】　通过抑制多形核白细胞迁移和逆转增高的毛细血管渗透性降低炎症反应。糖皮质激素通过抑制抗原呈递,细胞因子的产生和淋巴细胞增殖阻止免疫激活。高剂量疗法能引起淋巴细胞溶解。

【用法用量】　急性排斥反应的治疗:高剂量静脉注射甲泼尼龙是大多数急性排斥反应的标准疗法;标准剂量为 10mg/kg(最大剂量为每次1000mg),每日 1 次,连续注射 3d。一些中心采用口服中等剂量类固醇的疗法减少严重急性排斥反应的发生[如 2mg/(kg·d)连续服用 5d,有时根据类固醇的梯度调整剂量。

维持治疗:采用长期维持疗法的方案通常使用泼尼松,其剂量为:在移植术后前 2 周每日单剂量口服 0.5～1mg/(kg·d)(最大剂量为40mg),随后改为 0.05～0.15mg/(kg·d)的长期维持剂量。一些中心继续不定期使用低剂量泼尼松,而其他中心则在排斥反应较温和的情况下于最初数月内停药。越来越多的证据表明,大多数儿童除手术期间外,可完全避免使用类固醇。

【药动学】　达峰时间和持续时间取决于给药方式。口服:出现最大效应时间在 $1\sim2h$,持续时间为 $30\sim36h$;静脉血药浓度达峰时间为 $30min$,出现明显效应的时间在 $1h$ 左右,持续时间不等。在肝代谢为无活性的葡萄糖醛酸苷代谢物和硫酸代谢物。经肾排泄。

【注意事项/警告】　长期用药后突然停药或应激情况下可能出现急性肾上腺皮质功能不全。

【监测指标】　血压、体重、身高、血清电解质、血糖和感染指征。

【药物相互作用】　磷苯妥英/苯妥英、苯巴比妥和利福平增加皮质激素的清除率。唑类抗真菌药、钙通道阻滞药、环孢素可减少皮质激素的代谢。皮质激素可增强非甾体消炎药(NSAIDs)和水杨酸盐类药物的毒副反应,特别是胃肠道溃疡和出血。皮质激素可增强华法林的抗凝血作用。排钾利尿药(襻利尿药和噻嗪类利尿药)和两性霉素 B 增加钾消耗。皮质激素可提高循环血糖水平。联合应用环孢素或他克莫司可能会引起永久性糖尿病。静脉注射负荷剂量的甲泼尼龙可提高他克莫司血浆浓度。

【不良反应】

1.心血管(CV)　水肿、高血压。

2.中枢神经系统(CNS)　癫痫、精神病及脑假瘤。

3.皮肤　痤疮、皮肤萎缩、难愈创面及多毛症。

4.血液　一过性白细胞增多。

5.内分泌和代谢　库欣综合征、抑制垂体-肾上腺轴、抑制生长、葡萄糖耐受不良、低血钾、碱中毒、体重增加、高血脂及水钠潴留。

6.眼　白内障、青光眼。

7.胃肠道(GI)　消化性溃疡、呕吐。

8.神经肌肉和骨骼　肌无力、骨质疏松及骨骼。

第三节　钙调神经磷酸酶抑制药 (他克莫司、环孢素)

他克莫司在越来越多的中心代替环孢素用作维持疗法的基础药物,但这些药物尚未在儿童胸腔器官移植后的大型随机对照试验中进行过比较研究。一个儿科心脏移植的小型、单中心(26 名儿童)随机试验已完成,但它不足以充分确定这些免疫抑制方案的区别。他克莫司似乎在预防急性排斥反应上比环孢素更有效。一个在成人心脏移植中进行的他克莫司＋吗替麦考酚酯、他克莫司＋西罗莫司、环孢素＋吗替麦考酚酯(合用皮质激素)的 3 组别随机临床试验表明,应用他克莫司的患者急性排斥反应率更低。到目前为止,没有明确证据证明,在儿科胸腔移植中应用他克莫司或环孢素会降低慢性排斥反应、减少移植物失功或改善移植后的生存率。儿科心脏移植中,应用他克莫司和环孢素的肾毒性出现情况相似。晚期肾功能障碍常见于儿科心脏移植后,且黑色人种风险增加。肾功能下降出现在移植后第 1 年而非移植时,预示将出现终末期肾衰竭。

一、他克莫司

【适应证】 用于儿童各种实体器官移植后的主要免疫抑制药。

【药理作用】 从链霉菌属中产生的大环内酯类抗生素。他克莫司通过抑制钙调神经磷酸酶抑制 T 细胞活化。与一种胞内蛋白——FKBP-12 结合,该蛋白是一种结构上与亲环素相关的亲免素,并以复合物的形式抑制磷酸酶活性,防止 NFAT 去磷酸化和核转位,从而抑制 T 细胞活化。

【用法用量】

1.儿童 初始口服准剂量为 0.05～0.1mg/(kg·d),每 12h 分次服用。静脉连续输注:0.02～0.05mg/(kg·d)连续输注,至患者能耐受口服[然而,目前很少采用静脉输注他克莫司,因可能导致心肺转流术后尿量减少。当肾功能损害时,致 T 细胞耗竭的抗体诱导治疗通常与延迟引入的他克莫司(口服)一起应用];口服疗法首次给药应在停止静脉给药后 8～12h;如果合并应用伏立康唑或泊沙康唑,则减少约 2/3 的剂量;如果同时使用氟康唑,则减少 40％～60％的剂量。

2.成人 初始口服 0.075mg/(kg·d),每 12h 分次服用。静脉连续输注(很少应用)0.01mg/(kg·d);口服疗法首次给药应在停止静脉给药后 8～12h。

【药动学】 口服生物利用度为 5％～67％,平均为 30％。随餐给药平均减少 33％的吸收量。在肝脏经 CYP450 系统(CYP3A)代谢为多种代谢物。75%～99%与血浆蛋白结合。平均半衰期为 8.7h,范围为 4～40h。儿童患者对该药的清除率是成人的 2 倍,要达到相同的血药浓度,按千克体重计算需要更高的剂量。主要经胆汁排泄,<1%原型药物经尿排泄。

【监测指标】 他克莫司血药谷浓度,肝酶、血尿素氮(BUN)、血清肌酸酐(SCr)、血糖、血清钾、血清镁、血清磷浓度、全血细胞计数伴分类、血压、神经系统状况、心电图(EKG)。

参考范围:谷浓度(ELISA 法):5～15ng/ml。移植后最初数周的参考浓度为 10～12ng/ml,第 1 年其余时间为 7～10ng/ml,移植后期为 5～7ng/ml。根据排斥反应情况,可做出特定调整。

【药物相互作用】 他克莫司经 CYP3A 和 CYP2C9 同工酶代谢,与作为这些代谢途径的底物、诱导药和抑制药的药物存在药物相互作用(表 10-2)。其他相互作用列于下文。

他克莫司不应与环孢素联合应用。

西罗莫司可降低他克莫司的血药浓度。

环丙沙星可增强他克莫司 QT 间期延长的效应。

他克莫司可提高磷苯妥英/苯妥英的血药浓度(CYP2C9)。

保钾利尿药和血管紧张素转化酶(ACE)抑制药可增强他克莫司导致的高血钾效应。

表 10-2　环孢素和他克莫司 CYP3A4/2C9 同工酶药物相互作用

相互作用	CYP3A4 诱导药	CYP2C9 诱导药	CYP3A4 抑制药/底物	CYP2C9 抑制药/底物
升高环孢素水平			CCBs 唑类抗真菌药 质子泵抑制药 磺酰胺衍生物 甲氧氯普胺 甲泼尼龙/泼尼松 NSAIDs	

续表

相互作用	CYP3A4 诱导药	CYP2C9 诱导药	CYP3A4 抑制药/底物	CYP2C9 抑制药/底物
降低环孢素水平	卡马西平 巴比妥类 圣约翰草 利福平 磷苯妥英/苯妥英	巴比妥类 利福平		磷苯妥英/苯妥英
升高他克莫司水平			CCBs 唑类抗真菌药 质子泵抑制药 大环内酯类抗生素 甲氧氯普胺 甲泼尼龙/泼尼松	5-羟色胺再摄取抑制药/拮抗药 甲硝唑 唑类抗真菌药
降低他克莫司水平	利福平 卡泊芬净 卡马西平 巴比妥类 磷苯妥英/苯妥英 圣约翰草	利福平		磷苯妥英/苯妥英

缩写:CCB 钙通道阻滞药

【不良反应】

1.常见　神经毒性(震颤,头痛,感觉异常)。肾毒性和高血糖(葡萄糖耐受不良,尤其是与皮质激素合用时更为严重)。

2.胃肠道　腹泻、呕吐及消化不良。

3.心血管　高血压、QT 间期延长。

4.内分泌和代谢　高钾血、低镁血、葡萄糖耐受不良及糖尿病。

5.皮肤表现　瘙痒、皮疹及脱发。

6.肾　SCr/BUN 升高、急性及慢性肾毒性。

7.中枢神经系统　头痛、焦虑、癫痫、失眠、感觉过敏及构音障碍。

8.其他　机会性感染、移植后淋巴细胞增殖性疾病。

【毒理/药物过量】　他克莫司过量中毒症状是免疫抑制活性和不良反应的扩展。对症支持治疗是必要的。如果癫痫发作可以使用苯二氮䓬类注射剂。他克莫司不能通过血液透析清除。利福平、利福霉素的衍生物可能会加速他克莫司的体内消除（通过 CYP3A 酶诱导作用）。

【配伍/给药】　用 5％葡萄糖溶液或生理盐水溶解稀释后在玻璃、聚烯烃容器或塑料注射器中可稳定保存 24h；不能存储在聚氯乙烯（PVC）容器中；因为聚乙烯醇材料可能吸附他克莫司而导致给药剂量偏低；口服混悬液不能冷藏。

二、环孢素

【适应证】　环孢素与其他免疫抑制药联合使用，防止各种实体器官移植后的器官排斥反应。

【药理作用】　环孢素是一种由 11 个氨基酸组成的中性环状多肽。是真菌多孔木霉的主要代谢产物。

环孢素是一种强效免疫抑制药，它干扰白细胞介素-2 基因转录，该转录过程对 T 淋巴细胞的活化与增殖至关重要。环孢素穿过 T 细胞膜，并与亲环素结合形成环孢素-亲环素复合物。在胞内钙及钙调蛋白存在的情况下，环孢素-亲环素复合物与钙调神经磷酸酶的一个活性位点结合。这种结合使钙调神经磷酸酶不能将活化 T 细胞核因子（NFAT）去磷酸化，因此抑制了 NFAT 转移至细胞核并与细胞因子的启动子结合，从而最终减少了细胞因子（白细胞介素-2 和干扰素-γ）的产生。

【用法用量】　口服剂量约为静脉用药剂量的 3 倍。

静脉用药初始 2～10mg/(kg·d)，以 24h 静脉持续输注或分 2～3 次给药；根据血药浓度进行调整；患者应尽快转换为口服环孢素；如果合用氟康唑或伊曲康唑，则至少减少 50％的剂量；如果合用伏立康唑，则减少 75％的剂量。

口服初始 10～15mg/(kg·d)，通常每日 2 次；根据血药浓度进行调整；一些患者的维持剂量可逐渐减小至 3～10mg/(kg·d)，每日 2 次。

新山地明®和山地明®非生物等效,不能互换使用。

【药动学】 口服吸收不完全、不稳定。低吸收可能是由于在胃肠道中 CYP450 酶将其代谢。对 28%(范围为 17%～42%)的儿童来说,山地明®胶囊和口服液(非改进处方)的生物利用度相等,口服液的生物利用度约为静脉溶液的 30%。对 43%(范围为 30%～68%)的儿童来说,新山地明®胶囊和口服液(改进处方)的生物利用度相等。目前,几乎所有儿童均接受生物利用度更易于预测的改进处方。在肝内 CYP3A 酶系统将其广泛代谢成至少 25 种代谢产物;少部分经胃肠道和肾代谢。其清除受年龄影响。儿童患者清除环孢素较成年患者更为迅速。儿童半衰期为 7～19h,成人半衰期为 19h(10～27h)。代谢产物主要经胆汁排入粪便,进而排出体外;约 6% 经尿排出,仅有 0.1% 以药物原型经尿排出;其他以代谢产物形式消除。

【给药】 不能用塑料或泡沫聚苯乙烯杯给予液体药物。可用橙汁或苹果汁稀释新山地明®口服液。可用牛奶、巧克力牛奶或橙汁稀释山地明®口服液。避免频繁更换稀释剂。

混合完全并立即饮用。使用所提供的注射器以测量剂量。混于玻璃容器中,并用更多的稀释剂冲洗容器,以保证服用全部剂量。用前或用后均不能冲洗注射器或使用清洁剂(可能导致剂量变化)。

静脉给药超过 2～6h。但许多移植中心采用多剂量每天 2～3 剂或 24h 持续静脉输注给药。至少在输液的前 30min 应持续观察患者,此后应经常监测。

监测指标:血药浓度(谷浓度)、肝肾功能、血电解质、血脂分析及血压。

参考范围:目标血清药物谷浓度,一般情况下,在前数周为 300ng/ml,随后数月为 200ng/ml,此后长期保持在 100～150ng/ml。监测谷浓度应在口服单次剂量(长期使用)12h 后,间歇静脉给药单次剂量 12h 后或在下一个剂量给予前取样。

当通过单腔硅树脂中心静脉导管给予环孢素时,如果通过相同导管吸取用于治疗药物监测的血样时,尽管经过适当冲洗,但环孢素浓度可能会升高。当采用中心静脉给药时,应采取周围静脉穿刺、毛细管针点刺或双腔导管吸取用于治疗药物监测的血样。

【药物相互作用】 环孢素通过 CYP3A 同工酶途径代谢,与作为这一代谢途径的底物、诱导药和抑制药的药物存在药物相互作用(表 10-2)。其他相互作用列于下文。

环孢素不应与他克莫司联合应用。

环孢素可通过竞争 CYP3A4 途径提高钙通道阻滞药(CCBs)、强心苷类药物、芬太尼、HMG-CoA 还原酶抑制药、甲泼尼龙/泼尼松龙及西罗莫司的血浆浓度/疗效,可通过竞争 CYP2C9 途径提高 NSAIDs 和襻利尿药的血浆浓度/疗效。

ACE 抑制药、氨基糖苷类药物、保钾利尿药和西罗莫司可提高环孢素的血浆浓度/疗效。

环孢素可降低霉酚酸酯和疫苗的血浆浓度/疗效。

【不良反应】 应用环孢素治疗的主要不良反应是肾功能损伤、高血压、高血钾、震颤、高血脂、多毛症及牙龈增生。肾毒性发生在大多数长期治疗的患者中。

1.心血管　高血压、心动过速及潮红。

2.中枢神经系统　头痛,癫痫及失眠。

3.内分泌和代谢　高血钾、高血脂、低镁血症及高尿酸血症。

4.胃肠道　腹泻。

5.其他　肝毒性、多毛症。

6.神经肌肉和骨骼　震颤、感觉异常。

7.肾　SCr/BUN 升高、急性及慢性肾毒性。

【毒理】 环孢素急性中毒症状有:恶心、头痛、急性皮肤过敏、潮红、牙龈疼痛和出血及胃胀。同时可能发生高血压、肾毒性及肝毒性。如果在口服环孢素 2h 内,采取强制呕吐的办法有利于解毒。治疗方法为对症支持治疗。环孢素不可透析清除。

【配伍/给药】 室温下,以 5% 葡萄糖注射液稀释静脉用环孢素,在 PVC 容器中可稳定保存 6h,在非 PVC 容器或玻璃容器中可稳定保存 24h;静脉用环孢素可与静脉给药器的塑料管结合;应使用非 PVC 容器和给药器。

第四节　抗代谢药物(吗替麦考酚酯、麦考酚酸、硫唑嘌呤)

大多数儿童会接受某种抗代谢药物或抗增殖剂的治疗。硫唑嘌呤(AZA)是整个 20 世纪 80 年代和 20 世纪 90 年代最常用的辅助疗法,但近年来,吗替麦考酚酯(MMF)的替代治疗使其应用大幅度降低。一项在成人心脏移植中开展的 Ⅲ 期研究显示使用 MMF 的患者生存率高于 AZA。

一、吗替麦考酚酯

【适应证】　作为免疫抑制药与钙调神经磷酸酶抑制药联合使用,可与/不与皮质类固醇合用。

【药理作用】　吗替麦考酚酯为前药,在体内可快速水解为活性药物麦考酚酸(MPA)——一种选择性、非竞争性、可逆的次黄嘌呤单核苷酸脱氢酶(IMPDH)抑制药,该酶是嘌呤生物合成途径中起始环节的关键限速酶。抑制该酶导致三磷腺苷和脱氧三磷腺苷耗减,降低 T 细胞和 B 细胞增殖,减少免疫 T 细胞和抗体的产生。

【用法用量】

1.儿童　口服、静脉用药,初始每次 600mg/m²,每日 2 次;换算剂量,30～45mg/(kg·d),每隔 12h 给药 1 次(有些儿童患者因快速清除需每隔 8h 给药 1 次)。采用较低起始剂量[如,20mg/(kg·d),每 12h 给药 1 次]且逐渐增加剂量以提高耐受性,则胃肠道不良反应往往较不明显。

2.成人　口服、静脉用药,初始 1g,每日 2 次;临床试验中用到 3～3.5g/d 的剂量,但较高的剂量并没有取得一致的疗效优势,且不良反应更为常见。

【药动学】　吸收快速、广泛,活性代谢产物 MPA 的生物利用度为94%。口服或静脉注射给药后代谢为 MPA,MPA 再代谢为无活性的麦考酚酸葡萄糖苷(MPAG)。MPAG 通过肠肝循环转变为 MPA。母体药物在数分钟内从血液中清除。MPA 半衰期约为 16h。大多数药物(87%)以 MPAG 的形式经尿排泄。

与食物同服吗替麦考酚酯的峰浓度降低 40％,但对吸收程度无影响。

监测指标:全血细胞计数及分类和血小板计数,肝肾功能,MPA 谷浓度(目标浓度范围 2～4mg/ml,用于治疗药物监测的浓度范围仍存在争议)。

【药物相互作用】　应用吗替麦考酚酯时,避免合用以下药物:巯唑嘌呤、考来烯胺树脂、利福霉素衍生物及疫苗(活)。

吗替麦考酚酯可提高阿昔洛韦、伐昔洛韦、更昔洛韦和缬更昔洛韦的血浆浓度/疗效。

阿昔洛韦、伐昔洛韦、贝拉西普、更昔洛韦、缬更昔洛韦和丙磺舒可增加吗替麦考酚酯的血浆浓度/疗效。

吗替麦考酚酯可降低避孕药和疫苗(灭活)中雌激素/孕激素的血浆浓度/疗效。

抗酸剂、环孢素、镁盐、甲硝唑、青霉素、质子泵抑制药、喹诺酮类抗生素、利福霉素衍生物和司维拉姆可降低吗替麦考酚酯的血浆浓度/疗效。

【不良反应】　主要为胃肠道和血液系统不良反应,包括白细胞减少、腹泻及呕吐。

1.胃肠道　便秘、消化不良、腹泻及呕吐。

2.血液系统　白细胞减少、贫血及血小板减少。

3.肝　肝腹水、肝功能异常。

4.其他　感染风险增加、恶性肿瘤及免疫失败。

【毒理】　吗替麦考酚酯过量的症状包括恶心、呕吐、腹泻,感染机会增加,异常出血及挫伤。一旦发生应采取对症支持治疗。

二、麦考酚酸(缓释片)

麦考酚酸缓释片与环孢素和糖皮质类固醇合用,以预防异体肾移植患者发生器官排斥。它与吗替麦考酚酯有相同的作用机制、监测指标和药物相互作用。其不良反应与吗替麦考酚酯类似,但认为其胃肠道不良反应较少。

【用法用量】　因为吸收率的差异,霉酚酸酯的普通剂型与缓释片剂不能互换。

1.儿童　口服,肾移植 400~450 mg/m²,每日 2 次;最大剂量 720mg。
体表面积<1.19 m²:不推荐使用该药物。

体表面积 1.19~1.58 m²:540 mg,每日 2 次。

体表面积>1.58 m²:720 mg,每日 2 次;注:已证明霉酚酸酯缓释药
720 mg,每日 2 次与霉酚酸酯 1000mg,每日 2 次是生物等效的。

2.成人　心脏移植,1080 mg,每日 2 次(已被证明与霉酚酸酯1.5 g,
每日 2 次疗效相似);肾移植,720 mg,每日 2 次。

三、硫唑嘌呤

【适应证】　用作辅助免疫抑制药,预防心脏移植患者的排斥反应。
硫唑嘌呤可以与其他药物联合使用,如糖皮质激素类固醇和钙调磷酸酶
抑制药。

【药理作用】　转变成巯嘌呤(6-MP),然后被代谢为核苷酸硫代肌
苷酸,后者被并入核酸中,引起染色体断裂,抑制鸟嘌呤、腺嘌呤及假蛋
白质的合成。最终的免疫抑制作用是抑制 RNA 和 DNA 的合成,从而
降低免疫细胞的增殖。

【用法用量】　硫唑嘌呤有口服剂型和静脉用制剂。硫唑嘌呤的剂
量必须根据患者的反应谨慎调整并且分别给药。如果出现肾功能不全
和骨髓抑制,则需要调整给药剂量。口服、静脉注射,初始每次 2~
3 mg/kg,每日 1 次。维持量 1~2 mg/(kg·d)。

【药动学】　被肝黄嘌呤氧化酶广泛代谢为 6-MP(活性产物);生物
利用度为 50%;蛋白结合率 30%;可透过胎盘;母体半衰期为 12 min 及
6-MP 的半衰期为 0.7~3 h;无尿时,半衰期增加至 50 h;少量以药物原
型排出;代谢产物最终以尿液形式排出。

【监测指标】　具有差异的全血细胞计数、血小板计数、肌酐、总胆红
素、碱性磷酸酶及肝功能。

【药物相互作用】　血管紧张素转化酶抑制药、巯嘌呤,磺胺甲噁唑
和甲氧苄啶可使硫唑嘌呤的骨髓抑制作用增强。

别嘌醇可降低硫唑嘌呤的代谢。

利巴韦林可能增加硫唑嘌呤活性代谢物的血清浓度。

硫唑嘌呤可降低维生素 K 拮抗药的抗凝血作用。

硫唑嘌呤可能会降低疫苗(灭活)的疗效,并增加疫苗(活)的不良反

应/毒性作用。

【不良反应】

1.血液系统　骨髓抑制、白细胞减少、巨红细胞性贫血及血小板减少。血液系统的不良反应和剂量相关。在严重的毒性反应期间，白细胞计数和血红蛋白水平首先下降，其次血小板计数下降。当硫唑嘌呤的剂量减少时，白细胞计数通常将恢复正常。当使用硫唑嘌呤治疗的患者存在甲基转移酶基因缺陷时（杂合子），可能会出现有生命危险的骨髓抑制。

2.胃肠道　在患者接受大剂量 AZA 时可能出现呕吐、厌食和腹泻。通过分次给药或者餐后给药能够改善这些胃肠道反应。其他胃肠道毒性表现包括口腔黏膜溃疡、食管炎、脂肪泻。

3.感染　与所有免疫抑制药一样，能够使感染风险增加。在白细胞减少时，感染风险进一步增加。一旦发生感染，应尽可能减少硫唑嘌呤和其他免疫抑制药的剂量，并且选择合适的方案控制感染。

4.其他　药物热、皮疹、肌痛及胰腺炎。

【毒理】　过量时的症状和体征：腹泻、白细胞减少症（在 2～3d）及呕吐。解救：1 h 内给予药用炭（活性炭）洗胃。略透析（5%～20%）。

【配伍/给药】　10 mg/ml 的配制液在室温下 24h 内稳定；在中性或酸性溶液中稳定，但在碱性溶液中水解成巯嘌呤。

第五节　哺乳动物雷帕霉素靶蛋白（mTOR）抑制药（西罗莫司、依维莫司）

基于使用高剂量的 mTOR 抑制药的游离钙调神经磷酸酶方案（霉酚酸酯和类固醇）在胸部器官移植中不常用，因为其防止排斥反应的能力还未经证实。这些药物在儿科用药中经验更少，尤其是在胸部移植后。使用 mTOR 抑制药最令人关注的方面是其预防心脏移植受者在移植后患冠状动脉疾病的作用。

一、西罗莫司

【适应证】　用于预防接受钙调磷酸酶抑制药治疗的患者所出现的的器官排斥反应。

【药理作用】　抑制由白介素 IL-2 和其他 T 细胞生长因子激发的 T 淋巴细胞的活化和增殖。

西罗莫司与人体内的免疫嗜素(FKBP-12)结合形成复合物,该复合物将与细胞周期进入 S 期的关键酶-mTOR 紧密结合,并抑制其活性。西罗莫司以这种方式抑制急性排斥反应,并延长移植器官的存活率。

【用法用量】

1.儿童　剂量尚未确定。口服,典型的起始剂量为 1 mg/(m² • d),每日 1 次或 2 次给药(尤其是婴幼儿)。随后调整剂量以维持治疗性西罗莫司谷浓度。剂量应与食物同服或不与食物同服。

2.成人　口服,初始剂量 2～5 mg/d(取决于免疫风险程度)。随后调整剂量以维持治疗性西罗莫司谷浓度。

由于不良反应的影响,当出现临床指征时,可使用更高标靶浓度,将钙调磷酸酶抑制药的剂量维持在非常低的水平。临床试验数据表明,西罗莫司和环孢素联用与西罗莫司和 MMF 或硫唑嘌呤联用相比,血清肌酐水平将会升高。因此,需要密切监测肾功能。由于影响伤口愈合,在手术伤口完全愈合前,不建议使用西罗莫司。

【药动学】　吸收迅速并且在 1～3 h 达到峰浓度。在蛋白结合率约 92% 的情况下,生物利用度为:口服溶液约 14%,片剂 18%。经肝内的 CYP3A4 酶代谢并且由 P-糖蛋白进行转运。已经在全血、尿液和粪便中确定了 7 个主要的代谢产物。部分代谢产物仍有活性;但西罗莫司仍是免疫抑制作用的主要成分。儿童体内的半衰期<24 h,成人的半衰期平均为 62 h。大多数(91%)从粪便中排出。

【监测指标】　西罗莫司全血谷浓度、血清胆固醇和三酰甘油及血清肌酐;具有差异的 CBC、肝功能测试值、血小板计数、钙调磷酸酶抑制药的浓度及手术伤口愈合情况。

【参考范围】　目标谷浓度,心脏移植使用 3～7 ng/ml。当减量或未用钙调神经磷酸酶抑制药时,剂量可提高至 15 ng/ml。

【药物相互作用】　注:虽然没有明确记载,定性地预计其药物相互作用将与他克莫司或环孢素类似。西罗莫司是 CYP3A4 的底物。

西罗莫司可增强下列药物的不良反应/毒性作用:血管紧张素转化酶抑制药、降糖药、他克莫司和疫苗(活)、孢霉素[已描述了其可增加引起的溶血性尿毒综合征、血栓性血小板减少性紫癜(TTP)/血栓性微血管病的风险〕。

以下联合用药可增加西罗莫司的血清药物浓度:环孢素〔特别是关于(改良的)环孢素;在给予环孢素 4 h 后给予口服剂型的西罗莫司〕、唑类抗真菌药物、大环内酯类抗生素及他克莫司。

以下联合用药可降低西罗莫司的血清药物浓度:磷苯妥英、苯妥英和利福平。西罗莫司可能会降低疫苗的疗效(灭活)。

【不良反应】　常见:高脂血症、血小板减少、口腔溃疡。

1.心血管系统　高血压、心动过速和外周水肿,高胆固醇血症、高三酰甘油血症和低钾血症。

2.内分泌中枢神经系统　发热、关节疼痛。

3.皮肤　痤疮、皮疹、瘙痒和伤口愈合障碍。

4.胃肠道　恶心、腹泻、便秘和口腔溃疡。

5.血液系统　贫血、溶血性尿毒综合征、白细胞减少、血小板减少和血栓性血小板减少性紫癜(TTP)。

6.肝　肝功能异常、腹水。

7.肾　蛋白尿、尿素氮/肌酐升高、血尿及肾小管坏死。

8.呼吸系统　非感染性肺炎、胸腔积液和肺栓塞。

二、依维莫司

依维莫司是第 2 种 mTOR 抑制药,目前已经批准用于处于预防低中度免疫风险的患者的器官排斥反应。它与西罗莫司有类似的作用机制、药动学、参数监测、药物相互作用和不良反应。

【用法用量】

1.儿童　有限的可用数据:>1 岁的儿童和青少年,初始剂量每 2 日 0.8 mg/m² (最大单次剂量 1.5 mg);在儿科患者(<16 岁)的 3 年评价试验中,报告的平均剂量为 1.53 mg/(m²·d)。随后调整剂量以维持依维莫司有效血药浓度。

2.成人　初始剂量 0.75mg,每日 2 次;若需要调整到维持剂量,可以根据首次给药后 4～5d 的血药浓度、耐受性及用药后反应来调整。

【参考范围】　目标范围 3～6 ng/ml(儿童研究中)。在初始剂量或剂量调整 4～5d 后,监测患者血清谷浓度,尤其是对于在此期间使用 CYP3A4 抑制药和诱导药的肝功能受损患者。

【不良反应】　类似于前文提到的西罗莫司的不良反应,以及包括皮肤反应,如脱发。

1.内分泌和代谢　代谢性酸中毒、高血糖、糖尿病和胰腺炎。

2.胃肠道　腹胀、肠梗阻。

3.血液系统　出血、白细胞增多、淋巴细胞和中性粒细胞减少。

4.肝　胆红素升高。

5.神经肌肉骨骼　关节痛、骨质疏松、骨质疏松和震颤。

6.肾　间质性肾炎、肾衰竭/损害。

7.呼吸系统　肺不张、呼吸困难、鼻出血和肺炎。

8.感染　BK 病毒感染的风险增加、念珠菌病和曲霉菌病。

第六节　多克隆抗体(兔抗人胸腺细胞免疫球蛋白和马抗人胸腺细胞免疫球蛋白)

目前马抗人胸腺细胞免疫球蛋白的使用频率比兔抗人胸腺细胞免疫球蛋白少得多。常见的多克隆抗体信息列在首位,其次是针对兔和马的衍生物的特异性片段。

【适应证】　用于与免疫抑制药组合治疗肾和其他实体器官移植受者的耐激素急性细胞排斥反应(ACR)。抗胸腺细胞球蛋白也可用于移植后阶段的诱导,防止急性排斥反应的发生,并允许降低 CNI 的初始剂量以减轻移植后的毒性,特别是对于肾移植。

【药理作用】　从外周血中除去 T 细胞或改变 T 细胞功能。具体的作用机制尚未知。多克隆抗体具有广泛的抗原特异性,除了与血小板、红细胞及白细胞上的细胞抗原以外,还结合 T 细胞上的多种细胞抗原。一般在 2~3 次给药后,就完全或几乎完全清除外周血中的 T 细胞。也有可能可变地清除外周淋巴组织中的 T 细胞。

【警告】　过敏反应(症状可能包括低血压、呼吸窘迫、胸痛、皮疹、心动过速)可能发生在治疗过程中的任何阶段。肾上腺素和氧气应随时准备以便治疗过敏。

【药物相互作用】　多克隆抗体可提高疫苗(活)的副/毒性反应;多克隆抗体可能会降低疫苗(灭活)的疗效。

【毒理】 长时间过量服用可能会增加患机会性感染和恶性淋巴增殖性疾病的风险。

一、兔抗人胸腺细胞免疫球蛋白

【用法用量】 在给药之前 30 min 给予术前药物:对乙酰氨基酚(10 mg/kg,口服),苯海拉明(1 mg/kg,静脉注射)和甲泼尼龙(1～2 mg/kg,静脉注射)。在给药时间延长(>6 h)的情况下,可以重复给予对乙酰氨基酚和苯海拉明。如果第一次给药的耐受性良好,则针对后续给药的类固醇术前药物剂量往往降低(或者甚至不用)。诱导,1.5 mg/(kg·d),静脉注射,每日 1 次共 5 d(在 3～7 d);抑制,1.5 mg/(kg·d),每日 1 次,7～14 d。

【药动学】 峰值浓度出现在静脉注射 1.25～1.5 mg/kg 剂量 4～8h 后,而平均浓度为 22mcg/ml。在 7～10d 连续给药后,平均峰值浓度增加到 87mg/ml。第一次注射后的血清半衰期约为 44h,且随着后续给药而增加到 13d。持续时间:淋巴细胞减少症可能持续超过 1 年。

【监测指标】 淋巴细胞分布,具有差异的 CBC 和血小板计数;用药期间的生命体征;感染的体征及症状。

【不良反应】 与注射相关的反应,如发热、寒战、头痛、皮疹。为防止或减轻发热反应,可以先用解热药、抗组胺药和(或)糖皮质激素。这些效应中的一些反映了细胞因子释放综合征。

1.心血管系统 高血压、低血压、心动过速和水肿。

2.中枢神经系统 癫痫发作、发热、头痛、无菌性脑膜炎、寒战和疼痛。

3.内分泌和代谢 高钾血症。

4.胃肠道 腹痛、腹泻、胃炎和恶心。

5.血液系统 白细胞减少、血小板减少。

6.感染 原发或继发肺炎、巨细胞病毒(CMV)感染。

7.过敏反应 过敏反应可能反映了过敏且可通过低血压和急性呼吸窘迫指示。也可观察到迟发性血清病反应。

【配伍/给药】 使用之前,用所提供的稀释液,灭菌注射用水进行复水。用 0.9%氯化钠注射液或 5%葡萄糖注射液稀释药剂,使之最终浓度达到 0.5～2mg/ml。现配现用。最终溶液在初始复水后 24h 内保持稳定。如果保存在室温,则应在 4h 内使用。

二、马抗人胸腺细胞免疫球蛋白

【用法用量】　建议在给予初始剂量前进行皮内测试;用 0.1 ml 的生理盐水 1∶1000 稀释液;在 1h 内每 15min 观察 1 次皮肤测试;局部反应＝10 mm 直径的丘疹或红斑或两者都有应被视为阳性的皮肤测试结果。

在给药 30 min 之前给予术前药物:对乙酰氨基酚(10 mg/kg 口服),苯海拉明(1 mg/kg 静脉注射),和甲泼尼龙(1～2 mg/kg 静脉注射)。在给药时间延长(＞6h)的情况下,可重复给予对乙酰氨基酚和盐酸苯海拉明。如果第一次给药的耐受性良好,则针对后续给药的类固醇术前药物剂量往往降低(或者甚至不用)。

心脏移植,10 mg/(kg·d),7d;排斥反应的预防,15 mg/(kg·d),7～14d;初始剂量应在移植的 24 h 内给予,抑制治疗,10～15 mg/(kg·d),14d。

【药动学】　少量分布到淋巴组织;结合循环淋巴细胞、粒细胞、血小板及骨髓细胞。血浆半衰期为 1.5～12d;1％通过尿液排出体外。

【监测指标】　淋巴细胞分布,具有差异的 CBC 和血小板计数;用药期间的生命体征。

【不良反应】　与注射相关的反应,如发热、寒战、头痛、皮疹。为预防或减轻发热反应,可以先用解热药,抗组胺药和(或)糖皮质激素。这些效应中的一些反映了细胞因子释放综合征。

1.心血管　心动过缓、心律失常、水肿、心力衰竭和高血压、低血压。

2.中枢神经系统　兴奋、寒战、发热、头痛、癫痫发作。

3.皮肤　瘙痒、皮疹。

4.胃肠道　腹泻、呕吐。

5.血液系统　白细胞减少、血小板减少、中性粒细胞减少和贫血。

6.肝　肝脾大、肝功异常。

7.肾　蛋白尿、肾功能异常和急性肾衰竭。

8.呼吸系统　胸腔积液、呼吸窘迫。

【配伍/给药】　在酒或生理盐水中稀释;当稀释至 4 mg/ml 浓度时,如果冷藏,则在 24h 内是稳定的;不建议使用葡萄糖溶液作为溶剂,因为在低盐浓度的溶液中易发生沉淀。

第七节　单克隆抗体(阿仑单抗)

两种单克隆抗体已用于诱导及维持疗法并且用于治疗实体器官移植排斥反应。莫罗单抗注射液-CD3曾广泛用于移植,但现已停止制造并且无法用于临床用途。阿仑单抗仅仅用于美国Campath®分配项目,并且可能被组织要求用于未经临床试验认可的实体器官移植相关适应证。

阿仑单抗

【适应证】　主要用于治疗B细胞慢性淋巴细胞白血病,近来也被批准用于治疗多发性硬化症。已被用作对于少量实体器官移植的诱导和排斥反应疗法,但未被批准用于移植用途。先前在儿科移植方面使用最少。

【药理作用】　抗体依赖性溶解产生后,结合CD52。

【用法用量】

1.儿童　剂量尚未明确。推荐每次0.4～0.5 mg/kg,静脉注射(最大剂量30 mg)。

2.成人　静脉注射每次30 mg,给药1～2次(移植前给药或术后第1天不再第2次给药)已应用于成人实体器官移植。

【药物相互作用】　因为存在人抗嵌合抗体(HACA),所以已接受单克隆抗体诊断或治疗的患者体内的过敏反应可能会增加。

【警告】　美国警告:细胞减少,注射反应和感染;细胞减少,可发生严重(包括致命)的全血细胞减少/骨髓发育不全、自身免疫性特发性血小板减少、自身免疫性溶血性贫血;注射反应,阿仑单抗用药可导致严重(包括致命)的注射反应;感染,可在患者接受阿仑单抗治疗的患者体内发生严重(包括致命)的细菌、真菌、病毒、原虫感染。

第八节　针对 IL-2 受体的单克隆抗体（巴利昔单抗）

已经研发出两种白细胞介素-2（IL-2R）的拮抗药，即达利珠单抗和巴利昔单抗。最近由于制造成本的原因达利珠单抗已经撤市，使巴利昔单抗作为唯一的白细胞介素-2（IL-2R）的拮抗药。

巴利昔单抗

【适应证】　用于急性器官排斥反应的预防。巴利昔单抗用于心脏移植方面的经验有限。在一系列对于儿童的研究中，尽管在随后的移植中使用了亚治疗剂量的钙调磷酸酶抑制药，但两个剂量组的巴利昔单抗与较低急性排斥反应率较相关。

【药理作用】　一种（鼠/人）嵌合的单克隆抗体，其阻断白细胞介素-2 受体复合物的 α 链；这种对 IL-2 受体的特异性高亲和力能竞争性地抑制 IL-2 介导的淋巴细胞的激活，这是细胞免疫反应参与移植排斥反应的关键途径。

【用法用量】　体重<35 kg 的儿童患者，推荐剂量为 10 mg，静脉注射，依次在移植手术前 2 h 之内、在移植手术后第 4 天静脉注射 10 mg。体重≥35kg 的儿童患者，推荐剂量为 20 mg，依次在移植术前 2 h 内、移植手术后第 4 天静脉注射 20 mg。如果针对巴利昔单抗发生例如严重过敏反应的并发症，则应该停止第 2 次给药。当巴利昔单抗添加入三联免疫抑制方案（包括环孢素、糖皮质激素、硫唑嘌呤或霉酚酸酯）时，不需要进行剂量调整。

【药动学】　平均持续时间 36d（由 IL-2R-α 饱和度决定）；1～11 岁儿童的消除半衰期 9.5d；12～16 岁青少年 9.1d；成人 7.2d。

【药物相互作用】　巴利昔单抗可降低疫苗（灭活）的效果；巴利昔单抗可能增加感染牛痘疫苗（活）的风险。

【不良反应】

1. 胃肠道　腹痛、呕吐和胃肠出血。

2. 心血管系统　高血压、低血压、全身性水肿和心律失常。

3. 中枢神经系统　头痛、失眠、发热。

4.内分泌和代谢　糖尿病、超流体/性低血糖症、体液潴留、高胆固醇血症、高脂血症,高三酰甘油血症和电解质紊乱。

5.生殖系统　排尿困难、尿频、尿潴留、尿道感染。

6.血液　贫血、出血、白细胞减少、血小板减少、血栓形成。

7.神经肌肉与骨骼　关节痛、术后肌痛、神经病变、感觉异常、寒战和震颤。

8.肾　排尿困难、肾功能异常与肾小管坏死。

9.呼吸系统　呼吸困难、上呼吸道感染和肺水肿。

10.皮肤　手术伤口并发症、皮疹。

11.感染　巨细胞病毒感染、单纯疱疹病毒感染(疱疹和带状疱疹)和脓毒症的风险增加。

【警告】　在首次和后续给药中可观察到严重的急性超敏反应,包括过敏。这些反应包括低血压,心动过速、心力衰竭、呼吸困难、哮喘、支气管痉挛、肺水肿、呼吸衰竭、荨麻疹、皮疹、瘙痒和(或)打喷嚏。如果发生严重的过敏反应,则应该不再继续使用巴利昔单抗进行治疗。并应立即使用对严重的过敏反应(包括过敏性休克)的治疗药物。由于人抗鼠抗体的发展,先前接受过单克隆抗体治疗的患者,患过敏反应风险可能会增加。

【稳定性/给药】　稀释在25~50 ml的0.9%氯化钠或5%葡萄糖注射液中并且注射20~30min;可以使用外周或中枢管线。

第九节　选择性 T 细胞共刺激阻断药（贝拉西普）

贝拉西普阻断 T 细胞激活所必需的共刺激信号。由于常规毒性较小,与钙调磷酸酶抑制药联用,已被批准用于慢性免疫抑制的生物疗法。贝拉西普目前批准用作免疫抑制方案的一部分,与巴利昔单抗、霉酚酸酯、皮质激素用于肾移植受者 EBV 病毒阳性环境。

【用法用量】　成人(剂量是根据移植时的实际体重,在治疗过程中不要修改根据体重计算的剂量,除非体重变化>10%)。

用于预防肾移植器官排斥反应:静脉注射,处方剂量必须是四舍五入的,均匀分为 12.5 mg,以允许使用所提供的所需一次性注射器准确的制备复水溶液。初始阶段,每次 10 mg/kg,第 1 天和第 5 天(第 1 天给药后约 96h),在移植后的第 2 周、4 周、8 周、12 周周末分别给药 1 次,10 mg/kg。维持阶段,从移植后第 16 周开始,每 4 周(前后 3d)给药 1 次,每次 5 mg/kg。

参考文献

[1] Irving CA, Webber SA. Immunosuppression therapy for pediat→ric heart transplantation. Curr Treat Options Cardiovasc Med, 2010, 12(5): 489-502.

[2] Smith SL. Immunosuppressive therapies on organ transplanta→tion. Organ Transplant 2002. C 2002 Medscape. http://www.med-scape.com/viewarticle/437182.

[3] Taketomo CK, Hodding JH, Kraus DM. Pediatric dosage hand→book. 18th ed. Hudson: Lexicomp, 2011-2012.

[4] Solu-Medrol® (methylprednisolone) [package insert]. Pharmacia & Upjohn Company. New York: 2009. http://dailymed.nlm.nih.gov/dailymed/lookup.cfm? setid = 7e38b09c-da41-4ee3-8f99-812d3276d551 # nlm34069-5. Accessed 2 Oct 2012.

[5] Pollock-Barziv SM, Dipchand AI, McCrindle BW, et al. Randomized clinical trial of tacrolimus-vs cyclosporine-based immunosuppression in pediatric heart transplantation: preliminary results at 15-month follow-up. J Heart Lung Transplant, 2005, 24: 190-194.

[6] Kobashigawa J, Miller LW, Russell SD, et al. Tacrolimus with mycophenolate mofetil (MMF) or sirolimus vs. cyclosporine with MMF in cardiac transplant patients: 1-year report. Am J Transplant, 2006, 6: 1377-1386.

[7] English RF, Pophal SA, Bacanu S, et al. Long-term comparison of tacrolimus and cyclosporine induced nephrotoxicity in pediat→ric heart transplant recipients. Am J Transplant, 2002, 2: 769-773.

[8] Feingold B, Zheng J, Law YM, et al. Risk factors for late renal dysfunction after pediatric heart transplantation: a multi-institu→tional study. Pediatr Transplant, 2011, 15(7): 699-705.

[9] Robinson BV, Boyle GJ, Miller SA, et al. Optimal dosing of intravenous tacrolimus following pediat→ric heart transplantation. J Heart Lung Transplant, 1999, 18: 786-791.

[10] Prograf® (tacrolimus) [package insert]. Astellas Pharma US, Inc. Northbrook; 2012. http://dailymed.nlm.nih.gov/dailymed/ lookup.cfm? setid= 7f667del-9dfa-4bd6-8ba0-15ee2d78873b. Accessed 23 Sept, 2012.

[11] Gengraf® (cyclosporine) [package insert]. Abbott Laboratories. North Chicago; 2010. http://dailymed.nlm.nih.gov/dailymed/ lookup.cfm? setid= e896cbfe-4745-4088-82a3-8dcl0b75c41f. Accessed 23 Sept, 2012.

[12] Boucek MM, Edwards LB, Keck BM, et al. Registry of the International Society for Heart and Lung Transplantation: eighth official pediatric report-2005. J Heart Lung Transplant, 2005, 24:968-982.

[13] Eisen HJ, Kobashigawa J, Keogh A, et al. Three-year results of a randomized, double-blind, controlled trial of mycophenolate mofetil versus azathioprine in cardiac transplant recipients. J Heart Lung Transplant, 2005, 24: 517-525.

[14] Cellcept® (mycophenolate mofetilO [package insert]. Cardinal Health. Ireland; 2009. http://dailymed.nlm.nih.gov/dailymed/ lookup.cfm? setid= 81ca6530-76dl-46fl-9bf8-0ffac79d2523. Accessed 2 Oct, 2012.

[15] Myfortic® (mycophenolic acid, delayed release) [package insert]. Novartis Pharmaceuticals Corporation. Stein; 2012. http://dailymed.nlm.nih.gov/ dailymed/lookup.cfm? setid= eed26501-890d-4ff6-88e7-6dbea4726e53. Accessed 3 Oct, 2012.

[16] Azathioprine [package insert]. Cardinal Health. Roxane Laboratories, Inc. Columbus; 2008. http://dailymed.nlm.nih.gov/ dailymed/lookup.cfm? setid=82b29384-1243-4b98-82df-3708f5ce642a. Accessed 3 Oct, 2012.

[17] Webber SA, McCurry K, Zeevi A. Heart and lung transplanta→tion in children. Lancet, 2006, 368:53-69.

[18] Rapamune® (sirolimus) [package insert]. Wyeth Pharmaceuticals Company. Philadelphia; 2011. http://dailymed.nlm.nih.gov/dai-lymed/ lookup.cfm? setid = 3275b824-3f82-4151-2ab2-0036a9ba0acc. Accessed 3 Oct, 2012.

[19] Thymoglobulin® (anti-thymocyte globulin (rabbit)) [package insert]. Genzyme Corporation. Marcy L' Etoile; 2007. http://dai-lymed.nlm.nih.gov/ dailymed/lookup. cfm? setid = bbd8ab99-552e-4b81-aca4-6b0c7af8b9ae. Accessed 3 Oct, 2012.

[20] Atgam® (equine thymocyte immune globulin) [package insert]. Pharmacia

and Upjohn Company.New York; 2005.http://dailymed.nlm.nih.gov/dai-lymed/lookup. cfm? setid = bd545bal-2366-4dfl-bd67-10dfd7632b54. Accessed 3 Oct,2012.

[21] Campath® (alemtuzumab) [package insert].Genzyme Corporation.Cambridge; 2009.http://dailymed.nlm.nih.gov/dai-lymed/drugInfo.cfm? id= 43887.Accessed 25 June,2012.

[22] Ford KA,Cale CM,Rees PG,et al.Initial data on basiliximab in critically ill children undergoing heart trans →plantation. J Heart Lung Transplant, 2005,24:1284-1288.

[23] Simulect(basiliximab) [packageinsert].Novartis Pharmaceuticals Corpora-tion.East Hanover; 2005.http://dailymed.nlm.nih.gov/ dailymed/look-up. cfm? setid=laf01887-b69d-444b-91ed-ebfel2784440.Accessed 4 Oct,2012.

[24] Smith J,Nemeth T,McDonald R.Current immunosuppressive agents: effi-cacy, side effects, and utilization. Pediatr Clin North Am, 2003, 50: 1283-1300.

[25] Vincenti F.Are calcineurin inhibitors-free regimens ready for prime time? Kidney Int,2012,82:1054-1060.

[26] Nulojix (belatacept) [package insert]. E. R. Squibb & Sons, L. L. C. Princeton; 2011. http://dailymed. nlm. nih. gov/dailymed/ lookup. cfm? setid=cl6ac648-d5d2-9f7d-8637-e2328572754e.Accessed 4 Oct,2012.

第 11 章

机械辅助循环抗凝血

第一节 概 述

临床数据显示,血栓形成仍然是心室辅助装置支持治疗过程中严重的并发症。不论是脉冲式或连续流动泵,大多数不同的心室辅助装置系统仍然难以反映血栓栓塞或出血事件真正的发生率。尽管机械辅助循环技术取得巨大进步,但大量外源异物的存在对凝血功能的监测和管理仍然是一个持续的挑战。此外,即使存在标准抗凝血方案,儿童止血法的特殊性依然增加了患者发生破坏性并发症的风险。对于所有患者而言,脓毒症和其他炎症状态都可极大地影响凝血功能,因此谨慎监控对抗凝血/抗血小板(anticoagulation/antiplatelet,AC/AP)方案的调整很有必要。目前,抗凝血/抗血小板的治疗监测范围不仅有过去常用于体外膜肺氧合(ECMO)的活化凝血时间(activated clotting time,ACT),还涵盖了抗 X a 因子、普通肝素水平、国际标准化比值(International Normalized Ratio,INR),血栓弹力图(thromboelastograph,TEG®)和血小板图。这些检测手段为监测和调整普通肝素、低分子量肝素用量和抗血小板治疗提供必要信息。

继发于二次体外循环后的凝血因子消耗和血液流变状态的改变,使得因肾、肝功能障碍导致的凝血功能异常更加恶化,增加了围术期出血的风险。由于在治疗过程中有血栓形成和血栓栓塞的巨大风险,以上因素必须要权衡考虑。因此,针对装有心室辅助装置患者,已经有了多种不同的用于抗凝血治疗起始和维持的计算方案。论述部分简要介绍了目前较推崇的 4 个常见的儿童和成人心室辅助装置的抗凝血治疗,包括柏林心脏小儿人工体外心脏装置(柏林心脏公司.林地,德克萨斯州),左心辅助装置Ⅱ(Thoratec 公司,普莱森顿,加利福尼亚州),莱维创利斯 PediVAS and CentriMag(莱维创利斯 LLC,沃尔瑟姆,马萨诸塞州),the HeartWare(HeartWare 公司.弗雷明汉,马萨诸塞州)(表 11-1)。

表 11-1 心室辅助装置中的抗凝血机制

设 备	抗凝血	抗凝血监测	抗凝血时间
柏林心脏	围术期： UFH	UFH： 抗 Ⅹa 因子水平 0.35～ 0.5U/ml	0～24h： 无抗凝血作用
小儿人工体外 心脏装置	长期： LMWH 或华法 林和抗血小 板药	LMWH： 抗 Ⅹa 因子水平 0.6～1U/ml	＞24～28h： UFH
		华法林： INR2.5～3	＞48h： 改为 LMWH 或维生 素 K 拮抗药[a] 和乙 酰水杨酸
		抗血小板： 血栓弹力图 监测	＞4d： 双嘧达莫[b]
左心辅助装 置Ⅱ	围术期： UFH	UFH： aPTT 55～65s 或 1.5～1.8 倍于正常	0～24h： 无抗凝血作用
	长期： 华法林和抗血 小板药	华法林： INR1.5～2	＞24h： UFH ＞48h： 抗血小板药（ASA） 改为华法林
莱维创利斯	肝素	aPTT1.5～2 倍 于正常活化 凝血时间 ACT180 ～200s	＞6～12h： 术后不必持续辅助 支持

续表

设　备	抗凝血	抗凝血监测	抗凝血时间
Heartware	围术期： UFH	UFH：	0～24h： 无抗凝血作用
	长期： 华法林和抗血 小板药	华法林： INR2～2.5	＞24h： UFH
		抗血小板： 血栓弹力图 监测	＞48h： 抗血小板药（ASA）无 术后出血且可肠内 营养，改为华法林

UFH. 普通肝素；LMWH. 低分子量肝素；ASA. 乙酰水杨酸

[a] 维生素 K 拮抗药（华法林）仅用于稳定肠内营养且年龄＞1 岁的儿童

[b] 如果已止血、血小板计数＞40 000/μl 可开始使用双嘧达莫

第二节　柏林心脏小儿人工体外心脏装置的抗凝血治疗

　　埃德蒙顿抗凝血和儿科心室辅助装置抗血小板指南目前应用于人工心脏 Excor® 的抗凝血管理。该指南建议置入 24h 内不进行抗凝血治疗，适龄人群在 24～28h，一旦出血得到解决[＜2ml/（kg·d）]和血小板计数＞20 000/μl（表 11-2）可开始静脉给予普通肝素抗凝血。术后 48h，已止血和血流动力学稳定的患者可由普通肝素改为低分子量肝素（表 11-2）。年龄＞12 个月的患者，一旦血流动力学稳定且吸收充足的肠内营养后可开始口服维生素 K 拮抗药华法林进行抗凝血治疗（INR 目标值 2.7～3.5）。年龄＜12 个月的患者，由于难以监测继发于多种药食相互作用的华法林效应，口服华法林抗凝血方案不稳定。可基于血栓弹力图（TEG）和血小板图结果判断，如果患者血流动力学稳定，无出血且血小板计数＞40 000/μl，在置入后 48h 可给予乙酰水杨酸药物阿司匹林（ASA，acetylsalicylic acid）和置入后 4d 给予双嘧达莫（表 11-3）。抗血小板治疗剂量的个体化则是基于对病人的血小板图研究和二磷腺苷及

花生四烯酸的抑制程度来实行。血栓弹力图 MA 值同样需要被监测,达到目标 MA 值后可开始乙酰水杨酸的治疗。

表 11-2　使用小儿人工体外心脏装置 24～28h 后普通肝素的剂量

	≤12 个月	≥12 个月
初始剂量[a]	15U/(kg·h)	10U/(kg·h)
6h 后[b]	28U/(kg·h)	20U/(kg·h)

[a]普通肝素的起效标准:血小板计数＞20 000/μl;映射研究血小板功能正常;最小出血量[＜2ml/(kg·d)]

[b]6h 后增加治疗剂量,达到 aPTT 和抗Ⅹa 因子水平(若 aPTT 与抗Ⅹa 因子有相关性,则治疗范围为 0.35～0.7U/ml 或 aPTT 在 1.5～2.5 倍于正常,第 2 指标:血栓弹力图反应时间 8～15min)

表 11-3　使用小儿人工体外心脏装置 48h 后低分子量肝素的剂量

	≤3 个月	≥3 个月
低分子量肝素的剂量[a,b]	皮下注射 1.5mg/kg	皮下注射 1mg/kg

[a]低分子量肝素的起效标准:无出血;患者血流动力学稳定;肾功能正常(肌酐和尿量正常)

[b]第 2 次给药 4h 后停止给予普通肝素,然后皮下注射含抗Ⅹa 因子的低分子量肝素(治疗范围为 0.6～1U/ml,第 2 指标:血栓弹力图反应时间为 8～15min)

通过血栓弹力图的 MA 值监测可知,当目标 MA 值＞56mm 乙酰水杨酸开始起效,双嘧达莫的开始起效时间是血栓弹力图的 MA 值＞72mm(表 11-4)。

表 11-4　使用小儿人工体外心脏装置后的抗血小板治疗

	乙酰水杨酸	双嘧达莫
第 1 次给药时间	＞48h	＞4d
剂量	1 mg/(kg·d)分 2 次服用[a]	4 mg/(kg·d)分 4 次服用[b]

[a]乙酰水杨酸的起效标准:无出血和血流动力学稳定;血小板图无显著下降;血小板功能,ADP G≥4 和 AA 抑制率＞70%;血小板计数＞40 000/μl;CKH 样品的血栓弹力图 MA＞56mm

[b]双嘧达莫的起效标准:血小板图示存在血小板抑制且 ADP G＞4;CKH 样品的血栓弹力图 MA≥72mm

　　即使遵守以上指导原则,仍有很大的血栓栓塞或出血性事件的风险,因此,不仅凝血功能需要严格监测,泵和插管的严密监视也至关重要。在抗凝血/抗血小板治疗开始和过渡阶段,必须每隔数小时用手电筒对泵内一些纤维蛋白或血块形成进行频繁的检查。一旦患者病情稳定,可每日 2 次检查泵和插管。明显有纤维蛋白或血凝块形成时,可增加抗凝血药剂量,也必须考虑根据血块的位置和大小调整泵。纤维蛋白和血块的形成往往发生在血瘀的区域如瓣膜病灶。对于左心辅助装置,泵内血块的存在则要求频繁的神经监测和下调泵阈值。

第三节　左心室辅助循环装置(LVAD)的抗凝血

　　HeartMate Ⅱ 是一个持续血流性左心辅助装置,由于其体积小,易于移植而被广泛接受。此外前期的临床试验结果表明,患者行 HeartMate Ⅱ Pivotal 桥接移植手术后,6 个月与 1 年的生存率分别达到 75%与 68%。同时,HeartMate Ⅱ Pivotal 试验概括出在移植手术完成后的 12～24h UFH 的抗凝血治疗步骤,通过逐步滴入 UFH,使得 PTT(部分凝血酶原时间)在第 1 个 24h 内达到 45～50s;接下来的第 2 个 24h 内,达到 50～60s;此后,维持在 55～65s。抗血小板治疗在术后 2～3d 开始,阿司匹林 81mg 与双嘧达莫 75mg 每日 3 次。胸腔引流管可以在植入手术完成的 2～3d 后被移除,同时 UFH 可以暂时停药,替代服用华法林使 INR 值维持在 2～3。血栓弹力图 MA 值是帮助制订个体化治疗方案的最有效参数之一，可用来评估血小板功能。通常，MA 值在 56～75mm 提示 HeartMate Ⅱ 患者血小板活力良好。MA 值低于 55mm 时，表明患者血小板活力不足处于血液低凝固的状态；而 MA 值高于 75mm 时，表明患者处于血液高凝固状态，此时应该加强抗血小板治疗。

　　如果出血事件的频率高于预期，尤其是肠胃出血，则需要对抗凝血治疗方案重新审查。Booyle 和他的同事考察了与 INR 值相关的血栓栓塞与出血事件发生的风险性。在 331 例出院患者中，单独血栓性事件仅占 3％，而伴有出血并发症事件达到 17.5％。出血事件发生率最高在 INR 值＞2.5 的区间，而 INR 值＞1.5 的区间血栓栓塞事件的风险最低。因此，作者得出结论，降低目标 INR 至 1.5～2.5 能降低破坏性出血性并发症的风险，同时也减弱了血栓栓塞的风险。在深入研究连续流动装置对凝血反应链的影响后，提示仅通过上述方法调整抗凝血治疗方案是不够的。在接受连续流动装置支持治疗和行移植手术的患者中，获得性血管性血友病综合征的发病率被证实普遍增加。

第四节　Levitronix 泵的抗凝血

　　Levitronix CentriMag® 和 PediVAS® 系统是适用于支持成人和儿童左、右心室的连续流动装置。这些装置可作为"桥接决策"，应用在短期至中期的心室维持；也可作为"桥接交换"，应用在长期的 VAD（心室辅助装置）中。此外，Levitronix 泵可以起到类似 ECMO 与安置的氧合器的作用。根据抗凝血治疗指南，建立心肺循环并植入胸腔引流管后 6～12h，应开始输注 UFH，输注剂量不高于 50ml/h 或 2ml/(kg·h) 持续 2～3h。抗凝血治疗应使 ACT 和 aPTT 目标值分别达到 160～180s、1.3～1.6 倍正常范围。目标 ACT 值与 aPTT 值每天增长 5％左右，至移植手术完成后的第 4 天，使得 ACT 值达到 190～210s、aPTT 值达到 1.5～1.8 倍正常范围。移植手术完成 4d 后，根据患者止血情况和泵的情况开展抗血小板药物治疗。

第五节 Heartware 的抗凝血

Heartware 是目前最新的机械循环支持设备之一,相比之前的 LVADs 设备,体积更小、也更耐用。置入在心包腔的泵仅有 140g,该泵是一种连续流动的推进器,通过附着在腹壁表面的传动系统对其提供外部电源并传达操作信息。

与 HeartMate Ⅱ 患者的情况类似,同样也推荐连续抗凝治疗,但针对某些特殊患者可能会有一些危险因素。前期多中心评估证实,围术期应用 UFH 的抗凝血治疗方案能降低使用 Heartware 设备的术后出血。在抗凝血治疗开始时,逐步滴注 UEH,使得 aPTT 与 ACT 的目标值分别达到 $50\sim60$ s、$140\sim160$s 范围内。一旦患者血流动力学稳定并且耐受肠内营养,UFH 可以停止给药改用华法林,剂量上维持 INRs 在规定的 $2.0\sim3.0$。使用华法林的同时可以开始抗血小板治疗。

对 50 例进行抗凝血治疗患者的前期临床试验结果显示,血栓栓塞性事件发生较少(2 例缺血性脑卒中),出血并发症事件发生较多(4 例出血性脑卒中+3 例死亡)。其中,围术期的出血事件发生最频繁,且所有均发生在患者移植术后 30d 内。

参考文献

[1] Kirklin JK,Naftel DC,Kormos RL,et al.Third INTERMACS Annual Report:the evolution of destination therapy in the United States.J Heart Lung Transplant,2011,30:115-123.

[2] Goldstein DJ,Beauford RB.Left ventricular assist devices and bleeding:adding insult to injury.Ann Thorac Surg,2003,75(6 Suppl):42-47.

[3] Reilly MP,Wiegers SE,Cucchiara AJ,et al.Frequency,risk factors and clinical outcomes of left ventricular assist device-associated ventricular thrombus.Am J Cardiol,2000,86:1156-1159,A10.

[4] Miller LW,Pagani FD,Russell SD,et al.Use of a continuous-flow device in patients awaiting heart transplantation.N Engl J Med,2007,357:885-896.

[5] Crow S,John R,Boyle A,et al.Gastrointestinal bleeding rates in recipients of nonpulsatile and pulsatile left ventricular assist device.J Thorac Cardiovasc Surg,2009,137:208-215.

[6] Boyle AJ,Russell SD,Teuteberg JJ,et al.Low thromboembolism and pump thrombosis with the HeartMate Ⅱ left ventricular assist device: analysis of outpatient anti-coagulation.J Heart Lung Transplant,2009,28:881-887.

[7] Uriel N,Pak S,Jorde UP,et al.Acquired von Willebrand syndrome after continuous-flow mechanical Deice support contributed to a high prevalence of bleeding during long-term support and at the time of transplantation.J Am Coll Cardiol,2010,56:1207-1213.

[8] Larose JA,Tamez DL,Ashenuga M,et al.Design concepts and principle of operation of the HeartWare ventricular assist system.ASAIO J,2010,56: 285-289.

[9] Strueber M,O'Driscoll G,Jansz P,et al.Multicenter evaluation of an intra-pericardial left ventricular assist system. J Am Coll Cardiol, 2011, 57: 1375-1382.

第 12 章

肺动脉高压的药物治疗

肺动脉高压是一类以肺血管阻力进行性增加为特征、进而引发右侧心力衰竭甚至危及生命的疾病。近 10 年来,靶向治疗的发展提高了成人 PAH 患者的存活率,也使得儿童 PAH 患者受益。儿童 PAH 的常见病因与成人不同,大多数儿童 PAH 患者与先天性心脏病、特发性心脏病(原称为原发性高血压)和遗传性 PAH 有关。不可逆的先天性心脏疾病,例如心室间隔缺陷、动脉导管未闭及躯体动脉或单一心室病理等更复杂的疾病,都可能引起 PAH。大多数 PAH 伴先天性心脏病的儿童患者在接受早期手术治疗后能够治愈,但也有部分患者发展成不可逆转的肺血管疾病。因此,由先天性心脏病发展而来的 PAH 患者有很高的存活率。但是与先天性心脏病不同,特发性或遗传性 PAH 患者存活率较差。特发性 PAH 的临床症状包括呼吸减弱、晕厥或癫痫发作,但是由于缺乏特异性,因而难以诊断。遗憾的是,由于很少有评估该治疗安全性和有效性的随机对照试验,儿童 PAH 治疗缺乏临床资料。目前已批准的 PAH 治疗方案的机制是通过影响 3 个内皮素旁路途径来实现,包括一氧化氮、前列腺素及内皮素-1(图 12-1)。本章基于成人及有限的儿童 PAH 的临床试验资料,概述目前常用的 PAH 治疗方法。

第一节　钙离子通道阻滞药

【适应证与临床试验】　钙离子通道阻滞药(calcium channel blockers,CCBs)过去作为治疗药物主要是由于缺乏其他有效治疗手段。最近数据显示,CCBs 治疗仅对 10%～30% 的儿童 PAH 患者有效。对于心导管插入术血管反应试验有"应答"的患者,使用 CCBs 治疗可以产生理想的疗效,然而阴性"应答"患者使用 CCBs 治疗可能导致更低的存活率和低心排血量。尽管儿童"血管反应性"的定义还未明确,与现行成人标准(平均肺动脉压下降至少 10mmHg 但不超过 40mmHg)相比,儿童患者更多的使用修正后的儿科标准(心排血量增加或不变,平均肺动

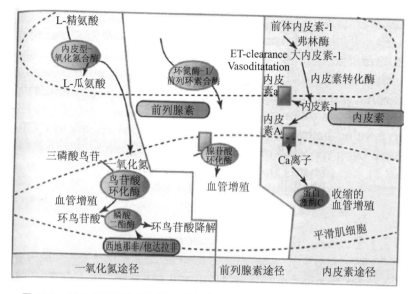

图 12-1　肺动脉高压治疗包括 3 种旁路途径：一氧化氮、前列腺素和内皮素-1

脉压和肺动脉血管阻力指数下降 20%）来考虑血管反应性。据报道，CCBs 对治疗成人及儿童 PAH 有效，但是患者可能会随着疾病的进展出现病情恶化，因此需要对他们进行密切监护。

【药理作用】　CCBs 通过阻断心脏平滑肌上的钙离子通道，抑制钙离子内流进入心肌细胞，从而减小心脏收缩力。对血管阻力的减小呈剂量相关性，最终作用于全身血压。

【用法用量】　硝苯地平、地尔硫䓬和氨氯地平可用于治疗 PAH，但维拉帕米禁用。儿童患者口服硝苯地平初始日剂量为 0.5~1.0 mg/kg，分 3 次服用，如果患儿能耐受，最大日剂量为 2~5mg/kg，分 3 次服用。口服地尔硫䓬初始日剂量为 1.5~2.0 mg/kg，分 3 次服用；维持日剂量为 3~5 mg/kg，分 3 次服用。口服氨氯地平初始日剂量为 0.1~0.3 mg/kg，维持日剂量为 2.5~5.0 mg/kg，分 2 次服用。

【药动学】　药动学资料仅来源于儿童 PAH 和肺支气管发育不良患者。患儿每次服用硝苯地平 0.5 mg/kg，达到最大血药浓度的平均时间为（1.0 ± 0.8）h，平均半衰期为（1.8 ± 0.8）h。3 种 CCBs 均经肝

CYP3A4 酶系代谢。

【监测指标】　大剂量使用 CCBs 有导致全身低血压的潜在风险。

【不良反应】　不良反应包括头痛、便秘、眩晕、疲劳、恶心、水肿、皮疹、牙龈增生、心动过缓和全身性低血压。

【注意事项】　低血压儿童患者不推荐使用 CCBs 治疗。低心排血量或右心房高压患者禁用。婴儿和新生儿能否使用尚存争议。

【药物相互作用】　硝苯地平联合使用 CYP3A4 肝酶抑制药需谨慎。

【给药】　尽管硝苯地平、氨氯地平和地尔硫䓬都用来治疗 PAH,但尚无足量的患者用来比较这 3 种药物的不同。

一、前列环素

前列环素属于内生前列腺素家族的一种血管扩张药,具有抗血栓、抗增殖和抗炎的作用。前列环素在血管内皮细胞中由花生四烯酸所合成。经修饰的前列环素在肺部循环中的生物半衰期仅为 $2\sim3min$。前列环素的生物作用功能机制是通过介导肺内皮细胞或血小板表面的 G 蛋白偶联受体,增加细胞内环磷酸腺苷,从而激活蛋白激酶 A。后者有助于平滑肌松弛和抑制血小板聚集。PAH 会使前列环素代谢物和前列环素合酶减少。

二、依前列醇

【适应证与临床试验】　依前列醇于 1995 年由美国食品药品监督管理局(FDA)批准上市,用于改善成人 PAH 肺动脉高血压患者的运动耐量和存活率。原发性 PAH 或 PAH 伴随 NYHA 功能分级 Ⅲ～Ⅳ型的结缔组织病,都纳入了中心随机开放式研究中。尽管依前列醇还未批准用于儿童患者,但连续静脉注射依前列醇,可以改善特发性 PAH 或伴发心脏疾病的 PAH 儿童患者的症状、血流动力学及存活率。

【药理作用】　依前列醇是一种前列环素类似物,具有抗增殖、抗血小板和舒张肺血管及全身血管的作用。

【用法用量】　依前列醇用于静脉注射,初始剂量为 $1\sim3\ ng/(kg\cdot min)$,并于初期使用几天后浓度会迅速增加剂量,然后视患者耐受情况程度每 $1\sim2$ 周增加 $1\sim2ng/(kg\cdot min)$。由于依前列醇的剂量特性复杂,前期应由 PAH 专科医师进行住院治疗。随后的剂量调整可在门诊进行,目标为在患者耐受不良反应范围内取得最大治疗效果。治疗 1 年后,儿童患者的维持剂量稳定在 50~80 ng/(kg·min),并根据个体差异上调剂量。

【药动学】 依前列醇在体内起效快,15min 即可达血浆稳态浓度,由于半衰期仅 2~3min,依前列醇应当持续静脉注射给药。依前列醇在血液中迅速水解代谢为 6-酮-PGF1α,该代谢产物不具有生物活性,最终在尿液中排泄。

【监测指标】 初次给药时需监测全身血压、心率及其不良反应。

【不良反应】 由血管舒张引起的不良反应较常见,并呈剂量相关性。最常见的不良反应有面部潮红、头痛、恶心、腹泻、咀嚼不适、足痛、皮疹及血小板减少。虽然大多数患者能耐受上述不良反应,但也有严重不良反应的病例。

【注意事项】 依前列醇的剂量不足或过量均可导致心动过缓、全身性低血压、血小板减少症等严重不良反应。肺部静脉栓塞或有肺部血管疾病的患者可能发展为危及生命的肺水肿。患有肺炎或其他实质性肺病患者的通气与血流灌注情况可能进一步恶化。

【药物相互作用】 依前列醇具有抑制血小板聚集和抗高血压作用,因此,联用抗凝血药物或血小板抑制药时可能导致出血,与扩血管药物联用时可能导致低血压。

【给药】 依前列醇是一种连续静脉滴注药物。由于生物转化速度快,依前列醇需配备中心静脉导管留置和便携式输液泵。每次使用前予以碱性缓冲液(pH 10.2~10.8)溶解药物粉末,药液在室温下能保存8h,加冰袋可保存 24h。依前列醇室温下的稳定性已于 2010 年被 FDA认定。依前列醇的严重并发症包括败血症、留置导管引起的感染及突然停药后的"反弹性"高血压。剂量不足会引起呼吸困难胸痛、面色苍白及晕厥。对于血流动力学指标取得显著改善、达到或接近正常水平的患者,可以顺利将注射用依前列醇改为口服或 PAH 靶向吸入性治疗方式,且不会引起临床和血流动力学指标恶化。与波生坦合用能减少依前列醇的用量,降低血流动力学相关不良反应。一项成人随机对照试验显示,服用依前列醇的同时加用西地那非会增加患者的运动能力,改善血流动力,延长临床恶化时间,提高生活质量,但也增加了头痛和消化不良的发生率。

三、伊洛前列素

【适应证与临床试验】　伊洛前列素吸入剂于 2004 年获得 FDA 批准,用于成人 PAH 患者改善运动耐量,减轻功能类症状,减缓恶化。研究表明,伊洛前列素用于治疗特发遗传性 PAH 或伴有结缔组织疾病且 NYHA 分级为Ⅲ～Ⅳ级的 PAH 患者疗效确切。尽管伊洛前列素未被批准用于儿童患者,但已有相关研究对 PAH 患儿使用伊洛前列素雾化治疗的疗效做了相关评估。目前仅有一项研究显示,伊洛前列素对特发性 PAH 或合并先天性心脏病的 PAH 患儿具有长期疗效。在这项研究中,伊洛前列素对部分 PAH 患儿具有持续的功能改善,但部分患儿由于支气管狭窄而导致治疗终止。

【药理作用】　伊洛前列素是一种人工合成的前列环素类似物,具有扩张血管和抑制血小板的作用,半衰期为 20～25min。

【用法用量】　伊洛前列素吸入治疗的推荐初始剂量为 2.5mcg,成人剂量可增至每吸 5.0mcg。伊洛前列素每日吸入次数不得少于 6 次,最多不超过 9 次(清醒状态下使用间隔不少于 2h)。虽然儿童的临床有效剂量尚未明确,但最近一项研究推荐初次剂量为每吸 2.5mcg,每日 5～9次,可增至每吸 5mcg,并可作为长期维持治疗剂量。部分患者能耐受每吸 7.5mcg。很难给出每个患儿的给药次数和剂量,因此应个体化给药。

【药动学】　吸入药物 5～10min 后即可达最大血药浓度。吸入用伊洛前列环素的血浆清除半衰期为 6.5～9.4min,药效半衰期为 21～25min。80%～90% 的代谢物由肾排出。

【监测指标】　服用药物后应该监测咳嗽和支气管痉挛情况。

【不良反应】　常见的不良反应包括头痛、咳嗽、面部潮红、下颌疼痛及腹泻。罕见的不良反应包括皮疹和低血压。部分患儿会出现气道反应性降低的问题。在大多数病例中,这些不良反应都是轻度到中度,因而不需要停药。

【注意事项】　对于伴有肺部疾病如哮喘、间质性肺病的患者需谨慎使用吸入性伊洛前列素。伊洛前列素通过肝代谢和肾代谢,可根据肝功能或肾功能调整剂量。但对于胆红素水平高于 51.3μmol/L(3mg/dl)或肌酐清除率低于 30ml/min 的患者使用伊洛前列素尚缺乏使用剂量和安全性的资料。

【药物相互作用】　伊洛前列素联合使用华法林未见有致严重出血的报道。伊洛前列素和其他肺血管扩张药之间没有明显的药物相互作用。

【给药】　吸入用伊洛前列素装于玻璃安瓿内,含量为 10mg/ml 或 20mg/ml,在室温、光照及 pH 为 7.4 的条件下稳定。给药方法为药液通过由呼吸驱动的 I-neb 自适应气溶胶传送系统(philips respironics, respiratory drug delivery itd., chichester, UK),持续吸入 10min 以上。根据装置芯片程序,从 20mg/ml 的药液安瓿中抽取 5mg 药物,或从 10mg/ml 的药液安瓿中抽取 2.5 或 5mg 药物。

四、曲前列环素

【适应证与临床试验】　曲前列环素有 4 种给药方式,皮下注射(2002)、静脉滴注(2004)、吸入(2009)及口服(2013),均获 FDA 批准用于改善成年 PAH 患者的运动相关症状。皮下给药的临床研究主要针对 NYHA 心功能Ⅱ～Ⅳ级的特发性或遗传性 PAH 患者、合并结缔组织病或先天性全身循环及肺循环分叉的 PAH 患者。曲前列环素静脉滴注治疗是基于生物等效性而获得 FDA 批准。曲前列环素吸入给药的研究对象主要为 NYHA 心功能Ⅲ级的特发性 PAH 或合并结缔组织病的 PAH 患者。曲前列环素尚未批准用于儿童患者,但是近期研究证明,儿科患者使用依前列醇治疗可安全地过渡到曲前列环素皮下或静脉给药治疗,且与依前列醇相比,曲前列环素有室温下稳定性好和半衰期长的优点。吸入性曲前列环素已经被研究用于急性期和长期用药的患儿。口服曲前列环素可提高未经治疗的 PAH 患者的运动耐量,但对于已接受内皮素受体拮抗药(ERA)和磷酸二酯酶-5(PDE-5)治疗的患者则无改善作用。

【药理作用】　曲前列环素是一种前列环素类似物,具有抗增生、抗血小板及舒张肺和全身血管的作用。

【用法用量】

1.静脉注射和皮下注射　曲前列环素静脉注射和皮下给药的初始计量为 1.25～2ng/(kg·min),并视 PAH 患者的症状和不良反应逐渐增加剂量。通常维持剂量为 50～80ng/(kg·min)。曲前列环素静脉注射的剂量常大于依前列醇静脉注射的剂量。

2.吸入给药　　曲前列环素吸入剂的剂量以吸为单位(1 吸＝6 mcg 曲前列环素)。成人患者的曲前列环素吸入初始剂量为每次 3 吸(18 mcg),每日 4 次,清醒状态下给药间隔为 4h。一般每 1～2 周增加 3 吸,以达到每次的目标最大耐受维持剂量 9 吸(54 mcg)。小儿患者(<20 kg)需每 2～4 周缓慢滴注,每吸确定初始目标剂量,维持剂量为每次 5～6 吸(30～36 mcg),同时注意监测低血压等全身不良反应。

3.口服给药　　目前,曲前列环素口服给药的相关研究尚未涉及儿童患者。成人口服曲前列环素初始剂量为 0.25 mg,每日 2 次,与食物同服。根据临床反应的耐受性增加剂量,每 3～4 日增加 0.25～0.5 mg,每日 2 次服用。如果以每次 0.25 mg 增加剂量不能耐受,则以每次增加 0.125 mg,分 3 次给药,与食物同服。最大剂量取决于患者的耐受程度。为期 12 周的双盲试验显示最大剂量为每次 12 mg,每日 2 次,开放性长期研究的最大剂量为每次 21 mg,每日 2 次。片剂需整片吞下,不可碾碎、咀嚼或掰开。

【药动学】

1.静脉注射和皮下注射　　曲前列环素静脉注射和皮下注射具有生物等效性,消除半衰期约为 4.5h。曲前列环素皮下注射给药吸收迅速,10h 即可达到稳态浓度。曲前列环素的血浆白蛋白结合率为 91％。

2.吸入给药　　与肠外给药途径不同,吸入用曲前列环素直接输送到肺组织,其血药浓度很低,因而它的消除半衰期无法估算。需要曲前列环素的肠外浓度≥15 ng/(kg·min)的高剂量患者,为避免有效剂量不足,不宜转换使用吸入用曲前列环素。吸入用曲前列环素达峰时间 Tmax 为 5～10min。

3.口服　　曲前列环素口服制剂的生物利用度为 17％。口服给药 4～6h 至达峰浓度,吸收受食物影响。每日 3 次的给药方案,可降低峰谷浓度波动。

【监测指标】　　静脉注射曲前列环素后,需监测血压、心率及不良反应,因此患者需要住院治疗。与静脉注射相比,吸入用曲前列环素全身作用较小,并已作为病情稳定的门诊患者的辅助治疗。

【不良反应】

1.静脉滴注　曲前列环素的主要不良反应包括头痛、腹泻、恶心、皮疹、面部潮红、下腭疼痛和足部疼痛等。从依前列醇过渡到静脉注射曲前列环素的儿童患者,除了会出现腿部肌肉疼痛,较少表现出前列腺素样不良反应。

2.皮下注射　皮下注射曲前列环素会产生类似静脉输注的前列腺素样不良反应。此外,输注部位的疼痛和反应是最普遍的不良反应,不利于患者耐受。皮下置管 5～7d 和维持尽可能低输液量(1ml<24h),可改善注射部位疼痛的发生及程度。减轻疼痛的其他途径还包括:使用全身 H_1 和 H_2 组胺受体阻滞药,如法莫替丁和西替利嗪;注射前 24h 保持注射部位干燥;注射前于注射部位涂抹外用消炎药,如氟替卡松;在注射新的部位最初 5～7d 口服镇痛药。

3.吸入　最常见的不良反应包括咳嗽、头痛、咽喉炎症、恶心和皮肤潮红。有反应性气道疾病的患者使用吸入曲前列环素,将有呼吸道症状恶化的潜在风险。

4.口服　口服曲前列环素最常见的不良反应是头痛、恶心和腹泻。

【注意事项】　肝功能不全患者会使曲前列环素清除率下降,因此需谨慎用药。静脉注射曲前列环素治疗与革兰阴性菌血症发生有一定的相关性。使用保护接口和碱性缓冲液冲洗可以降低该风险。

【药物相互作用】　曲前列环素与内皮素受体拮抗药、磷酸二酯酶抑制药无药动学相互作用。曲前列环素抑制血小板聚集,并具有降低血压的作用。因此,已使用相关抗血小板或降压药的儿童患者合用曲前列环素,需注意有出血和全身性低血压的潜在风险。

【给药】　曲前列环素可经皮下、静脉、吸入及口服方式给药。静脉注射曲前列环素需要一个永久中心静脉导管,药物可以从 3 个动态泵其中之一注入。优点是在室温条件下比较稳定(无须冰袋),半衰期更长,可以使用更小号的注入泵。皮下注射的优点是无须中心静脉置管。单瓶曲前列环素可以首次使用之后连续使用 30d。吸入给药需有一个可以容纳塑料安瓿瓶装置,每个 2.9 ml 的塑料安瓿含有 1.74 mg(0.6 mg/ml)曲前列环素,每日使用一个安瓿。

第二节　磷酸二酯酶 5 抑制药

磷酸二酯酶 5 抑制药（PDE-5）在肺部及阴茎组织中大量表达。PAH 患者中 PDE-5 酶在肺血管中表达增多。PDE-5 能使环鸟苷酸（cGMP）失活，导致血管舒张功能减弱。PDE-5 抑制药通过增加肺部血管的 cGMP，发挥抗增生、促凋亡和舒张血管的作用。已批准的 PDE-5 抑制药包括西地那非和他达拉非，均已应用于成人 PAH 患者。

一、西地那非

【适应证与临床试验】　枸橼酸西地那非于 2005 年经 FDA 批准用于成人 PAH 患者，用来提高运动能力、延缓临床恶化时间。给药剂量为每日 3 次，每次 20mg。关键性研究是在 WHO 心功能 Ⅱ～Ⅲ 级的特发性 PAH 或并发结缔组织病的 PAH 患者中进行。西地那非已在欧洲批准用于儿童 PAH 患者，但在美国尚未被批准。一个全球性的随机、双盲、安慰剂对照试验——STARTS-1 试验，选取了 234 名儿童进行研究治疗。在为期 16 周的试验中，这些儿童每日分别给予口服 3 次低、中、高剂量的西地那非或安慰剂，主要评价指标为高峰摄氧量（VO_2）。整个治疗周期中，测得低、中、高剂量组相比于安慰剂组的高峰 VO_2 为 $7.7\% \pm 4.0\%$（$95\%CI, 0.2\%～15.6\%; P = 0.056$），因此，预先设定的结果无统计学意义。只有中剂量组的高峰 VO_2 有所上升。其次，结果显示了西地那非反应的多变性，而功能性的改进只发生在西地那非的高剂量组。PVRI 在中、高剂量组得到改善，但是平均 PAP 只在中剂量组有所降低。此外又在儿童患者中进行了西地那非单药治疗的长期延伸试验（STARTS-2）。试验进行 2 年，各治疗剂量下西地那非单药治疗组的生存率相近。从第 3 年开始，高剂量组呈现了死亡率上升趋势，随后安全监督委员会要求降低药物治疗的剂量。此研究中的死亡归因于病因和基础疾病的严重程度。大部分的死亡发生于特发性和家族性 PAH 患者中，并且大部分患者的肺血管阻力、肺动脉平均压、右心房压的基础值较高。另外也进行了儿童患者西地那非的静脉给药研究。这一双盲、多中心、安慰剂对照试验选取了先天性心脏病和术后肺动脉高压儿科患者，结果显示诸如拔管时间、ICU 入住时间都缩短。但这个试验最终由于实验样本数量不足,研究提前结束。

【药理作用】　西地那非是一种强效的 PDE-5 抑制药,能增加肺动脉平滑肌血管中的 cGMP。治疗剂量的西地那非也可抑制 PDE-6。

【用法用量】　成人 PAH 患者,每次口服 20 mg,每日 3 次;目前对儿童 PAH 未规定推荐剂量。欧洲 PAH 儿童患者推荐剂量:体重小于 20 kg 儿童,每次 10 mg,每日 3 次;体重＞20 kg 的儿童,每次 20 mg,每日 3 次。美国尚有推荐儿童使用剂量的指南,但目前认为有效治疗剂量 0.5～2.0 mg/kg,每日 3 次。部分研究中心认为新生儿宜采用每日 4 次给药。西地那非口服混悬液(2.5 mg/ml)在室温下保存 91d 内 pH、气味和物理外观均无明显改变。新生儿静脉给药剂量为 0.07～1.64 mg/(kg·d),浓度为 0.8 mg/ml。

【药动学】　空腹时,口服枸橼酸西地那非可被快速吸收。平均绝对生物利用度 40％。成人口服 60min 后达到血药浓度峰值,且半衰期为 4h。如与食物同服,吸收速度会减慢,达到峰浓度(Cmax)时间会延后 1 h。西地那非主要经 P450(CYP)肝药酶代谢,如 CYP3A4 和 CYP2C9。波生坦是 CYP3A4 诱导药,可减少西地那非浓度,因此合用 CYP3A4 酶诱导药时需监测药物浓度。反之,CYP3A4 抑制药可升高西地那非血药浓度。N-去甲基西地那非是西地那非的活性代谢产物,20％药理作用由它发挥。西地那非及其代谢产物血浆蛋白结合率为 96％。

【监测指标】　口服西地那非全身作用较少,已经开始用于门诊患者。应定期检测早产儿患者的视力及听力状况。

【不良反应】　最常见不良反应为头痛、兴奋、脸红、鼻炎、眩晕、低血压、外周水肿、消化不良、腹泻、肌痛、背部疼痛和视觉障碍。发生严重不良反应以至于停药的情况罕见。治疗剂量下的西地那非对 PDE-6 的抑制会导致眼部的不良反应,具有剂量相关性。其不良反应还包括听力缺损。目前正在研究使用高剂量西地那非和接受西地那非单药治疗的儿童患者晚期病死率的相关性。

【注意事项】　患者肌酐清除率＜30ml/min 或肝硬化或合用 CYP3A4 抑制药应减少西地那非用量。肾功能或肝功能严重受损时会导致药物血清水平上升,但无须调整剂量,西地那非应避免与硝酸盐同时使用。

【药物相互作用】　西地那非和波生坦合用导致西地那非血浆浓度

减少和波生坦浓度增加。波生坦导致西地那非的最大血浆浓度减少 55.4% 和药时曲线下面积减少 62.6%,而西地那非导致波生坦最大血浆浓度增加 42% 和药时曲线下面积增加 49.8%。目前尚未公布的关于两者合用的推荐调整剂量,但需谨慎。在西地那非和华法林间无显著的药动学相互作用。

【给药】 西地那非用于口服给药。由于该药半衰期较短,因此推荐多次给药方案,目前推荐给予成人患者每次 20mg,每日 3 次。但这种给药方式对于某些患者可能剂量偏小。

二、他达拉非

【适应证与临床试验】 他达拉非为长效 PDE-5 抑制药,2009 年被 FDA 批准在成人患者用于替代西地那非,一日一次给药。他达拉非目前已被批准用于成人 PAH(世界卫生组织第 1 组)改善运动耐量。一项双盲,安慰剂对照研究表明对于特发性 PAH 或结缔组织疾病相关的 PAH 和心功能分级 Ⅱ~Ⅲ 级患者,他达拉非能改善运动能力,减少临床恶化时间和改善健康成年患者生活。目前关于他达拉非在儿科 PAH 中使用研究较少,一项最新回顾性研究探索他达拉非在儿科 PAH 的有效性和安全性。在这项研究中,回顾性评估的 33 例儿科 PAH 患者中,29 名患者用他达拉非(1.0 ± 0.4)mg/$(kg \cdot d)$替换西地那非(3.4 ± 1.1) mg/$(kg \cdot d)$,效果良好,无须换回西地那非。仅 2 例由于包括头痛和过敏反应的不良反应中止他达拉非治疗(中止率 6%)。据统计,在 29 名使用该药患者中,他达拉非能改善 14 名反复插管患者的血流动力,包括平均肺动脉压$(53.2\pm18.3$ 比 $47.4\pm13.7,P<0.05)$和肺血管阻力指数$(12.2\pm7.0$ 比 $10.6\pm7.2,P<0.05)$。室温下口服用混悬液$(5mg/ml)$可以稳定保存 91d。

【药理作用】 他达拉非是 PDE-5 的有效抑制药,通过增加 cGMP 的浓度使肺血管扩张。

【用法用量】 治疗成人 PAH 的用法用量为:口服,40mg,每日 1 次。一项回顾性研究报道儿童患者使用剂量为 1.0mg/$(kg \cdot d)$的他达拉非,具有较好的耐受性。

【药动学】 健康成人受试者口服 20mg 他达拉非,药物迅速被吸收,达到最高血药浓度时间为 4h,半衰期为 35h。每日 20mg 或 40mg 服用他达那非,5d 后达到稳态血药浓度与西地那非不同,进食不影响药效。他达拉非经肝 CYP3A4 代谢。

【监测指标】 他达拉非具有较少全身性作用,已经在门诊患者中使用。未发现其在年龄<4 岁儿童中的使用数据。

【不良反应】 常见不良事件包括头痛、潮红、鼻充血、消化不良、恶心、肌痛等,严重程度为轻度至中度。他达拉非对于 PDE-6 的作用较小,因此其对视觉影响极小。

【注意事项】 PDE-5 抑制药与其他扩血管药联用可能引起低血压;本品不推荐与 CYP3A 诱导药或抑制药药物联用;轻、中度肝、肾功能不全者应减少给药剂量,而严重肝、肾功能不全者不推荐使用本品;当患者使用硝酸盐类药物时,也不推荐使用本品。婴儿体内缺乏葡萄糖醛酸内酯代谢,故禁用本品。

【药物相互作用】 本品与波生坦合用时他达拉非在健康志愿者体内暴露量减少 41.5%;未发现他达拉非与安贝生坦存在相互作用。

【给药】 口服本品每日 1 次,可改善儿童肺动脉高压(PAH)症状;5 mg/ml 他达拉非的混悬液在室温下能保持 91d,颜色、气味、味道和 pH 不会发生改变。他达拉非混悬液的吸收和有效率与原药并无显著差异。

第三节 可溶性鸟苷酸环化酶激动药

可溶性鸟苷酸环化酶(SGC)是一氧化氮(NO)唯一的受体。SGC 是一种异质二聚体,而 NO 能显著增加 SGC 活性,SGC 激动药通过 NO 的独立作用和协同作用直接刺激 SGC。

一、利奥西呱

【适应证与临床试验】 2003 年 10 月 FDA 批准利奥西呱用于肺动脉高压(PAH)治疗,这是首个用于治疗 PAH 伴慢性血栓栓塞性 PAH 的药物。将 1443 例参加临床试验的肺动脉高压患者随机分为安慰剂组和治疗组,治疗组分为 2 组,分别给予每次 2.5 mg 和每次 1.5 mg,每日 3 次。12 周后,2.5 mg 组在 6min 内的行走距离增加了 30m,而安慰剂组的行走距离减少了 6m(最小二乘平均差,36m;95% 的置信区间,20~

$52;P<0.001$)。指定分析表明,利奥西呱能增加未服用任何药物患者及服用内皮受体拮抗药或前列腺素患者6min的移动距离,同时显著改善肺血管阻力($P<0.001$),NT-pro-BNP水平($P<0.001$),WHO功能指数($P=0.003$)及临床恶化时间($P=0.005$)。在CHEST-1研究中,将261名无法手术的慢性肺血栓栓塞高压患者及持续或复发肺动脉内膜切除术后的肺高压患者随机分为安慰剂组和治疗组,分别给予安慰剂或药物16周后,治疗组6min移动距离增加了39m,而安慰剂组减少了6m[最小二乘平均差,46m;95%可信区间(CI),25～67;$P<0.001$]。治疗组和安慰剂组在肺血管阻力方面,分别减少了226dyn・s/cm^{5}和增加了23 dyn・s/cm^5(最小二乘平均差,-246dyn・s/cm^5;95% CI,-303～-190;$P<0.001$)。利奥西呱能显著改善NT-proBNP的水平和WHO的功能等级($P=0.003$)。

【药理作用】 利奥西呱通过直接刺激sGC,增强sGC对NO的敏感性,提高cGMP的水平。

【用法用量】 成年患者初始剂量为每次0.5～1.0 mg,每日3次,每2周,剂量每次可增加0.5 mg,直至最大剂量2.5mg,每日3次,适用于PAH和CTEPH患者。

【药动学】 利奥西呱给药后能快速吸收,服用后0.5～1.5h血浆药物浓度达峰值,平均消除半衰期5～10h。

【不良反应】 PATENT-1研究显示,2.5 mg剂量组最常见严重不良反应为晕厥;CHEST-1研究显示其最常见的不良反应是右心室衰竭和晕厥。常见不良反应为头痛、头晕、消化不良、外周水肿、恶心、呕吐和腹泻。

【注意事项】 利奥西呱可能影响胎儿发育,不宜用于孕妇。该药可能导致严重低血压,不宜与硝酸盐或PDE-5抑制药同时服用。利奥西呱可以改变幼年大鼠骨稳态的调节功能。儿童尤其是婴儿和幼年儿童需要关注该药骨相关病变。透析患者避免使用。

【药物相互作用】 利奥西呱(2.5mg,每日3次)与华法林两者合用无药动学方面相互作用。

【给药】 口服,每日3次。

二、吸入型一氧化氮

【适应证与临床试验】 吸入型一氧化氮(NO)是临床治疗新生儿持

续性肺动脉高压的一线药物。NO 吸入疗法已经被用于儿科术后伴先天性心脏病的肺动脉高压（PAH）、支气管发育不良、先天性膈疝，以及需要严格管理的严重 PAH。多中心、随机临床研究表明吸入 NO 可以减少体外氧合需要。此外，吸入 NO 还被用于评估心导管肺血流动力学的急性血管反应。吸入 NO 已经在一些临床试验中用于 PAH 的家庭治疗。然而，FDA 仅批准吸入 NO 用于治疗新生儿呼吸衰竭。

【药理作用】　NO 由 L-精氨酸通过一氧化氮合成酶产生。吸入 NO 迅速通过肺泡-毛细血管膜扩散进入肺平滑肌。NO 通过增加细胞内 cGMP 浓度，导致平滑肌松弛。

【用法用量】　一项随机、安慰剂对照、剂量相关的临床试验比较了 3 组不同 NO 吸入剂量（5 次/分、20 次/分、80 次/分）和安慰剂用于治疗新生儿呼吸衰竭。在这项研究结果显示，与安慰剂相比，吸入 NO 可以改善氧合，3 个不同浓度吸入 NO 无显著差异。其中 80 次/分组中 35% 患者出现高铁血红蛋白血症。该研究表明吸入 NO 5～40 次/分是安全有效的，吸入 NO 80 次/分增加不良事件风险。

【药动学】　无可用的药动学数据。

【监测指标】　患者吸入 NO 需要监测一氧化二氮（NO_2）和高铁血红蛋白血症。NO_2 容易转变成硝酸，呼吸道毒性较大。

【不良反应】　高铁血红蛋白血症的发生可能与持续吸入高浓度 NO（80 次/分）有关。吸入 NO 与血红蛋白结合，迅速氧化成高铁血红蛋白，导致组织缺氧，而不发绀。突然停用吸入 NO 治疗可引起 PAH 复发，可以通过使用 PDE-5 抑制药改善。

【监测指标】　需要密切监测 NO_2 和高铁血红蛋白血症。

【药物相互作用】　无。

【给药】　NO 通过面罩、鼻导管或气管插管给药。此外，给药过程中需要使用 NO 和 NO_2 浓度检测仪。

第四节　内皮素受体拮抗药

共有 3 种内皮素（endothelin，ET）亚型，ET-1、ET-2 和 ET-3。ET-1 被认为是肺动脉高压（PAH）的主要病理生理亚型。PAH 患者中存在 ET-1 过度表达。在 PAH 中，血浆和肺组织 ET-1 表达增加，与肺重塑水平关联。ET-1 是有效的缩血管药物,由 2 种类型内皮素受体介导,受体分为 A 型(ET_A)和 B 型(ET_B)两种,波生坦对这两种受体具有几乎相同的亲和力。但安贝生坦对 ET_A 具有高选择性。两种 ET 受体的拮抗药(ET receptor antagonists,ERA)可以提高 PAH 成年患者的血液流动性和存活率。虽然先天性或继发性的儿科 PAH 患者口服波生坦的使用已有报道,但是波生坦在儿科群体的使用还没有得到批准。

一、波生坦

【适应证与临床试验】 波生坦,它是一种口服内皮素 ET_A/ ET_B 受体拮抗药,可以提高成年 PAH 患者的运动能力、血流动力学和存活率。波生坦于 2001 年被美国 FDA 批准上市并推荐作为成年 PAH 患者的治疗药物。虽然特发性或者伴随 PAH 的儿科患者口服波生坦的使用已有临床疗效,但是在美国波生坦用于儿童患者还没有得到批准,在欧洲可以用于儿科患者。

在 BREATHE-5 研究中,波生坦用于治疗艾森门格综合征患者。波生坦不影响系统氧饱和能力,但会减少 PVRI 和增加运动能力。

【药理作用】 分布于血管平滑肌的 ET_A 受体和 ET_B 受体介导血管收缩和肺血管平滑肌细胞的细胞增殖。内皮细胞上 ET_B 受体介导血管舒张、抗增殖和 ET-1 的清除。波生坦是高度特异的、竞争性的、双重的 ET-1 受体拮抗药,它对 ET_A 受体和 ET_B 受体都具有亲和力。

【用法用量】 波生坦口服片剂规格有 62.5 mg 和 125 mg。对于成年患者波生坦的首剂量 62.5 mg,每日 2 次,如果耐受,维持剂量 125 mg,每日 2 次。在一项非对照、多中心的药动学试验(BREATHE-3)中,给予波生坦剂量 31.25 mg,62.5 mg 和 125 mg(分别对应体重 10~20 kg,20~40 kg,> 40 kg)每日 2 次,服用 12 周,显著改善了儿科 PAH 患者(3~15 岁)的血流动力,WHO 功能等级为 Ⅱ 或 Ⅲ。

【药动学】 波生坦口服后快速吸收,不受食物影响。在一项前瞻性研究波生坦用于 PAH 儿科患者的药动学(FUTURE-1 试验)研究中,使用多个剂量后(2~4 mg/kg),每日 2 次,达到最大血药浓度的平均时间是 3 h。分别给予患者 2~4 mg/kg 药物,每日 2 次,平均最大血药浓度是 583 ng/ml 和 649 ng/ml。BREATHE 3 试验中,分别给予儿科患者波生坦剂量 31.25 mg,62.5 mg 和 125 mg,每日 2 次,平均最大血药浓度是 685ng/ml、1136ng/ml 和 1200 ng/ml,相应的达到最大血药浓度的平均时间是 2.5h、1.0h 和 1.8 h。波生坦通过肝 CYP2C9 和 CYP3A4 代谢。

【监测指标】　儿科患者使用波生坦血清转氨酶升高的发生率虽然较低,但也应该每月监测肝功能。波生坦可能致畸,孕妇使用该药应每月监测。波生坦可能导致贫血。

【不良反应】　波生坦儿科群体中耐受性较好。在 FUTURE-1 试验,最常见不良反应包括腹痛、呕吐、胸痛、四肢痛、乏力、潮红、头痛和鼻塞。在 BREATHE-3 试验,最常见的不良反应是潮红、水肿和头痛。波生坦具有升高转氨酶水平的潜在风险,并且呈剂量依赖关系(11%～14%的成人大于正常上限的 3 倍,2%～7%的成人大于正常上限的 8 倍)。在儿科研究中,FUTURE-2 扩展试验中转氨酶水平升高的发生率(ULN 的 3 倍)是 3%,而 BREATHE-3 是 16%。

【注意事项】　对于中度或者严重的肝损害患者,不推荐使用波生坦。孕妇应关注药物的致畸性。有患者服用 ERAs 后,观察到精子数减少。波生坦降低口服避孕药的效能。ERAs 可导致贫血。

【药物相互作用】　波生坦合并使用 CYP2C9 或 CYP3A4 抑制药应谨慎。同时口服华法林不影响波生坦的药动学。由于西地那非抑制 CYP3A4 的活性,同时口服西地那非使波生坦的血药浓度升高。同样的,波生坦降低西地那非的血药浓度,因此,当患者同时使用西地那非和波生坦时应该考虑调整两药剂量。

【给药】　波生坦片剂 62.5mg 和 125mg 两种规格,口服给药,每日 2 次。

二、安贝生坦

【适应证与临床试验】　安贝生坦是一种选择性结合 ETA 受体的口服制剂,并于 2007 被批准用于 WHO 心功能分级的成人心血管疾病的治疗。ARIES 试验通过安贝生坦对运动耐量、WHO 功能分级及 Borg 呼吸困难评分 3 项中改善作用来评价的药效学和安全性。但安贝生坦在 PAH 儿童人群中的临床疗效及安全性还没有大量的研究结果。最近一项回顾性研究报道了安贝生坦在 38 例肺动脉高压儿童人群中的临床疗效及安全性,在这项研究中,15 例肺动脉高压儿童患者由波生坦替换为安贝生坦。剩余的 23 例儿童患者根据疾病进展将安贝生坦作为辅助治疗药物。在 23 例需要采用插管术儿童患者中,安贝生坦能改善肺动脉高压[其中 10 例从(55＋18)mmHg 降至(45±20)mmHg,(P＝0.04);另外,13 例从(52＋17)mmHg 降至(45±19)mmHg,(P＝0.03)],WHO 功能分级中 31％患者未发现转氨酶升高。此外,15 例患者中有 14 例成功由波生坦治疗替换为安贝生坦治疗。在 17 例艾森门格综合征患者中,短时间使用安贝生坦在不降低系统饱和度情况下能提高其 6min 步行距离。

【药理作用】　安贝生坦对 ET_A 受体的亲和力是 ET_B 的 4000 倍,其对 ETA 受体高选择性会产生血管扩张及 ET-1 清除作用。

【用法用量】　成年患者中,安贝生坦成人初始剂量为每日 5 mg,如果耐受可增至每日 10 mg。虽然关于安贝生坦在儿科的用药剂量没有充足的临床数据,目前一项回顾性研究显示儿科患者使用安贝生坦起始剂量可以为 2.5 mg(＜20 kg)或 5 mg(＞20 kg),如果耐受可将剂量增加至 5～10 mg。

【药动学】　安贝生坦口服后能迅速被吸收,能在口服 1.7～7.3 h 后达到血药峰浓度。食物摄取一般不影响安贝生坦药动学,给药 3～4d 达到稳定状态。成人患者每天给予安贝生坦 5 mg,其半衰期为 15 h。主要通过肝葡萄糖醛酸化进行代谢。安贝生坦还可以被 CYP3A4 及 CYP2C19 同工酶代谢,最近一项儿科研究表明,和在成人患者体内药动学类似,给予安贝生坦 2.5～10 mg,平均最高血药浓度为(737.7±451.5)ng/ml,到达血药峰浓度时间为(3.2±2.1)h,AUC 为(6656.8±4245.5)ng/(h·ml)。

【监测指标】　在 ARIES 研究中,安贝生坦肝转移酶升高的发生率为 2.8％,和安慰剂组相似,FDA 未规定安贝生坦需每个月监测肝功能,但多数儿童研究中心每 3～4 个月常规监测肝功能,对于使用安贝生坦的妊娠期妇女必须每个月监测。

【不良反应】　安贝生坦在临床上具有较好的耐受性。ARIES 研究显示,最常见不良反应包括外周水肿、鼻塞、上呼吸道感染、头痛、潮红及恶心,不良反应不具有剂量相关性。在儿科研究中,38 例患者中有 5 例(13％)由于严重头痛、缺乏临床疗效或晕厥中止安贝生坦治疗。

【注意事项】　对于有中度或重度肝功能损害的患者不推荐使用安

贝生坦。轻度或者中度肾功能损害(肌酐清除率,20～150 ml/min)未发现对安贝生坦药动学有影响。但目前缺乏肌酐清除率<20 ml/min 的严重肾功能受损患者的临床资料。ERAs 的另一个不良反应是致畸。有研究采用动物模型观察安贝生坦对胚胎发育的影响,但尚未在妊娠妇女人群中开展此类研究。安贝生坦禁用于妊娠妇女。

【药物相互作用】 安贝生坦部分会被 CYP3A4 和 CYP2C19 代谢,因此当合用 CYP3A4 和 CYP2C19 强抑制药时应该引起注意。同时使用安贝生坦和华法林未发现明显的药物相互作用,安贝生坦和西地那非也未发生药物相互作用。

【给药】 安贝生坦每日口服给药,规格每片 5mg 和 10mg。

三、马西替坦

【适应证与临床试验】 马西替坦是一种口服内皮素 ET_A/ET_B 受体拮抗药,2013 年 10 月被批准用于肺动脉高压(PAH)的治疗。在枢纽性研究中,患者随机分组,分别接受安慰剂每日 1 次、马西替坦 3mg,每日1 次或者 10mg,每日 1 次的治疗。除了内皮素受体拮抗药外,患者还可在研究中经口服或吸入药物来治疗肺动脉高压。主要终点是从治疗开始到首次出现死亡、房间隔造口术、肺移植、开始静脉或皮下注射前列环素,或肺动脉高压的恶化。患者随机分为 3 组,安慰剂组 250 例,3mg 马西替坦组 250 例,10mg 马西替坦组 242 例。主要终点事件的发生率分别为 46.4%、38% 及 31.4%。3mg 马西替坦组、10mg 马西替坦组与安慰剂组相比,风险比分别为 0.70(97.5% CI,0.52～0.96,$P = 0.01$)及0.55(97.5% CI,0.39～0.76,$P < 0.001$)。其中,肺动脉高压的恶化是发生率最高的主要终点事件。无论患者是否接受了肺动脉高压的基础治疗,都对马西替坦关于此终点事件的影响进行了观察。目前尚缺乏在儿童患者中进行的试验。

【药理作用】 马西替坦口服有效,是双重拮抗内皮素 ET_A/ET_B 受体的非肽类拮抗药,主要用于肺动脉高压的治疗。

【用法用量】 成人患者,马西替坦起始剂量为 10mg,每日 1 次。

【药动学】 马西替坦剂量效应的 beta 系数(Cmax)(95% CI)为0.83(0.79,0.87),提示其呈非线性药动学特征。在血浆中可检测到具有药理活性的代谢产物 ACT-132577,而在尿液中可检测到两种小分子代谢产物。在每日 1 次,每次 1～30mg 给予马西替坦的情况下,药动学显示具有剂量依赖性。

【不良反应】 与安慰剂组相比,马西替坦组发生率较高的不良反应主要有头痛、鼻咽炎、贫血及支气管炎。

【注意事项】 内皮素受体拮抗药禁用于妊娠妇女。治疗期间应监测肝转氨酶水平及临床症状。此外,内皮素受体拮抗药能降低血红蛋白水平,引起精子数量减少。目前尚缺乏马西替坦在儿童患者中的研究。

【药物相互作用】 CYP3A4 强诱导药(利福平)会降低马西替坦的血药浓度,应避免联合使用;而 CYP3A4 强抑制药(酮康唑、利托那韦)会增加马西替坦的血药浓度,也应避免联合使用。马西替坦对西地那非和华法林均无影响,不引起临床相关变化。

【给药】 马西替坦口服给药,每日 1 次。规格:10mg 片剂。

经 FDA 批准治疗成人肺动脉高压的血管扩张药见表 12-1。

表 12-1 经 FDA 批准治疗成人肺动脉高压的血管扩张药(WHO Group 1)

	商品名	给药途径	FDA 批准的最大给药剂量
前列腺环素			
依前列醇	Flolan® Veletri®	静脉	未知
伊洛前列素	Ventavis®	吸入	每吸 5μg,每日 6～9 次
曲罗尼尔	Remodulin®	静脉/皮下	未知
	Tyvaso®	吸入	9 吸(54μg),每日 4 次
	Orinetram®	口服	未知
5 型磷酸二酯酶抑制药			

续表

	商品名	给药途径	FDA 批准的最大给药剂量
西地那非	Revatio®	口服	每次 20mg，每日 3 次
		静脉	每次 10mg（12.5ml），每日 3 次
他达拉非	Adcira®	口服	40mg/d
鸟苷酸环化酶激活药			
利奥西呱	Adempas®	口服	每次 2.5mg，每日 3 次
内皮素受体拮抗药			
波生坦	Tracleer®	口服	每次 125mg，每日 2 次
安立生坦	Letairis®	口服	10mg/d
马西替坦	Opsumit®	口服	10mg/d

FDA.美国食品药品监督管理局；WHO.世界卫生组织

　　表 12-2 中的药物在儿童患者中的安全性和剂量尚不确定，FDA 未批准任何一个药物用于儿童肺动脉高压。

表 12-2 小儿肺动脉高压的治疗选择

药物	剂量	作用机制	不良反应	注意事项
前列环素类				
依前列醇	起始剂量：1~3 ng/(kg·min) 维持剂量：50~80 ng/(kg·min)	增加 cAMP 扩张肺/全身血管 抑制血管重构 抗血小板聚集	皮肤潮红、头痛、恶心、腹泻、颌部不适、足痛、皮疹、低血压、血小板减少症	儿童同时使用其他药物如抗凝血药物、抗血小板药物或其他血管扩张药时，存在潜在的低血压和出血风险
伊洛前列素	起始剂量：每次吸入 2.5μg，每日 6 次 维持剂量：每次吸入 5μg，最大剂量每日 9 次	增加 cAMP 扩张肺/全身血管 抑制血管重构 抗血小板聚集	咳嗽、头痛、皮肤潮红、颌部疼痛、腹泻、皮疹、低血压	气道反应性症状，大剂量使用时可能发生低血压

续表

药物	剂量	作用机制	不良反应	注意事项
曲前列环素	静脉注射/皮下注射 起始剂量,1.25~2 ng/(kg·min) 维持剂量:50~80 ng/(kg·min) 吸入 起始剂量:3 吸(18 μg),每日 4 次 维持剂量:9 吸(54 μg),每日 4 次 口服 成人 起始剂量:0.125 mg,每日 2~3 次;3 次给药剂量前耐受性良好 维持剂量:增加至 0.125 mg 或 0.25mg,每日 2~3 次	增加 cAMP 扩张肺/全身血管 抑制血管重构 抗血小板聚集	静脉输注 类似于依前列醇,但可能于较大剂量时出现 皮下注射 注射部位疼痛 吸入 咳嗽、头痛、恶心、眩晕,皮肤潮红、咽喉刺激 口服 恶心、腹泻、头痛、皮肤潮红、颌部疼痛、四肢疼痛、低钾血症、腹部不适	静脉注射/皮下注射 类似于依前列醇 吸入 气道反应性症状,大剂量使用时可能发生低血压

5 型磷酸二酯酶抑制药

续表

药物	剂量	作用机制	不良反应	注意事项
西地那非	口服 初始剂量：0.5 mg/(kg·d) 维持剂量：1.0~2.0 mg/(kg·d)，每日3次 欧洲：<20 kg 10mg，每日3次 >20 kg 20mg，每日3次 静脉 0.4 mg 静脉推注>3 h 1.6 mg/(kg·d)持续静脉推注，每日不要超过30 mg	阻断5型磷酸二酯酶 扩张肺血管 抑制血管重构	头痛、潮红、鼻炎、眩晕、低血压、外周水肿、消化不良、腹泻、肌痛、后背痛、视觉障碍、突发性听觉改变	和CYP3A4抑制药合用会降低西地那非的清除 和波生坦合用导致西地那非的血药浓度下降、波生坦的血药浓度升高 禁忌与硝酸酯类合用
他达那非	初步研究建议：1 mg/(kg·d) 成人最大剂量：40 mg/d	阻断5型磷酸二酯酶 扩张肺血管 抑制血管重构	和西地那非相似 对视觉无显著影响	和CYP3A4抑制药合用会降低他达那非的清除 和波生坦或安立生坦合用临床上无明显改变 禁忌与硝酸酯类合用

续表

药物	剂　量	作用机制	不良反应	注意事项
可溶性鸟苷酸环化酶（sGC）激活药				
利奥西呱	成人初始治疗剂量：0.5～1mg，每日 3 次 按照 0.5mg 每日 3 次的剂量递增，调整时间不得少于 2 周，直到能耐受的最大剂量 2.5mg，每日 3 次	激活 sGC 扩张肺血管 抑制血管重构	头痛、眩晕、消化不良、恶心、腹泻、低血压、呕吐、贫血、胃食管反流、便秘、致畸性	禁忌与硝酸酯类合用 禁忌与 5 型磷酸二酯酶抑制药合用 妊娠妇女禁用 在生长期大鼠，发现对骨形成有影响：包括对骨骺板增厚，骨形成紊乱和骨肥厚 儿童无研究资料 美国：妊娠患者需评估风险并制订合理方案
内皮素（Endothelin，ET）受体拮抗药				

续表

药物	剂量	作用机制	不良反应	注意事项
波生坦	2mg/kg,每日2次 10~20kg:31.25mg,每日2次 20~40kg:62.5mg,每日2次 >40 kg:125mg,每日2次	ET_A/ET_B受体拮抗药 扩张肺血管 抑制血管重构	腹痛,呕吐,四肢疼痛、疲劳、潮红、头痛、水肿、鼻部充血 与剂量相关的转氨酶升高的潜在风险 致畸性 可能会减少避孕的有效性	育龄妇女需每月进行妊娠测试 每月监测肝酶 不推荐用于中重度肝功能不全患者 致畸;应采取避孕措施 贫血 与CYP3A4酶诱导药同时使用需谨慎 与西地那非合用可降低西地那非的浓度,升高波生坦的浓度 在服用ET受体拮抗药的患者中可观察到精子数量减少 肝病及妊娠患者需评估风险并制订合理方案

续表

药物	剂量	作用机制	不良反应	注意事项
安贝生坦	5~10mg/d	ET_A 受体拮抗药　扩张肺血管　抑制血管重构	外周水肿，鼻部充血，鼻窦炎，潮红，疲劳，贫血，乏力，眩晕，液体潴留、心功能障碍（与液体潴留相关），高敏反应、恶心和呕吐；在临床试验中，安贝生坦和安慰剂组转氨酶升高＞3倍ULN的发生率分别为0和2.3%；致畸性	育龄妇女需每月进行妊娠测试　儿童应每月监测肝酶，但成人并不强制要求进行肝酶监测　不推荐用于中重度肝功能不全患者　致畸；应采取避孕措施　贫血　与环孢素合用需谨慎　安贝生坦和西地那非或其他达那非不存在药物相互作用　在服用ET受体拮抗药的患者中可观察到精子数量减少　美国：妊娠患者需评估风险并制订合理方案

续表

药物	剂量	作用机制	不良反应	注意事项
马西替坦	10mg/d	ET_A/ET_B 受体拮抗药 扩张肺血管 抑制血管重构	鼻部充血、头痛、潮红 贫血 血清转氨酶升高的发生率与安慰剂相似 致畸性	育龄妇女需每月进行妊娠测试 检测基线肝酶,并在出现临床症状时监测 CYP3A4强诱导药(如利福平)可减少马西替坦的血药浓度,应避免合用 CYP3A4强抑制药(如酮康唑、利托那韦)可升高马西替坦的血药浓度,应避免合用 致畸;应采取避孕措施 在服用ET受体拮抗药的患者中可观察到精子数量减少 妊娠患者需评估风险并制订合理方案 没有在儿童中使用的相关数据

药物的代谢情况见表 12-3。

表 12-3　药物代谢

	CYP3A4	CYP2C9	CYP2C19	葡萄糖醛酸化
5 型磷酸二酯酶抑制药				
西地那非	＋	＋	－	－
他达拉非	＋	－	－	＋
鸟苷酸环化酶激活药				
利奥西呱	＋	－	－	－
内皮素受体拮抗药				
波生坦	＋	＋	－	－
安立生坦	＋	－	＋	＋＋
马西替坦	＋	－	－	－

药物间药动学的相互作用见表 12-4。

表 12-4　药物间药动学的相互作用

	相互作用的药物	药动学影响
西地那非	波生坦	西地那非血药浓度下降 50% 波生坦血药浓度上升 50%
	他汀类药物	他汀类药物血药浓度下降
	红霉素	西地那非血药浓度上升
	西咪替丁	西地那非血药浓度上升
	酮康唑	西地那非血药浓度上升
	HIV 蛋白酶抑制药（利托那韦）	西地那非血药浓度上升
他达拉非	波生坦	他达拉非血药浓度下降
	利福平	他达拉非血药浓度下降

续表

	相互作用的药物	药动学影响
	酮康唑	他达拉非血药浓度上升
	HIV 蛋白酶抑制药（利托那韦）	他达拉非血药浓度上升
利奥西呱	利福平	利奥西呱血药浓度下降
	酮康唑	利奥西呱血药浓度上升
	HIV 蛋白酶抑制药（利托那韦）	利奥西呱血药浓度上升
波生坦	西地那非	西地那非血药浓度下降 50%
	他达拉非	波生坦血药浓度上升 50%
	他汀类药物	他达拉非血药浓度下降 42%
	红霉素	他汀类药物血药浓度下降
	酮康唑	波生坦血药浓度上升
	激素类避孕药	激素血药浓度下降
	环孢素（禁忌）	环孢素血药浓度下降达到 50%
	华法林	可能会降低华法林血药浓度
安立生坦	西地那非	无剂量调整
	他达拉非	无剂量调整
	酮康唑	无剂量调整
	环孢素	安立生坦血药浓度增加 2 倍
马西替坦	酮康唑	马西替坦血药浓度上升
	HIV 蛋白酶抑制药（利托那韦）	马西替坦血药浓度上升
	利福平	马西替坦血药浓度下降

参考文献

［1］ Diller GP, Baumgartner H. Pulmonary arterial hypertension in adults with congenital heart disease. Int J Clin Pract Suppl, 2010, (165):13-24.

［2］ Ivy DD. Prostacyclin in the intensive care setting. Pediatr Crit Care Med,

2010,11(2 Suppl):41-45.

[3] Ivy D.Advances in pediatric pulmonary arterial hypertension.Curr Opin Cardiol,2012,27(2):70-81.

[4] Melnick L,Barst RJ,Rowan CA,et al.Effectiveness of transition from intravenous epoprostenol to oral/inhaled targeted pulmonary arterial hypertension therapy in pediatric idiopathic and familial pulmonary arterial hypertension.Am J Cardiol,2010,105(10):1485-1489.

[5] Mulligan C,Beghetti M.Inhaled iloprost for the control of acute pulmonary hypertension in children:a systematic review.Pediatr Crit Care Med,2012,13(4):472-480.

[6] McLaughlin VV,Benza RL,Rubin LJ,et al.Addition of inhaled treprostinil to oral therapy for pulmonary arterial hypertension:a randomized controlled clinical trial.J Am Coll Cardiol,2010,55(18):1915-1922.

[7] Krishnan U,Takatsuki S,Ivy DD,et al.Effectiveness and safety of inhaled treprostinil for the treatment of pulmonary arterial hypertension in children.Am J Cardiol,2012,110(11):1704-1709.

[8] Takatsuki S,Parker DK,Doran AK,et al.Acute pulmonary vasodilator testing with inhaled treprostinil in children with pulmonary arterial hypertension.Pediatr Cardiol,2013,34(4):1006-1012.

[9] Barst RJ,Ivy DD,Gaitan G,et al.A randomized,double-blind,placebo-controlled,dose-ranging study of oral sildenafil citrate in treatment-naive children with pulmonary arterial hypertension.Circulation,2012,125(2):324-334.

[10] Barst RJ,Beghetti M,Pulido T,et al.STARTS-2:long-term survival with oral sildenafil monotherapy in treatment-naive pediatric pulmonary arterial hypertension.Circulation,2014,129(19):1914-1923.

[11] Vorhies EE,Ivy DD.Drug treatment of pulmonary hypertension in children.Paediatr Drugs,2014,16(1):43-65.

[12] Fraisse A,Butrous G,Taylor MB,et al.Intravenous sildenafil for postoperative pulmonary hypertension in children with congenital heart disease.Intensive Care Med,2011,37(3):502-509.

[13] Skeith L,Yamashita C,Mehta S,et al.Sildenafil and furosemide associated ototoxicity:consideration of drug-drug interactions,synergy,and broader clinical relevance.J Popul Ther Clin Pharmacol,2013,20(2):128-131.

［14］ McGwin Jr,G.Phosphodiesterase type 5 inhibitor use and hearing impairment.Arch Otolaryngol Head Neck Surg,2010,136(5):488-492.

［15］ Giuliano F,Jackson G,Montorsi F,et al.Safety of sildenafil citrate：review of 67 double-blind placebo-controlled trials and the postmarketing safety database.Int J Clin Pract,2010,64(2):240-255.

［16］ Takatsuki S,Calderbank M,Ivy DD.Initial experience with tadalafil in pediatric pulmonary arterial hypertension.Pediatr Cardiol, 2012, 33 (5): 683-688.

［17］ Pettit RS,Johnson CE,Caruthers RL.Stability of an extemporaneously prepared tadalafil suspension.Am J Health Syst Pharm,2012,69(7):592-594.

［18］ Ghofrani HA,Galie N,Grimminger F,et al.Riociguat for the treatment of pulmonary arterial hypertension.N Engl J Med,2013,369(4):330-340.

［19］ Ghofrani HA,D'Armini AM,Grimminger F,et al.Riociguat for the treatment of chronic thromboembolic pulmonary hypertension.N Engl J Med,2013,369(4):319-329.

［20］ Frey R,Muck W,Kirschbaum N,et al.Riociguat (BAY 63-2521) and warfarin：a pharmacodynamic and pharmacokinetic interaction study.J Clin Pharmacol,2011,51(7):1051-1060.

［21］ Askie LM,Ballard RA,Cutter GR,et al.Inhaled nitric oxide in preterm infants：an individual-patient data meta-analysis of randomized trials.Pediatrics,2011,128(4):729-739.

［22］ Barst RJ,Channick R,Ivy D,et al.Clinical perspectives with long-term pulsed inhaled nitric oxide for the treatment of pulmonary arterial hypertension.Pulm Circ,2012,2(2):139-147.

［23］ Hislop AA,Moledina S,Foster H,et al.Long-term efficacy of bosentan in treatment of pulmonary arterial hypertension in children.Eur Respir J,2011,38(1):70-77.

［24］ Takatsuki S,Rosenzweig EB,Zuckerman W,et al.Clinical safety,pharmacokinetics,and efficacy of ambrisentan therapy in children with pulmonary arterial hypertension.Pediatr Pulmonol,2013,48(1):27-34.

［25］ Zuckerman WA,Leaderer D,Rowan CA,et al.Ambrisentan for pulmonary arterial hypertension due to congenital heart disease.Am J Cardiol,2011,107(9):1381-1385.

［26］ Badesch DB,Feldman J,Keogh A,et al.ARIES-3：ambrisentan therapy in a diverse population of patients with pulmonary hypertension. Cardiovasc Ther, 2012, 30(2): 93-99.

[27] Cartin-Ceba R, Swanson K, Iyer V, et al. Safety and efficacy of ambrisentan for the treatment of portopulmonary hypertension. Chest, 2011, 139(1): 109-114.

[28] Pulido T, Adzerikho I, Channick RN, et al. Macitentan and morbidity and mortality in pulmonary arterial hypertension. N Engl J Med, 2013, 369(9): 809-818.

[29] Sidharta PN, van Giersbergen PL, Halabi A, et al. Macitentan: entry-into-humans study with a new endothelin receptor antagonist. Eur J Clin Pharmacol, 2011, 67(10): 977-984.

[30] Jing ZC, Parikh K, Pulido T, et al. Efficacy and safety of oral treprostinil monotherapy for the treatment of pulmonary arterial hypertension: a randomized, controlled trial. Circulation, 2013, 127(5): 624-633.

[31] Tapson VF, Jing ZC, Xu KF, et al. Oral treprostinil for the treatment of pulmonary arterial hypertension in patients receiving background endothelin receptor antagonist and phophodiesterase type 5 inhibitor therapy (the FREEDOM-C2 study): a randomized controlled trial. Chest, 2013, 144(3): 952-958.

第 13 章

抗栓药与抗纤溶药

第一节 抗 栓 药

儿科血栓栓塞事件是罕见的,但随着近 10 年来儿童血栓栓塞事件发生率的显著增加,血栓栓塞事件已经成为三级儿科医院中日益突出的问题。血栓栓塞通常是原发疾病或治疗的并发症。

血栓栓塞事件与先天性心脏病(congenital heart disease,CHD)患者的发病显著相关,且对单心室心脏畸形患者的影响更大。中心静脉导管是导致该类患者血栓形成的主要原因。此外,心脏外科手术也可导致血栓形成风险增加。因此,在部分情况下可进行预防性抗凝血治疗。伴随心脏疾病的血栓栓塞事件主要包括深静脉血栓(deep venous thrombosis,DVT)、心内血栓形成、肺栓塞、中枢神经系统(central nervous system,CNS)栓塞。

抗栓药包括抗凝血药、抗血小板药和溶栓药,可用于防治心脏病患儿的多种血栓栓塞性疾病。由于儿童血栓形成事件较成人罕见,目前很少有临床试验可用于支持儿童血栓的循证治疗。因此,目前儿童血栓栓塞的防治方案不是来源于小样本的病例分析就是来源于依据成人研究的推算。此外,部分常规用药还未被批准用于儿童,在儿童中使用这些药物属于超说明书用药。

由于诸多因素的影响,抗栓药在儿童中的使用与成人不同。抗栓药的疗效与儿童凝血系统发育完善程度有关。抗栓药在儿童体内的分布、结合及清除具有年龄依赖性。儿童的血管通路有限,对儿童用药进行精确的监控存在难度。而目前常用的抗栓药由于缺少专用的儿童剂型,因此给予幼儿患者精确的用药剂量也存在困难。此外,由于母乳和婴儿配方奶粉中维生素 K 含量不同,在新生儿和婴儿中应用口服维生素 K 拮抗药如华法林同样颇具挑战。

所有的血栓均由血小板、纤维蛋白和被困的红细胞组成。但动脉血栓与静脉血栓的特性存在显著差异,使得人们可以利用这些特性选择不同的抗栓药。因为动脉血栓是在高切条件下形成,所以血栓中血小板含量较多,而纤维蛋白含量很少。相反地,由于静脉血栓是在低切条件下形成的,因此血栓中红细胞和纤维蛋白含量较多,而血小板含量较少。

抗栓药对动、静脉血栓的组分均有作用。抗血小板药主要用于防治动脉血栓,因为动脉血栓主要由血小板构成;抗凝血药也可用于动脉血栓,但不常用。抗凝血药常用于防治静脉血栓,因为静脉血栓主要由纤维蛋白构成;抗血小板药对静脉血栓的预防作用较弱。溶栓药可用于紧急情况下危及器官或肢体功能的动、静脉血栓形成,使得血流快速恢复。

第二节　抗纤溶药

赖氨酸类似物(例如氨基己酸和氨甲环酸)能抑制纤维蛋白溶解。它们干扰纤溶酶的形成,纤溶酶是纤溶酶原被纤溶酶原激活药(如 t-PA)活化而成。研究表明抗纤溶药能有效降低儿科患者心脏手术的出血风险及输血需求。在部分具有高危因素(如存在发绀、经历复杂手术或再手术)的患者中,使用抗纤溶药的获益更大。

本章叙述抗栓药及抗纤溶药的适应证、作用机制、用法用量、治疗浓度范围及监测要求、药动学、禁忌证、不良反应和注意事项及药物相互作用。

第三节　抗栓药:抗凝血药

一、阿加曲班

【适应证】　阿加曲班在美国被批准用于预防或治疗成人肝素诱导的血小板减少症(heparin-induced thrombocytopenia,HIT)血栓形成;辅助经皮冠状动脉介入治疗(percutaneous coronary intervention,PCI)的治疗,用于已有 HIT 冠状动脉血栓或具有该血栓高危因素的患者。

阿加曲班的超说明书用药包括治疗脑血栓和心肌梗死(myocardial infarction,MI)。阿加曲班已被用于 HIT 患者进行体外膜肺氧合(extracorporeal membrane oxygenation,ECMO)、连续性肾替代治疗(continuous renal replacement therapy,CRRT)、心导管插入术及血液透

析过程中的抗凝血治疗。

【药理作用】　阿加曲班是高选择性的直接凝血酶抑制药,它能可逆地结合凝血酶活性位点,抑制纤维蛋白的形成,激活凝血因子Ⅴ、Ⅷ、ⅩⅢ,激活蛋白C和血小板凝集。其活性不依赖于凝血因子Ⅲ。

【用法用量】　肝素诱导的血小板减少症的治疗和预防:持续静脉输注。

1.婴儿、儿童(≤16岁):儿科患者的剂量信息有限。

初始剂量:0.75 μg/(kg·min)。肝功能不全患者,初始剂量0.2 μg/(kg·min)。

维持剂量:根据aPPT结果调整剂量,调整量为0.1～0.25 μg/(kg·min)。肝功能不全患者,调整量<0.05 μg/(kg·min)。Hursting等报道了儿科患者在使用该药物治疗或预防血栓栓塞疾病时,获得抗凝血疗效时具有较宽的剂量范围[0.1～12 μg/(kg·min)]。

2.>16岁的青少年和成人

初始剂量:2 μg/(kg·min),肝功能不全患者,伴病情较重或者多器官功能不全者,初始剂量:0.5 μg/(kg·min)。

维持剂量:0.1～10 μg/(kg·min)。

【药动学】

1.起效　30 min内起效,达峰时间1～3 h。

2.分布　分布容积174 ml/kg。

3.蛋白结合　白蛋白结合率20%,α_1-酸性糖蛋白结合率35%,总蛋白结合率54%。

4.代谢　在肝经羟基化和芳构化代谢。

5.半衰期　阿加曲班的清除半衰期为30～51 min,在肝功能不全患者中可延长至181 min。达稳态血药浓度时间为1～3 h。

6.消除　65%经粪便排泄,22%经尿排泄。

【禁忌证】　对阿加曲班过敏或严重出血患者禁用。

【注意事项】　开始治疗前应停用其他胃肠外抗凝血药。在出血风险增加的患者(腰椎穿刺、脊髓麻醉或大手术后短期内;先天性或获得性出血性疾病;严重高血压;胃肠道溃疡)中使用阿加曲班应格外谨慎。出血可发生在身体的任何部位。危重患者和肝功能不全的患者慎用。

【不良反应】　阿加曲班主要的不良反应是出血,其他的潜在不良反应如下。

1.心血管系统 低血压、血管舒张、心脏骤停、室性心动过速、心动过缓、心肌梗死、心房颤动、心绞痛、心肌缺血。

2.中枢神经系统 颅内出血、发热、头痛、疼痛。

3.胃肠道 胃肠道出血、恶心、腹泻、便秘、呕吐、腹痛。

4.血液系统 血细胞比容或血红蛋白下降。

5.泌尿生殖系统 泌尿生殖器出血、尿路感染、肾功能异常。

6.其他 低血钾、呼吸困难、咳嗽。

【药物相互作用】 影响血小板功能的药物,如阿司匹林、非甾体消炎药(NSAIDs)、阿昔单抗、阿那格雷、西洛他唑、氯吡格雷、双嘧达莫、依替巴肽、噻氯匹定、替罗非班可增加出血风险。

抗凝血药如醋硝香豆素、阿替普酶、抗凝血酶Ⅲ、比伐卢定、达比加群、达肝素、达那肝素、除栓素、依诺肝素、磺达肝素、普通肝素、水蛭素、重组水蛭素、那屈肝素、利伐沙班、亭扎肝素及华法林可导致出血风险增加。

【监测指标】 对于 HIT,开始用药前需测定基线 aPTT 值,开始用药后每 2 h 检查 1 次 aPTT,直至达到治疗剂量。调整药物剂量,保持 aPTT 稳定在 1.5~3 倍基线值(不超过 100 s)。还应监测血红蛋白、血细胞比容、出血症状和体征、肝功能及每日国际标准化比值(INR)(如果同时接受华法林治疗)。

【毒理】 人类最低中毒剂量尚不明确。药物过量的治疗主要包括对症治疗和支持治疗,没有特定的阿加曲班解毒剂。对有症状的患者应监测出血症状、生命体征、心电图及肝、肾功能。无论有无出血,可停药或减少给药剂量以控制过度抗凝。逆转肝损患者的抗凝血作用可能需要 4 h 以上。血液透析可能至多去除 20% 的药物,但这在临床上被认为是无关紧要的。

【配伍/给药】 阿加曲班静脉输液的终浓度为 1 mg/ml。阿加曲班注射液可用生理盐水、5%葡萄糖注射液或乳酸林格溶液稀释,可短暂出现轻微浑浊。如果溶液浑浊,请不要使用。阿加曲班不应与其他药物混合使用。

二、依诺肝素

【适应证】 依诺肝素可用于治疗血栓栓塞性疾病,如深静脉血栓、静脉血栓栓塞和急性冠状动脉综合征。

依诺肝素也用于预防血栓形成,如髋关节或膝关节置换术后、腹部手术后、伴血栓形成风险的卧床、经皮冠状动脉介入治疗期间,或在暂停维生素 K 拮抗药治疗时用作替代抗凝血药物。

【药理作用】 依诺肝素是一种低分子量肝素,可通过增强抗凝血酶Ⅲ活性,降低凝血因子 Ⅹa 活性。依诺肝素也可抑制凝血因子 Ⅱa(凝血酶)活性,但该作用比普通肝素弱很多。

【用法用量】

1.儿童 (注:抗 Ⅹa 因子剂量参考范围,治疗,0.5～1 U/ml;预防,0.2～0.4 U/ml)。

皮下注射初始剂量:2012 年《chest》建议,<2 个月的婴儿:预防,0.75 mg/kg,每 12h 1 次;治疗,1.5 mg/kg,每 12h 1 次。

2.>2 个月的婴儿及不超过 18 岁的儿童 预防,0.5 mg/kg,每 12h 1 次;治疗,1 mg/kg,每 12h 1 次。最近的一些研究表明用于治疗新生儿时可用较高的初始剂量,早产新生儿治疗,2 mg/kg,每 12h 1 次;足月新生儿治疗,1.7 mg/kg,每 12h 1 次。

注:在最近一项共有 177 例使用依诺肝素儿科患者的前瞻性研究中(146 例治疗,31 例预防)发现需要的维持剂量存在很大变化 (表 13-1)。

表 13-1　依诺肝素治疗剂量调整(儿科)

抗 Ⅹa 因子	剂量调整	抗 Ⅹa 因子水平的检测时间
<0.35 U/ml	剂量增加 25%	下一剂后 4 h
0.35～0.49 U/ml	剂量增加 10%	下一剂后 4 h
0.5～1 U/ml	保持剂量不变	第 2 天、然后 1 周内、然后每月、每一剂后 4 h
1.1～1.5 U/ml	剂量减少 20%	下一剂前
1.6～2 U/ml	先保持剂量不变 3 h,然后剂量减少 30%	下一剂前,然后下一剂后 4 h
>2 U/ml	暂停给药,直到抗 Ⅹa 因子为 0.5 U/ml,然后剂量减少 40%	下一剂前,每 12 小时 1 次,直到抗 Ⅹa 因子<0.5 U/ml

修改自:Monagle 等

成人(体重<45 kg 的患者可应用更低的剂量)。

皮下注射:

治疗急性深静脉栓塞(DVT)和肺栓塞:(在治疗的第 1 日或第 2 日启动华法林治疗,并继续应用依诺肝素,直到 INR 达到有效治疗范围(> 2) 24 h 以上(通常需要 5~7d)。

治疗伴或不伴肺栓塞的急性 DVT 住院患者:1 mg/kg,每 12h 1 次或 1.5 mg/kg,每日 1 次;治疗不伴肺栓塞的急性 DVT 门诊患者,1 mg/kg,每 12h 1 次。

预防 DVT:髋关节或膝关节置换术:充分止血后,手术后 12~24 h 开始给药,30 mg,每 12h 1 次;急性疾病或腹部手术后活动受限的患者,40mg,每日 1 次。

肾功能不全患者的剂量调整:(成人数据)肌酐清除率(Cl_{Cr})≥30 ml/min,不需特殊调整剂量;密切监测患者有无出血症状;Cl_{Cr}<30 ml/min:监测抗 X a 因子水平。

腹部手术、髋关节置换术、膝关节置换或急性疾病患者 DVT 的预防:30 mg,皮下注射,每日 1 次。

与华法林联合治疗 DVT(伴或不伴肺栓塞的住院患者,不伴肺栓塞的门诊患者):1 mg/kg,皮下注射,每日 1 次。

【药动学】

1.生物利用度　根据抗 X a 因子,依诺肝素皮下注射的生物利用度 100%。

2.起效及持续时间　3~5 h 达最大活性,持续约 12 h。

3.蛋白结合率　不通过胎盘屏障,不与大多数蛋白结合。

4.代谢　在肝经脱硫和解聚代谢。

5.半衰期(成人)　单次皮下注射后半衰期 4.5 h,多次给药后半衰期为 7 h。

6.排泄　肾排泄,40% 为活性及非活性成分,10% 为药物原型。

【禁忌证】　对依诺肝素、肝素、猪肉制品或苯甲醇过敏者禁用;活动性出血、肝素或低分子量肝素诱导的血小板减少症患者禁用。

警告:轴索或脊椎穿刺同时使用低分子量肝素可增加硬膜外或脊柱血肿的风险;这种风险的增加与使用减弱止血的药物和(或)术后使用留置硬膜外导管有关;依诺肝素应当在腰椎或硬膜外手术前停用 2 剂。治疗期间可出现出血或血小板减少。依诺肝素慎用于出血风险增加、近期行脑、脊髓、眼科手术和接受抗血小板治疗及未控制的高血压或肾功能不全的患者。

【不良反应】

1.心血管系统　心房颤动、心力衰竭。

2.中枢神经系统　发热、神志不清、疼痛。

3.皮肤　湿疹、皮肤坏死。

4.胃肠道反应　腹泻、恶心。

5.血液系统　血小板减少、贫血、出血。

6.肝　肝酶升高。

7.局部　注射部位血肿、局部刺激。

8.其他　过敏样反应、呼吸困难、肺炎、水肿。

【药物相互作用】　抗凝药、溶栓药(阿替普酶、链激酶、尿激酶)和血小板抑制药(阿司匹林、水杨酸盐类、非甾体消炎药、双嘧达莫、氯吡格雷)可能会增加出血的风险。

【监测指标】　开始依诺肝素治疗前基线检查:含血小板计数的血常规、PT/INR、PTT、肌酐、纤维蛋白原。开始依诺肝素治疗后,第 2 剂给药 4 h 后测抗 Ⅹa 因子,每次改变剂量给药后 4 h 测抗 Ⅹa 因子,此后住院患者每周测 1 次、门诊患者每月测 1 次;每天测粪隐血试验;最初 2 周每周测 2 次血常规,然后每 2 周测 1 次;每周测 2 次血肌酐;长期使用该药的婴儿和儿童需监测骨密度。

【毒理】　抗 Ⅹa 因子的参考剂量:治疗 0.5～1 U/ ml,预防 0.2～0.4U/ ml。严重出血或依诺肝素过量时应对症支持治疗。如果依诺肝素给药时间在 8 h 之内,则每毫克依诺肝素可使用鱼精蛋白 1 mg,如依诺肝素给药时间>8 h,则每毫克依诺肝素使用 0.5 mg 鱼精蛋白。如果给予第 1 剂鱼精蛋白 2～4 h 后,aPTT 仍延长,可给予第 2 剂鱼精蛋白:每毫克依诺肝素 0.5 mg 鱼精蛋白。

【配伍/给药】　依诺肝素仅可皮下注射,不能肌内注射;不要揉搓注射部位,以免出现瘀伤;在腹壁前外侧和后外侧左右之间的部位交替注射;依诺肝素以生理盐水稀释成浓度为 20 mg/ml 的已用于新生儿。

三、肝素(普通)

【适应证】　肝素可用于预防和治疗血栓栓塞性疾病。也用于体外和透析抗凝血。

【药理作用】　凝血酶Ⅲ的主要作用是灭活凝血酶,肝素通过抗凝血酶Ⅲ产生抗凝血作用。此外,肝素也灭活活化的凝血因子Ⅸ、Ⅹ、Ⅺ、Ⅻ和纤溶酶,并抑制纤维蛋白原转化为纤维蛋白。

【用法用量】　动脉导管检查的预防用药:新生儿、婴儿和儿童,静脉注射,100～150 U/kg,手术延长可能需要增加静脉给药剂量。肝素化(静脉负荷给药量和输液剂量可根据已有情况调整)。

1.新生儿和<1 岁的婴儿　静脉给药,初始负荷剂量,75 U/kg,给药时间>10 min;初始维持剂量,28 U/(kg·h);调整肝素剂量,使 aPTT 维持在 60～85 s(假设此 aPTT 值反应了 0.3～0.7 U/ml 的抗 Ⅹa 因子水平),见表 13-2 给出的建议。

2.>1 岁的儿童　静脉注射,初始负荷剂量,75 U/kg,给药时间>10 min;初始维持剂量 20 U/(kg·h);调整剂量,使 aPTT 维持在 60～85 s(假设此 aPTT 值反映 0.3～0.7 U/ml 的抗 Ⅹa 因子水平),见表 13-2 给出的建议。

应在给予上述初始负荷剂量和维持剂量后使用。开始输液后 4 h 及每次给药速率变化后 4 h 测定 aPTT。aPTT 的目标值为 60～85s,假设这反映了 0.3～0.7U/ml 的抗凝 Ⅹa 因子的水平。实际的 aPTT 目标值根据具体情况确定。

表 13-2　儿科剂量调整表

aPTT(s)	剂量调整	重复测定 aPTT 时间
<50	50U/kg 静脉推注,增加静脉输注速率 10%	每次输注速率变化后 4 h
50～59	增加静脉输注速率 10%	每次输注速率变化后 4 h
60～85	不变	第 2 天
86～95	减慢静脉输注速率 10%	每次输注速率变化后 4 h

aPTT(s)	剂量调整	重复测定 aPTT 时间
96～120	暂停静脉输注给药 30 min,减慢输注速率 10%	每次输注速率变化后 4 h
＞120	暂停静脉输注给药 60min,减慢输注速率 15%	每次输注速率变化后 4 h

修改自:Monagle 等

　　3.成人　预防(低剂量肝素),皮下注射 5000 U,每 8～12h 1 次;治疗 DVT 和肺栓塞,静脉注射,初始负荷剂量 80 U/kg(或 5000 U);初始维持剂量 18 U/(kg·h)(或 1300 U/h),调整剂量以维持 aPTT 在 60～85s(假设这反映了 0.3～0.7 U/ml 的抗 Ⅹa 因子水平);常用剂量 10～30 U/(kg·h)。

　　【药动学】

　　1.生物利用度　皮下注射或肌内注射给药时肝素的药物吸收不稳定。皮下注射的达峰时间为 2～4 h。

　　2.起效时间　肝素静脉注射可即刻发挥抗凝血作用,皮下注射 20～30 min 起效。

　　3.分布　不穿过胎盘,不存在母乳中。

　　4.蛋白结合率　95%。

　　5.代谢　通过肝和网状内皮系统。

　　6.半衰期　均值 90 min,变化范围 1～2 h。可以延长半衰期的因素包括肥胖、肾功能不全、肝功能不全、恶性肿瘤、感染和存在肺栓塞。

　　7.消除　经肾排泄,少量以药物原型排泄。

　　【禁忌证】　对肝素或任何成分过敏者;无法控制的活动性出血(除非继发于弥散性血管内凝血);重度血小板减少;疑似或确诊的颅内出血。

　　【注意事项】　无防腐剂的肝素应用于预防由含防腐剂的苯甲醇导致的新生儿喘息综合征。给药前确认肝素的给药浓度以避免用药差错。可能会导致血小板减少,包括肝素诱导的血小板减少症(HIT)和肝素诱导的血小板减少症和血栓形成症(heparin-induced thrombocytopenia and thrombosis,HITT)。出血可发生于任何部位(上消化道、下消化道、肾上腺、腹膜后)。肝素慎用于出血风险增加的患者。以下情况应考虑减少肝素用量,如合并抗凝血治疗或合用抗血小板药物;轻度至中度的出血倾向;未控制的高血压;血小板$<100\times10^9$/L或低于基线的50%;开始肝素治疗时出血风险高或怀疑出血(2d内做过手术、近期创伤、动脉性缺血性卒中、脑窦静脉血栓形成、终末期肝病、肾衰竭、动脉瘤(主动脉或脑),14d内有上/下消化道出血;12 h内曾行溶栓治疗;aPTT或INR基线升高;营养不良;亚急性细菌性心内膜炎。

【不良反应】

1.心血管系统　胸痛。

2.中枢神经系统　发热、头痛、寒战。

3.皮肤　血肿、红斑及注射部位疼痛(皮下注射)、皮下注射部位皮肤坏死。

4.胃肠道/泌尿生殖系统　血尿、柏油样便。

5.血液系统　出血、血小板减少、鼻出血。

6.肝　肝转氨酶升高。

7.其他　过敏反应、长期使用可导致骨质疏松症。

【药物相互作用】　抗凝血药、溶栓药(阿替普酶,链激酶和尿激酶)、血小板抑制药(阿司匹林、水杨酸盐、非甾体消炎药、双嘧达莫、氯吡格雷)、选择性5-羟色胺再摄取抑制药、选择性去甲肾上腺素再摄取抑制药和前列地尔可增加出血风险。硝酸甘油静脉注射可降低肝素的抗凝血作用。

【监测指标】　肝素治疗前需要测定的基线检验值:血常规,PT/INR,aPTT和纤维蛋白原。

开始肝素治疗后:开始输注肝素后4 h测定aPTT,之后每次输注速率变化后4 h测定1次,然后在治疗期间每天测定1次;每天监测血小板计数;每天监测粪隐血试验。

【毒理】　肝素过量的主要症状是出血。肝素不能通过透析消除。必要时可采取静脉补液和升压药治疗低血压。严重的出血可使用鱼精蛋白。1 mg鱼精蛋白能中和100 U肝素(详见鱼精蛋白的相关信息)。除此之外,必要时也可以使用红细胞悬液和新鲜冷冻血浆。

如怀疑是HIT或HITT,应停用所有的肝素,并换用非肝素抗凝血药,如阿加曲班或重组水蛭素。

【配伍/给药】 肌内注射给药可引起疼痛、刺激和血肿,故不建议肌内注射肝素;持续静脉输注应采用可控式输液装置给药;轮换皮下给药部位;肝素的溶媒可选用 0.9%氯化钠、5%葡萄糖注射液或肠外营养液。

四、华法林

【适应证】 华法林用于治疗和预防肺栓塞、静脉血栓和其他血栓栓塞疾病。可用于预防心房颤动或心脏瓣膜置入患者的血栓形成,并可用于预防心肌梗死后再梗死或卒中。

【药理作用】 华法林通过抑制维生素 K 环氧化物还原酶复合物 1(VKORC1),阻断维生素 K 环氧化物的再生,从而抑制维生素 K 依赖的凝血因子(Ⅱ、Ⅶ、Ⅸ 和 Ⅹ)及抗凝蛋白 C 和抗凝蛋白 S 的合成。

【用法用量】 口服给药。

1.婴儿和儿童　维持 INR 2～3。表 13-3 描述了华法林的初始负荷剂量和维持剂量。

表 13-3　婴儿和儿童华法林给药剂量(维持 INR 2～3)

给药时间	给药剂量
第 1 天,负荷剂量(如 INR 1～1.3)	0.2 mg/kg(最大剂量 10 mg);肝功能不全者,给药量为 0.1 mg/kg
第 2～4 天,根据患者 INR 调整负荷剂量	
INR	给药剂量
1.1～1.3	重新给予初始负荷剂量
1.4～1.9	给予初始负荷量的 50%
2～3	给予初始负荷量的 50%
3.1～3.5	给予初始负荷量的 25%
>3.5	停药至 INR<3.5,给予之前剂量的 50%

续表

第 5 天及以后(维持剂量):根据患者 INR 调整	
INR	给药剂量
1.1~1.4	在前一剂剂量基础上增加 20%
1.5~1.9	在前一剂剂量基础上增加 10%
2~3	不改变给药剂量
3.1~3.5	在前一剂剂量基础上减少 10%
>3.5	暂停给药至 INR<3.5,在前一剂剂量基础上减少 20%

修改自:Monagle 等

婴儿和儿童的常用维持剂量约为 0.1 mg/(kg·d),剂量范围为 0.05~0.34 mg/(kg·d),婴儿需要的剂量在该范围的高值。

2.成人　初始剂量为每日 2~5 mg,连用 2d;或者每天 10 mg,使用 1~2d(健康的门诊患者)。然后根据 INR 调整剂量(常用维持剂量为每日 2~10 mg)。

对于不能口服给药的患者可采用静脉注射的给药方式,静脉注射剂量与口服给药剂量相同。

【药动学】

1.生物利用度　吸收迅速而完全,给药后 4 h 达血药峰浓度。

2.起效时间　24~72 h 起效,5~7d 抗凝血作用达峰值。

3.持续时间　单次给药作用可持续 2~5d。

4.蛋白结合率　蛋白结合率高(99%)。

5.代谢　肝代谢,通过肝微粒体酶 CYP2C9 代谢。

6.半衰期　约 40 h;由于 CYP2C9 和 VKORC1 存在遗传变异,不同个体半衰期存在显著差异(变化范围为 20~60 h)。

7.消除　92% 药物通过肾排泄(主要为代谢产物),其余通过胆道排出。

【禁忌证】　对华法林及本品中任一成分过敏者、严重肾功能或肝功能不全、出血倾向、脑动脉瘤或主动脉瘤、应激性溃疡或出血、恶性高血压、细菌性心内膜炎、心包炎和心包积液、近期已行或将行中枢神经系统或眼部手术、脊髓穿刺或腰神经阻滞、妊娠(胎儿暴露与严重的出生缺陷有关)、服药或监测依从性差的患者。

【注意事项】　可能会出现严重的、潜在致命性的出血。治疗初期及使用高剂量时风险较高。危险因素包括 INR 目标值高(>4)、年龄＞65岁、胃肠道出血史、高血压、脑血管疾病、充血性心力衰竭、贫血、糖尿病、恶性肿瘤、创伤、肾功能不全、肝功能不全、消化性溃疡疾病史、留置导管、药物相互作用及疗程较长。由于使用过程中出血的风险较大,故新生儿避免使用。

使用华法林期间可能会出现皮肤坏死和坏疽或全身性胆固醇栓塞;长期饮食摄入不足的患者应慎用,如维生素 K 缺乏的患者;如换用其他厂家生产的华法林,换药期间应密切监测 INR;因可能发生坏死或坏疽,不能仅使用华法林单药治疗肝素诱导的血小板减少症;由于个体代谢、饮食、用药的差异,使得华法林在不同患者中的药效差别较大,使用华法林期间需监测 INR;此外,急性感染、抗生素、发热及消化道正常菌群失调也可能会影响华法林的药效。

择期大手术术前停用华法林约 5d,术后 12~24 h 在充分止血基础上可重新使用华法林。如果患者有血栓栓塞的高危风险而没有抗凝血,可以考虑华法林与普通肝素或依诺肝素联用。

【不良反应】

1.中枢神经系统　发热、头痛、头晕(出血的迹象)。

2.皮肤　脱发、皮疹、荨麻疹、皮肤瘙痒。

3.血液系统　身体任何部位的出血、贫血。

4.肝　肝炎。

5.其他　皮肤和组织坏死、坏疽、眼内出血、气管钙化、咯血、紫趾综合征,长期使用可导致骨质疏松。

【药物相互作用】　华法林与多种药物存在相互作用。具有重要相互作用的药物如下。更多信息请查阅参考资料。

可增加华法林药效/毒性的药物:利伐沙班,他莫昔芬,乙醇,别嘌醇,阿司匹林,水杨酸盐,非甾体消炎药,吉非贝齐,苯妥英钠,磺酰脲类,他汀类,胺碘酮,氟康唑,酮康唑,咪康唑,伏立康唑,甲硝唑,奥美拉唑,阿莫西林,哌拉西林,水合氯醛,氯霉素,西咪替丁,氯吡格雷,氟尿嘧啶,磷苯妥英,左氧氟沙星,莫西沙星,苯巴比妥,泼尼松,选择性 5-羟色胺再摄取抑制药、链激酶、磺胺甲噁唑和甲氧苄啶,尿激酶,利托那韦,地拉韦啶,尼卡地平,睾酮和银杏。母乳所含维生素 K 的水平较低,因此母乳喂养的婴儿可能对华法林更加敏感。

可以减弱华法林作用的药物包括:圣约翰草,环孢素,利托那韦,波生坦,奈韦拉平,奈夫西林,利福平,卡马西平,消胆胺,美沙拉嗪,泛癸利酮(辅酶 Q_{10}),苯巴比妥,口服避孕药,硫糖铝,植物甲萘醌和含维生素 K 的食物。

【监测指标】 开始使用华法林治疗之前,应监测的基础实验室指标包括血常规(包括血小板、血红蛋白、血细胞比容)、PT/INR 及纤维蛋白原。开始使用华法林治疗后,每天监测 1 次 PT/INR,直至间隔 24 h 的检测值 2 次达到治疗要求,此后住院患者每 72 小时监测 1 次。在治疗的最初 2 周内,每日检测大便隐血,每周测 2 次含血小板的血常规,2 周后每 2～4 周检测 1 次。

大多数儿科适应证的 INR 治疗目标值为 2～3。机械瓣膜的 INR 目标值通常更高。预防用药的 INR 目标值为 1.5～1.9。

【毒理】 维生素 K 可以逆转华法林的抗凝血作用。对于 INR 过度延长(通常>8)但无明显出血者,可给予儿科患者植物甲萘醌 0.03 mg/kg 静脉注射(每次最大剂量 1 mg)。如有明显出血,建议给予新鲜冷冻血浆、凝血酶原复合物或重组因子Ⅶa。对于已置入人工瓣的患者应慎用维生素 K 或新鲜冷冻血浆,因为可能会促进瓣膜血栓的形成。

【配伍/给药】 华法林避光保存。当华法林用于注射时,应用无菌注射用水配制,终浓度 2 mg/ml,并在 4 h 内使用。静脉注射时间至少超过 1min。

五、鱼精蛋白:普通肝素或低分子肝素的拮抗药

【适应证】 鱼精蛋白用于治疗肝素或低分子肝素(LMWH)过量。鱼精蛋白也可在手术或透析过程中用于中和肝素。

【药理作用】 鱼精蛋白是一种弱抗凝血药,可与强酸性的肝素或低分子量肝素结合形成稳定的盐复合物,从而中和这两种药物的抗凝血活性。

【用法用量】 鱼精蛋白的用药剂量取决于最近使用的肝素或

LMWH 的剂量。1mg 鱼精蛋白可中和 115U 猪肠肝素、90U 的牛肺肝素,1 mg(100U)LMWH;鱼精蛋白最大剂量为 50 mg。基于这些给药剂量原则,根据肝素使用时间推荐的鱼精蛋白使用剂量见表 13-4。

表 13-4　逆转肝素的鱼精蛋白剂量

末次给药时间	鱼精蛋白剂量
＜30min	推荐剂量的 100%
30～60min	推荐剂量的 50%～75%
60～120min	推荐剂量的 37.5%～50%
＞120min	推荐剂量的 25%～37.5%

资料来源:修改自 Lee 等

肝素皮下注射:1～1.5 mg 的鱼精蛋白可中和 100U 肝素,一般给药量为 25～50 mg,缓慢静脉注射,在 8～16 h 或预期的肝素吸收时间之后,再给予剩余剂量。

LMWH:如果 LMWH 给药时间在 4 h 内,每 1 毫克(100U)LMWH应给予 1 mg 的鱼精蛋白;如果 aPTT 在第一次给药后 2～4 h 仍延长,再给予每 1 毫克(100U)LMWH 以 0.5 mg 鱼精蛋白。

【药动学】

1.起效　肝素中和发生在静脉给药后 5 min。

2.消除　尚不明确。

【禁忌证】　对鱼精蛋白过敏或对该药物任何成分过敏者禁用。

【注意事项】　曾使用鱼精蛋白或鱼精蛋白胰岛素的患者、大剂量使用鱼精蛋白的患者、不育或输精管切除的男性患者、严重左心功能障碍患者或者对鱼肉过敏者发生鱼精蛋白过敏的风险较高。已有心脏外科手术患者在给予鱼精蛋白 8～18h 后发生肝素反跳或出血的报道。快速给药,鱼精蛋白可引起急性低血压。

【不良反应】

1.心血管系统　心动过缓、潮红、低血压、循环衰竭、毛细血管渗漏。

2.胃肠道反应　恶心、呕吐。

3.呼吸系统　呼吸困难、肺高血压、肺水肿。

4.其他　过敏反应。

【药物相互作用】　鱼精蛋白可能延长胰岛素的作用时间。

【监测指标】　凝血功能检查,包括的 aPTT 或 ACT;必须进行心电监护和监测血压。

【毒理】　鱼精蛋白过量的症状包括低血压和出血。过量的治疗主要是对症、支持治疗。无特异性解毒药。

【配伍/给药】　静脉注射无须进一步稀释,给药在 10min 内完成,但不超过 5mg/min。可用 5％葡萄糖注射液或 0.9％氯化钠注射液进一步稀释。快速静脉注射可导致低血压。

第四节　抗血小板药

一、阿司匹林

【适应证】　阿司匹林用于镇痛、消炎、解热,并能预防多种情况下的血栓栓塞。它不仅可以降低疑似急性心肌梗死(myocardial infarction,MI)患者的病死率,还可以预防患者 MI 的复发;可以用于阻止心绞痛患者 MI 的发生;阻止患者脑卒中的复发及降低患者短暂性脑缺血发作(transient ischemic attack,TIA)或卒中后的病死率;可以用于冠状动脉旁路移植术、冠状动脉血管成形术和颈动脉内膜剥离术的辅助治疗;还可以预防置有心室辅助装置或血管内支架的患者的血栓形成。大剂量的阿司匹林用于治疗风湿热、痛风、类风湿关节炎和骨关节炎。阿司匹林的超说明书用药包括治疗川崎病,预防单心室校正患者行锁骨下动脉肺动脉吻合术及双向静脉肺动脉分流术或 Fontan 手术后的血栓形成。

【药理作用】　阿司匹林是一种水杨酸衍生物,通过失活环氧合酶而抑制前列腺素的合成和血小板聚集。阿司匹林通过作用于下丘脑体温调节中枢而产生解热功能。

【用法用量】

1.儿童

(1)镇痛和解热(口服或直肠给药):1 次 10～15mg/kg,每 4～6h 给药 1 次;每日最大剂量 4g。

(2)抗炎(口服):起始剂量,每日 60～90mg/kg,每 6～8h 分次服用,维持剂量,每日 80～100mg/kg,每 6～8h 分次服用。

(3)川崎病(口服):每日 80～100 mg/kg,每 6h 服用 1 次,连服 2 周,如果没有明显的动脉变化后减量至每日 3～5mg/kg,每日 1 次,连服 6～8 周。如果冠状动脉病变持续进展,可以长期用药。

(4)抗血小板(口服):尚无足够的儿童用药研究;因此,剂量不确定。推荐剂量是每日 1～5mg/kg;每日 10mg/kg 也有使用;每日用药总量以方便计算的剂量给予;最大剂量是 1 次 325mg。

(5)锁骨下动脉肺动脉吻合术和 Fontan 手术(口服):每日 1～5 mg/kg,每日 1 次。

(6)动脉缺血性卒中:抗凝药停用后每日 1～5 mg/kg,每日 1 次。

2.成人

(1)镇痛和解热(口服):325～650mg,每 4～6h 服用 1 次(每日最大剂量 4 g);(直肠给药)300～600 mg,每 4～6h 服用 1 次(每日最大剂量 4 g)。

(2)消炎(口服):起始剂量每日 2.4～3.6g,分次服用;维持剂量每日 3.6～5.4g,分次服用;监测血药浓度。

(3)冠状动脉旁路移植术、冠心病、颈动脉狭窄、周边动脉疾病(预防血栓形成):口服,每日 75～100mg,每日 1 次。

(4)疑似急性心肌梗死(口服):起始剂量 162～325mg;随后每日 75～162mg,每日 1 次,持续用药。

(5)急性缺血性脑卒中/短暂性脑缺血发作(口服):发病 48 h 内 160～325mg。

(6)预防缺血性卒中或短暂性脑卒中发作后的卒中(口服):75～100mg,每日 1 次。

【药动学】

1.生物利用度　本药在胃和小肠吸收。速释剂型吸收完全,而肠溶剂型吸收不规律。

2.峰浓度　达峰时间 1～2h(控释制剂或定时释放制剂可能会延迟)。

3.作用时间　镇痛和解热作用的持续时间是 4～6h。

4.分布　分布较广泛。

5.代谢　肝。

6.半衰期　6h。

7.消除　肾,50%～100%的阿司匹林可经过血液透析。

【禁忌证】　本药和水杨酸或其他非甾体抗炎药(non steroidal anti-inflammatory drugs,NSAIDs)存在交叉过敏反应;出血性疾病;肝衰竭;伴流感或水痘症状的儿童使用本药有发生瑞氏综合征的风险。

【警告】　以下患者慎用阿司匹林:出血或血小板功能障碍患者;糜烂性胃炎;消化性溃疡;肾衰竭;严重肝功能不全;哮喘、鼻炎、鼻息肉患者可能对水杨酸的作用更敏感。

【不良反应】

1.中枢神经系统　耳鸣、头痛、眩晕、意识模糊、高热。

2.皮肤　皮疹、荨麻疹、血管性水肿。

3.胃肠道　恶心、呕吐、消化不良、上腹部不适、胃肠道出血、粪隐血阳性。

4.血液　出血时间延长、贫血、血小板减少。

5.肝　肝毒性。

6.其他　支气管痉挛、代谢性酸中毒。

【药物相互作用】　抗凝血药包括醋硝香豆素、抗凝血酶Ⅲ、阿加曲班、比伐卢定、达比加群、达肝素、达那肝素、替加色罗 α(活化蛋白 C)、依诺肝素、磺达肝素、肝素、水蛭素、重组水蛭素、那屈肝素、利伐沙班、亭扎肝素、华法林,其他水杨酸类药物包括对氨基水杨酸、双水杨酸,以及非甾体抗炎药,与该药合用能够增加出血的危险。抗血小板药包括氯吡格雷、双嘧达莫、普拉格雷和噻氯匹定,与该药合用也能增加出血的危险。

在儿童和成年患者中,合用水杨酸与碳酸酐酶抑制药,如乙酰唑,也可引起严重代谢性酸中毒。大剂量的水杨酸可减弱血管紧张素转化酶(angiotensin converting enzyme,ACE)抑制药的降压作用,并增强磺酰脲类药物的降糖作用。阿司匹林可增强阿仑磷酸盐和全身应用性糖皮质激素的胃肠道(gastrointestinal,GI)不良反应(溃疡或出血),而抗酸药可能增加水杨酸的排泄。

非二氢吡啶类钙通道阻滞药(地尔硫䓬和维拉帕米)可增强水杨酸的抗凝血作用。水杨酸类药物可增强水痘病毒疫苗引起的瑞氏综合征,同时还可提高甲氨蝶呤的血药浓度。

【监测指标】　治疗开始及以后每 6～12 个月应监测全血细胞计数

(complete blood count,CBC)、化学结构、血压、粪隐血试验、肝功能。长期服用时监测血浆水杨酸浓度。大剂量消炎治疗,服用该药时应监测水杨酸水平。

【毒理】 阿司匹林的药理学作用与血浆水杨酸的浓度相关。血浆水杨酸浓度为 $30\sim50\mu g/ml$ 时,发挥镇痛和解热作用,血浆水杨酸浓度为 $150\sim300\mu g/ml$ 时,发挥消炎作用。当血浆水杨酸浓度达到近 $100~\mu g/ml$ 时产生不良反应,其中最常见的是恶心、呕吐和耳鸣。轻度至中度过量服用阿司匹林的患者可能出现发热、呼吸急促、呼吸性碱中毒、代谢性酸中毒和嗜睡现象。严重过量服用阿司匹林的患者可能发展为脑病、昏迷、高血压、肺水肿、痉挛、酸血症、凝血障碍、脑水肿和节律障碍。误服或慢性中毒的治疗方案是支持疗法,包括使用药用炭(活性炭)和洗胃。可使用碳酸钠碱化尿液,预防酸中毒。当血浆水杨酸水平较高时可考虑血液透析(急性中毒浓度$>800\sim1000~\mu g/ml$;慢性中毒浓度$>500\sim600~\mu g/ml$)。

【配伍/给药】 口服给药时,可与水、食物、牛奶同服以减少胃肠不适。控释制剂、定时释放制剂、肠溶剂型不能压碎和咀嚼,应整片吞服。

二、氯吡格雷

【适应证】 在美国,氯吡格雷用于预防成人急性冠状动脉综合征、脑血管事件、心肌梗死、经皮冠状动脉介入治疗(percutaneous coronary intervention,PCI)、外周动脉闭塞性疾病中的血栓形成。氯吡格雷也用于心房颤动和慢性心力衰竭患者。本品在儿科使用的安全性和有效性尚不明确。

【药理作用】 氯吡格雷的活性代谢产物抑制二磷腺苷与血小板受体 P2Y12 的结合。氯吡格雷通过不可逆地抑制血小板聚集而影响血小板的寿命($7\sim10d$)。

【用法用量】 (儿科用药的安全性和有效性尚不明确;儿科用药剂量的信息有限)。

1.24 个月以下的婴幼儿 口服,0.2 mg/kg,每日 1 次(PICOLO研究)。

2.2 岁以上儿童 口服,1 mg/kg(最大剂量 75 mg),每日 1 次。

3.成人

(1)近期发作的心肌梗死、脑血管事件、确诊的外周动脉闭塞性疾病:口服给药,75 mg,每日 1 次。

(2)急性冠状动脉综合征:不稳定型心绞痛、非 ST 段抬高型心肌梗死:以负荷剂量 300mg 开始,然后以 75mg 每日 1 次连续服药(合用阿司匹林 75~325 mg/d)。

(3)ST 段抬高型心肌梗死:口服 75 mg,每日 1 次(开始时合用阿司匹林 162~325mg 每日 1 次,随后阿司匹林剂量改为 81~162 mg,每日 1 次)。

(4)PCI:负荷剂量,在 PCI 发生前或发生时,口服 300~600mg,随后口服 75 mg,每日 1 次(合用阿司匹林 81 mg,每日 1 次)。

(5)肝肾功能不全患者剂量:无须调整。

【药动学】

1.生物利用度　吸收较好,1 h 后血药浓度达峰,生物利用度 >50%。

2.起效　口服 2 h 后即发挥其抑制血小板聚集的作用,且呈剂量依赖性。对血小板聚集的抑制作用在 3~7d 达到峰值(40%~60%)。

3.作用时间　停药 5~7d 后,新生血小板将取代那些被氯吡格雷不可逆影响功能的血小板,血小板功能恢复。

4.蛋白结合率　氯吡格雷的蛋白结合率高达 98%。

5.代谢　该药主要由肝细胞色素 P450 酶系代谢为无活性产物,该产物随后被代谢为巯基代谢物。

6.半衰期　母体药物的消除半衰期为 6 h,活性代谢物的消除半衰期为 30 min。

7.消除　50%经肾排泄,46%经粪便排泄。

【禁忌证】　对氯吡格雷药物过敏及活动性出血(如消化性溃疡或颅内出血)患者禁用该药。

【警告】　有出血倾向患者慎用氯吡格雷。择期手术患者应于术前 5d 停用本药。氯吡格雷与其他抗血小板药合用时会增加出血的危险。严重肝病和肾衰竭患者慎用氯吡格雷。有报道氯吡格雷能够引起危及生命的血栓性血小板减少性紫癜(thrombotic thrombocytopenic purpura, TTP),一旦发生,需要进行血浆置换以缓解症状。氯吡格雷对

CYP2C19基因突变的患者可能无效。

【不良反应】 出血是氯吡格雷最常见的不良反应,包括胃肠道出血和鼻出血。

1.皮肤 瘙痒、皮疹。

2.中枢神经系统 颅内出血。

3.皮肤 Stevens-Johnson综合征。

4.血液 冠状动脉狭窄、粒细胞减少、全血细胞减少、血栓性血小板减少性紫癜。

5.胃肠道/肝 结肠炎、肝毒性。

6.眼 眼内出血。

7.呼吸系统 肺水肿、呼吸道出血。

上市后信息与个案报道:急性肝衰竭、再生障碍性贫血、血管性水肿、多形性红斑、过敏反应、低血压、间质性肺炎、扁平苔藓、胰腺炎、血清病、口腔炎、中毒性表皮坏死溶解症、血管炎。

【药物相互作用】 奥美拉唑和埃索美拉唑抑制氯吡格雷转化为活性产物,故避免合用。兰索拉唑和泮托拉唑的抑制作用稍弱。唑类抗真菌药如氟康唑和伏立康唑也能抑制其转化为活性产物,故避免合用。抗凝血药(如华法林、肝素、低分子量肝素、达比加群、利伐沙班)或其他抗血小板药(阿司匹林和双嘧达莫),与该药合用可能增加出血的危险。合用非甾体消炎药(nonsteroidal antiinflammatory drugs,NSAIDs)可加重胃肠道出血。华法林可增强氯吡格雷的作用。溶栓药增加出血的危险。合用选择性5-羟色胺再摄取抑制药(selective 5-serotonin reuptake inhibitors,SSRIs)和5-羟色胺/去甲肾上腺素再摄取抑制药(serotonin/norcpincphrinc reuptake inhibitors,SNRIs)可能增加出血危险。

【监测指标】 需要监测患者的出血情况,定期检查血红蛋白和血细胞比容。可以考虑监测患者血小板聚集功能来评价该药疗效。

【毒理】 氯吡格雷服用过量时,需要进行支持和对症治疗,尚无解毒药。然而,药用炭(活性炭)可用于减轻中毒症状。急性中毒症状包括呕吐、眩晕、胃肠出血。监测心电图(electrocardiograph,ECG)、肝酶、水和电解质,以及全血细胞、血小板计数,若出血较严重则需做凝血实验。

【用药】 氯吡格雷可与食物同服,也可单独服用。当出现上腹部不适时,建议与食物同服。也可以将片剂制成终浓度为 5 mg/ml 的混悬液口服。

三、双嘧达莫

【适应证】　双嘧达莫可以用于心肌成像研究,可以与华法林合用于预防人工心脏瓣膜置入时的血栓形成,以及与人工心脏瓣膜置入相关的栓塞。双嘧达莫也可用于冠状动脉疾病的诊断试验。本药的超说明书用药用于保持外科移植术包括冠状动脉旁路移植术后的血管畅通(与阿司匹林合用),以及预防血栓栓塞性疾病的发生。

【药理作用】　双嘧达莫通过抑制腺苷脱氢酶和磷酸二酯酶的活性,使腺苷、腺嘌呤核苷酸和环磷腺苷增多,进而抑制血小板聚集,引起血管扩张,减少血小板的激活。

【用法用量】

1.儿童　口服,每日 3～6mg/kg,分 3 次服用。

2.成人　人工心脏瓣膜患者的抗血栓治疗(辅助治疗):口服,75～100mg,每日 4 次。

双嘧达莫负荷试验(用于心肌灌注的评估):静脉注射,0.142mg/(kg·min),用药维持 4min(共 0.57 mg/kg);最大剂量 60 mg;双嘧达莫注射结束后 5min 内注射[201]铊。

【药动学】

1.生物利用度　吸收缓慢,生物利用度 27%～66%,2～2.5 h 达到峰浓度。

2.蛋白结合率　91%～99%。

3.代谢　肝。

4.半衰期　10～12 h。

5.消除　胆汁。

【禁忌证】　禁用于对双嘧达莫类药物过敏者。

【警告】　高血压及肝损害患者、接受抗血小板或抗凝血药物治疗患者、严重冠状动脉疾病患者、心律失常患者慎用双嘧达莫。支气管痉挛、不稳定型心绞痛患者慎用双嘧达莫静脉制剂。

【不良反应】

1.心血管　脸红、心绞痛。

2.中枢神经系统　头痛(剂量依赖)、眩晕、虚弱。

3.皮肤　皮疹、瘙痒。

4.胃肠道　腹痛、腹泻。

5.静脉注射不良反应　血管扩张、高血压、心电图异常、心动过速、室性心律失常、心肌梗死、支气管痉挛。

【药物相互作用】　肝素、华法林、链激酶、尿激酶、阿司匹林、阿替普酶、NSAIDs、SSRIs 和 SNRIs 可能增加出血危险;接受茶碱或咖啡因治疗的患者在静脉注射双嘧达莫后可能引起冠状动脉舒张功能的下降。服用双嘧达莫的患者需要降低腺苷的初始剂量。

【监测指标】　用药期间需要监测血压、心率、心电图及静脉输注过程中的生命体征;长期用药需监测肝功能。

【毒理】　双嘧达莫静脉注射可引起支气管哮喘和胸痛。支气管痉挛、不稳定型心绞痛患者慎用双嘧达莫。对于静脉注射双嘧达莫发生的严重不良反应,宜用氨茶碱解救。对于静脉注射双嘧达莫引起的低血压,应用静脉补液或其他支持疗法进行缓解。

基于有限的经验,服用该药过量的体征和症状包括高血压、头晕、头痛、虚弱、面部潮红、晕厥。可以采用吐根、药用炭和洗胃的方法进行缓解。

【配伍/给药】　双嘧达莫注射液配制时应该采用 5% 葡萄糖溶液(5% dextrose in water,D5W)、生理盐水或 0.45% 氯化钠溶液,以至少 1∶2 的比例稀释,并应混匀溶解超过 4 min。

第五节　溶栓药

阿替普酶

【适应证】　阿替普酶用于治疗急性心肌梗死、急性缺血性脑卒中、急性大块肺动脉栓塞,用于预防人工心脏瓣膜置入时的血栓形成及中心静脉导管阻塞。阿替普酶也可用于伴随全身性血栓形成或类肺炎性胸腔积液(由胸管灌注引发的)的儿科患者的溶栓治疗。

【药理作用】　阿替普酶通过与纤维蛋白结合而激活血栓部位的纤溶酶原,使纤溶酶原转化为纤溶酶,这种纤溶酶通过降解纤维蛋白和纤维蛋白原而发挥其溶解血栓作用。

【用法用量】

静脉导管阻塞:以下剂量是以每个管腔计算的;如果出现多管腔阻塞,每个管腔单独治疗(*Chest* 杂志,2008 年建议)。

1.中心静脉导管　使用药物体积需与管腔内部体积相等;滴注时间>1~2min,药物在导管内驻留 1~2h 后将药物从导管内吸出。不能直接将药物注入患者体内。药物吸出后用生理盐水冲洗导管。

体重<10kg 患者:0.5mg 药物用 3ml 生理盐水溶解。

体重>10kg 患者:1mg 药物用 1ml 生理盐水溶解;最大剂量为 2mg 溶解于 2ml 生理盐水。

2.皮下用药

(1)体重<10kg 患者:0.5mg 药物用 3ml 生理盐水溶解。

(2)体重>10kg 患者:2mg 药物用 3ml 生理盐水溶解。

生产商对于清除静脉注射导管阻塞的建议(CathfloTM Activase®)如下。

3.中心静脉导管　向阻塞导管内滴注药物的体积要适当(相当于导管内部体积的 110%),并保证其能停留于导管内。30min 后评估导管功能。如果导管功能恢复,吸出 5ml 血液以移除药物和残留凝块,然后用生理盐水冲洗导管。如果导管仍然阻塞,保持药物在导管内停留,120min 后再次评估导管功能。如果导管功能恢复,吸出 5ml 血液并用生理盐水冲洗。如果 120min 后导管仍然阻塞,重复给药。

体重 10~30kg 患者:1 mg/ml 浓度;但不能超过 2 mg/2 ml。

体重>30kg 患者:2mg 药物溶解于 2ml 液体中。

全身性血栓:初始剂量,静脉注射 0.1mg/(kg·h),滴注时间 6h,期间监测出血情况和纤维蛋白原水平。如果 6h 内未达到足够效应,每 6 小时提高滴注速度 0.1mg/(kg·h),最大可增速至 0.5mg/(kg·h)。维持纤维蛋白原的水平>1000g/L(100mg/dl)。根据临床效果决定药物治疗的疗程。

心导管检查术后的动脉血栓:先以 0.1mg/kg 的剂量弹丸注射,然后以 0.5mg/(kg·h)速度滴注 2h,最后滴注肝素。

静脉血栓:初始剂量应以 0.03mg/(kg·h)〔新生儿 0.06mg/(kg·h)〕的速度静脉注射,并根据临床反应调整给药剂量。

肺炎旁积液:胸腔内给药,3 个月以上儿童将 4mg 药物溶解于 40ml 生理盐水,滴注于胸导管内,作用 1h,24h 内重复给药 3 次;或采用以下给药方式,即 0.1mg/kg(最大 3 mg)溶于 10～30ml 生理盐水,滴注于胸导管内,作用 45～60min,每 8h 重复给药,共给药 9 次。

【药动学】

1.起效　对于急性心肌梗死,20～40min 起效。

2.分布容积　与血浆容积相近。

3.代谢　肝。

4.半衰期　(成人)药物注射 90min 后的 25～45min。

5.消除　注射结束后 5 min 超过 50％药物被清除,10 min 内 80％药物被清除。为维持其溶栓作用,需连续注射给药。

【禁忌证】　阿替普酶禁用于以下情况:对阿替普酶过敏、活动性内出血、脑血管事件、颅内肿瘤或大出血、疑似主动脉夹层、近期曾进行过颅脑手术、椎管手术、动静脉畸形或动脉瘤、出血倾向、严重肝肾疾病、出血不止、卒中伴癫痫发作、未能控制的严重高血压。

【警告】　阿替普酶可引起出血;合用普通肝素、小分子量肝素或口服抗凝血药可增加出血风险;用药期间需减少静脉穿刺;避免肌内注射;近期进行过大手术或创伤,近期泌尿道、胃肠道出现过出血,妊娠,脑血管疾病,高血压,左心血栓,急性心包炎,亚急性细菌性心内膜炎,易出血体质者,严重肝肾功能障碍者,在感染部位化脓性血栓闭塞或静脉套管及高龄患者,应用该药将增加出血风险。CT 扫描显示有梗死早期迹象的患者及表现出严重神经功能缺陷的患者,在接受阿替普酶治疗时,用药风险会增加。

【不良反应】　出血可发生于任何部位,如胃肠道、泌尿道、生殖道出血,瘀斑、腹膜后出血、鼻出血、牙龈出血、颅内出血、心包膜出血、导管插入部位出血。

其他不良反应包括:高血压,恶心、呕吐,发热,过敏反应。

注意:当应用"导管清除"的剂量时,发生出血不良反应的危险性稍低。

【药物相互作用】　抗凝血药(普通肝素、低分子量肝素、直接凝血酶抑制药、Ⅹa 因子抑制药)和影响血小板功能的药物(阿司匹林、非甾体类抗炎药、氯吡格雷)可能增加出血危险。阿替普酶与阿司匹林或肝素联合用药并发挥疗效的初始 24 h 内安全性尚不清楚,需要慎重使用。抗纤维蛋白溶解药可能降低其疗效。硝酸甘油可能增加阿替普酶的肝清除。

【监测指标】　全身用药前需监测:治疗前凝血酶原时间(prothrombin time,PT)与部分凝血激活酶时间(partial thromboplastin time,PTT)比值(PT/PTT),血小板计数,纤维蛋白原,纤维蛋白降解产物,纤溶酶原,抗凝血酶,C 蛋白,S 蛋白。药物输注期间应监测出血征兆和症状,肾、肝功能,CBC 包括血小板计数、网状细胞、PT、活化部分PTT、纤溶酶原、抗凝血酶和 C 蛋白水平。

【毒理】　不建议超出说明书推荐剂量用药。阿替普酶中毒时需对症支持治疗。监测生命体征、肝功能、潜在出血部位。

【配伍/给药】　阿替普酶在配制 8 h 内必须使用,静脉注射用阿替普酶用蒸馏水配成浓度为 1 mg/ml 药液,或进一步用生理盐水或 5% 葡萄糖溶液稀释为 0.5 mg/ml。本药与多巴酚丁胺、多巴胺、肝素、吗啡、硝酸甘油注射液不能共用一条静脉通路。阿替普酶与利多卡因、美托洛尔、依替巴肽、普萘洛尔不存在体外配伍禁忌,可以用 5% 葡萄糖溶液或生理盐水溶解。

第六节　抗纤维蛋白溶解药

一、氨基己酸

【适应证】　在美国,氨基己酸用于治疗纤维蛋白溶解引起的过量出血,并用于预防体外循环膜人工氧合法(extracorporeal membrane oxygenation,ECMO)支持治疗下的新生儿脑出血。

【药理作用】　氨基己酸竞争性抑制纤溶酶原的激活,使纤溶酶原向纤溶酶的转化减少,纤溶酶是一种与纤维蛋白凝块降解有关的酶。

【用法用量】

1.儿童　重症监护患者宜采用静脉注射给药途径。口服给药也可选用。

急性出血:静脉注射/口服,负荷剂量 1 次 100～200mg/kg;维持剂量 100 mg/kg,每 6h 1 次或以 30 mg/(kg·h)速度持续给药(日最大剂量 30 g)。

预防心脏手术有关的出血：静脉注射，于切口前 20～30 min 给药 100 mg/kg，在体外循环通路建立过程中给药 100 mg/kg，并应在肝素停药后持续应用该药 100 mg/kg 超过 3h。

预防体外膜氧合器引起的出血：在 ECMO 开始前或开始后静脉注射每次 100 mg/kg，然后 72 h 内连续输入 25～30mg/kg。

2.成人　纤维蛋白溶解亢进引起的急性出血：静脉注射，第 1 小时给予 4～5 g 氨基己酸，然后以 1～1.25 g/h 速率滴注，持续 8 h 或直至出血停止；口服，第 1 小时给予 5 g 氨基己酸，然后以 1～1.25 g/h 的频率，持续用药 8 h 或直至出血停止(最大每日 30 g)。

肾功能损伤患者的剂量调整：少尿或肾疾病晚期患者，用药剂量应减至正常剂量的 15%～25%。

【药动学】

1.生物利用度　本药吸收较快，口服生物利用度 100%。

2.分布　氨基己酸在血管内外均广泛分布。

3.代谢　极少从肝代谢，半衰期为 2 h。

4.消除　12 h 内 40%～60% 以药物原型从尿中排出。

【禁忌证】　氨基己酸禁用于对该药过敏、弥散性血管内凝血、存在血管内凝血既往史的情况；与凝血因子 IX 浓缩物或拮抗凝血抑制因子的促凝血药络合物合用，可能增加血栓形成的风险。

【警告】　在给药前应明确诊断为纤维蛋白溶解亢进。本药注射剂含有苯甲醇，早产儿慎用。心、肝、肾功能不全患者慎用本药(肾功能不全时，本药易在体内蓄积，可能需要调整剂量)；上尿道出血患者或肝静脉闭塞患者慎用本药。

【不良反应】

1.心血管　高血压、心动过缓、室性心律失常。

2.中枢神经系统　头痛、水肿、癫痫、卒中、意识模糊。

3.胃肠道　恶心、呕吐、腹痛、腹泻。

4.血液　血小板功能减退、出血时间延长、血栓形成、粒细胞减少、白细胞减少。

5.骨骼肌　肌病、磷酸肌酸激酶(phosphocreatine kinase，CPK)增高、急性横纹肌溶解。

6.肾脏 肾衰竭。

7.呼吸系统 呼吸急促、肺栓塞。

8.其他 皮疹、眼部不适、耳鸣。

【药物相互作用】 本药与维 A 酸,凝血因子Ⅸ,Ⅸ 复合物和抗凝血药复合物合用会增加血栓形成的可能。

【监测指标】 治疗前后的全血细胞计数和血栓形成,监测纤维蛋白原,纤维蛋白分解产物,血钾,血尿氮,肌酐。监测出血,中枢神经系统改变,高血压,室性心律失常,呼吸急促,肌痛。

【毒理】 氨基己酸的有效治疗浓度为 130 $\mu g/ml$。治疗 2 周以上的患者及用药总剂量＞500 g 的患者应仔细监测肝、肾及肌肉毒性。中毒尚无特效解毒药。用药期间需要监测脉搏血氧饱和度和(或)动脉血气分析,胸部 X 线片,肺功能,全血细胞计数,尿液分析,肝、肾功能。

【配伍/给药】 氨基己酸应避免快速静脉注射(静脉推注),因其会引起低血压、心动过缓、室性心律失常。给予负荷剂量的时间应达到 15～60 min,静脉滴注应使用生理盐水、5％葡萄糖溶液或乳酸林格液体稀释至终浓度为 20 mg/ml。

二、氨甲环酸

【适应证】 氨甲环酸超说明书用于减少成人和儿童先天性心脏病患者的心脏手术围术期失血。

【药理作用】 氨甲环酸通过形成可逆复合物,以纤维蛋白取代纤溶酶原,从而竞争性抑制纤溶酶原的激活,抑制纤维蛋白溶解,同时也抑制纤溶酶的蛋白水解活性。

【用法用量】 静脉注射。

婴儿和儿童(2 个月至 15 岁)先天性心脏病的外科手术(可供参考的数据资料有限,已报道的用药剂量范围如下)。

负荷剂量:10 mg/(kg·d),心肺旁路初始剂量 10 mg/(kg·d),然后改鱼精蛋白 10 mg/(kg·d)。或负荷剂量 100 mg/(kg·d),心肺旁路初始剂量 100 mg/(kg·d),然后持续注射 10 mg/(kg·h),直至转至加护病房。

【药动学】

1.蛋白结合 蛋白结合率 3％,主要与纤维蛋白原结合。

2.半衰期　消除半衰期 2～11h。

3.消除　超过 95％以药物原型由肾排泄。

【禁忌证】　对氨甲环酸或其组成成分过敏者禁用;蛛网膜下隙出血患者、获得性色觉差异患者、血管内凝血亢进患者禁用。

【警告】　不能同服凝血因子Ⅸ复合物浓缩物和抗凝血药浓缩物,因有增加血栓形成的危险。弥散性血管内凝血患者、血栓栓塞病史者、心血管疾病和肾、脑血管疾病或经尿道前列腺切除术患者慎用氨甲环酸。该药可能引起视色改变或视觉丧失。也有报道该药可引起癫痫,血栓形成,输尿管阻塞。

【不良反应】

1.心血管　高血压(快速注射引起)。

2.胃肠道　恶心、腹泻、呕吐。

3.血液　血栓。

4.其他　过敏反应、视觉障碍(视色改变和视觉丧失)。

【药物相互作用】　避孕药(雌激素和孕激素)或维 A 酸可能会增强本药的血栓形成作用,同服凝血因子Ⅸ复合物,纤维蛋白原或浓缩型抗凝血药复合物可能增加血栓形成的风险。

【监测指标】　氨甲环酸能够发挥止血作用,并且能够产生降低纤维蛋白溶解作用的有效血药浓度是 $5\sim10\mu g/ml$。治疗前应进行眼科检查。

【毒理】　氨甲环酸用药过量可出现严重中毒性高血压、眩晕和中枢神经系统抑郁。中毒时对症和支持治疗。没有特效解毒药。

【配伍/给药】　氨甲环酸可以直接静脉注射,其最大注射速度是 100 mg/min(静脉推注时用塑料注射器)。氨甲环酸可以用 5％葡萄糖溶液和 0.9％生理盐水溶解。

第七节　展　望

静脉和动脉血栓是患有心脏疾病儿童发病和死亡的主要原因。尽管当前的抗血栓药如普通肝素、低分子量肝素,口服维生素 K 拮抗药,阿司匹林和氯吡格雷是抗血栓治疗的主要药物,但是它们的应用都存在一定的局限性。因此,研发出新的药物势在必行。更好地理解血栓形成的生化途径和分子机制,可以帮助我们确定抗栓药物新的作用靶点。

对于新型口服抗凝血药的探求,获得了如达比加群、利伐沙班、阿哌沙班等药物。达比加群是直接凝血酶抑制药,它结合于血栓的活性部位,使与纤维蛋白结合的凝血酶失活。利伐沙班和阿哌沙班都能直接抑制凝血因子 Xa,从而抑制凝血酶的产生。对于新型抗血小板药物的探求,获得了如普拉格雷等二磷腺苷受体抑制药。

一些针对成年人的初步临床研究结果表明,新的抗血小板药物与现有的抗栓药相比,疗效相当或更好。有些新药的安全性也更高。多数新型药物不需要进行常规实验室检查和频繁调整剂量,这是与当前药物相比的优势。然而,这些药物的不足之处是缺乏拮抗药。目前,评估某些新型抗栓药物应用于儿童患者的具体项目已经开展,相关的临床试验研究也在进行中。如同现有抗凝药物一样,我们期望这些研究能够提供新药应用于儿童患者的安全性及有效性方面的数据。

参考文献

[1] Raffini L,Huang YS,Witmer C,et al.Dramatic increase in venous thromboembolism in children's hospitals in the United States from,2001 to 2007.Pediatrics,2009,124(4):1001-1008.

[2] Young G.Diagnosis and treatment of thrombosis in children:general principles.Pediatr Blood Cancer,2006,46:540-546.

[3] Monagle P. Thrombosis in pediatric cardiac patients. Semin Thromb Hemost,2003,29(6):547-555.

[4] Monagle P,Chan A,Goldenberg NA,et al.Antithrombotic therapy in neonates and children: American College of Chest Physicians Evidence-Based Clinical Practice Guidelines (9th Edition). Chest, 2012, 141 (2 Suppl): 737-801.

[5] Gross PL,Weitz JI. New antithrombotic drugs. Clin Pharmacol Thera, 2009,86(2):139-146.

[6] Eaton MR Antifibrinolytic therapy in surgery for congenital heart disease. Anesth Analg,2008,106(4):1087-1100.

[7] Hursting MJ,Dubb J,Verme-Gibboney CN.Argatroban anticoagulation in pediatric patients.A literature analysis.J Pediatr Hematol Oncol,2006,28:4-10.

[8] Malowany JI, Knoppert DC, Chan AK, et al. Enoxaparin use in the neonatal intensive care unit: experience over 8 years. Pharmacotherapy, 2007, 27(9): 1263-1271.

[9] Malowany JI, Monagle P, Knoppert DC, et al. Enoxaparin for neonatal thrombosis: a call for a higher dose for neonates. Thromb Res, 2008, 122 (6):826-830.

[10] Sanchez de Toledo J, Gunawardena S, Munoz R. Do neonates, infants and young children need a higher dose of enoxaparin in the cardiac intensive care unit? Cardiol Young, 2010, 20(2):138-143.

[11] Taketomo CK, Hodding JH, Kraus DM. Pediatric Lexi-Drugs. Lexi-Comp © 1978-2012. Hudson, Ohio, http://online. lexi. com Accessed 6-1-2012 to 7-25-12.

[12] Dix D, Andrew M, Marzinotto V, et al. The use of low-molecular-weight heparin in pediatric patients: a prospective cohort study. J Pediatr, 2000, 136:439-445.

[13] Monagle P, Michelson AD, Bovill E, et al. Antithrombotic therapy in children. Chest, 2001, 119:344-S370.

[14] Dager WE, Gosselin RC, King JH, et al. Anti-Xa stability of diluted enoxaparin for use in pediatrics. Ann Pharmacother, 2004, 38(4):569-573.

[15] Gershanik J, Boecler B, Ensley H, et al. The gasping syndrome and benzyl alcohol poisoning. N Engl J Med, 1982, 307:1384-1388.

[16] Guyatt GH, Akl EA, Crowther M. Executive summary: antithrombotic therapy and prevention of thrombosis, 9th ed: American College of Chest Physicians Evidence-Based Clinical Practice Guidelines. Chest, 2012, 141(2 Suppl):7-47.

[17] Lee C, Nechyba C, Gunn VL. Drug doses. In: Gunn VL, Nechyba c, editors. The Harriet lane handbook. Philadelphia: Mosby, 2002.

[18] Monagle P, Chalmers E, Chan A, et al. Antithrombotic therapy in neonates and children: American College of Chest Physicians Evidence-Based Clinical Practice Guidelines (8th Edition). Chest, 2008, 133(6 Suppl): 887S-968.

[19] Macdonald S. Aspirin use to be banned under 16 year olds. BMJ, 2002, 325:988.

[20] Li JS, Yow E, Berezny KY, et al. Dosing of clopidogrel for platelet inhibition in

infants and young children: primary results of the Platelet Inhibition in Children On cLOpidogrel (PICOLO) Trial.Circulation,2008,117(4):553-559.

[21] Balaguru D,Dilawar M,Ruff P,et al.Early and late results of thrombolytic therapy using tissue-type plasminogen activator to restore arterial pulse after cardiac catheterization in infants and small children. Am J Cardiol, 2003,91(7):908-910.

[22] Wang M,et al.Low-dose tissue plasminogen activator thrombolysis in children.J Pediatr Hematol Oncol,2003,25:379-386.

[23] Bradley JS,Byington CL,Shah SS,et al.The management of community-acquired pneumonia in infants and children older than 3 months of age: clinical practice guidelines by the Pediatric Infectious Diseases Society and the Infectious Diseases Society of America.Clin Infect Dis,2011,53(7):e25-76.

[24] Duncan BW, Hraska V,Jonas RA,et al.Mechanical circulatory support in children with cardiac disease.J Thorac Cardiovasc Surg,1999,117:529-542.

[25] Wilson JM,Bower LK,Fackler JC,et al.Aminocaproic acid decreases the incidence of intracranial hemorrhage and other hemorrhagic complications of ECMO.J Pediatr Surg,1993,28:536-541.

[26] Horwitz JR,Cofer BR,Warner BH,et al.A mul-ticenter trial of 6-aminocaproic acid (Amicar) in the prevention of bleeding in infants on ECMO.J Pediatr Surg,1998,33:1610-1613.

[27] Chauhan S,Das SN,Bisoi A,et al.Comparison of epsilon aminocaproic acid and tranexamic acid in pediatric cardiac surgery. J Cardiothorac Vase Anesth,2004,18(2):141-143.

[28] Downard CD,Betit P,Chang RW,et al.Impact of AMICAR on hemorrhagic complications of ECMO: a ten-year review.J Pediatr Surg,2003,38(8): 1212-1216.

[29] Chauhan S,Bisoi A,Kumar N,et al.Dose comparison of tranexamic acid in pediatric cardiac surgery. Asian Cardiovasc Thorac Ann, 2004, 12 (2): 121-124.

[30] Reid RW,Zimmerman AA,Laussen PC,Mayer JE,Gorlin JB,Burrows FA. The efficacy of tranexamic acid versus placebo in decreasing blood loss in pediatric patients undergoing repeat cardiac surgery.Anesth Analg,1997, 84:990-996.

第 14 章

镇静催眠药和麻醉药

第一节 丙 泊 酚

【适应证】 丙泊酚是临床应用最为广泛的静脉麻醉药。它是非阿片类、非巴比妥类的镇静催眠药,不具有镇痛作用,通常用于全身麻醉的诱导、维持及重症监护患者的镇静。此外,丙泊酚具有止吐作用,亚催眠剂量可用于治疗麻醉恢复期的恶心和呕吐。因具有苏醒迅速和无镇静后遗效应的特点,丙泊酚适用于门诊手术。低/亚催眠剂量的丙泊酚还可用于治疗轴索阿片类药物诱发的瘙痒。

【药理作用】 丙泊酚的镇静催眠作用是由其与中枢神经系统的抑制性神经递质 γ-氨基丁酸(γ-aminobutyric acid,GABA)的相互作用介导的。通过与 GABA 受体的 β 亚单位结合,丙泊酚可降低 GABA 与其受体的解离速度,进而增强抑制性神经递质的功能,降低神经系统的活性。

【用法用量】

1.麻醉诱导 健康成人和 6～12 岁的儿童,1.5～2.5 mg/kg 静脉注射;低于 6 岁儿童和婴幼儿,2.5～3.5 mg/kg 静脉注射。

术前给予阿片类和(或)苯二氮䓬类药物可显著降低诱导剂量。尤其是病情严重患者,麻醉诱导应该从小剂量开始,逐渐增加。

2.维持剂量 125～300 μg/(kg·min)持续静脉输注,进行个体剂量滴定至患者及手术所需。通常给予诱导剂量后应立即给予较高的维持剂量,在维持期的第一个 30min 内将剂量降低 30%～50%。当与阿片类药物、苯二氮䓬类药物和(或)氯胺酮联用时需减慢丙泊酚的滴注速率。

3.镇静 静脉输注,25～80 μg/(kg·min)静脉输注,进行个体剂量滴定达到预期效果;间断静脉推注,1 mg/kg 静脉推注,根据需要每 3～5min 按 0.5 mg/kg 推注 1 次。

因为丙泊酚无镇痛作用,当用于操作时的镇静,可增加短效的阿片类药物。大量报道表明高剂量丙泊酚静脉输注超过 48 h 会引起原因不明的代谢性酸中毒、心律失常和死亡,因此不推荐静脉输注丙泊酚用于长期的 ICU 镇静。

【药动学】

1.起效　尽管起效时间和给药速率有关,但静脉推注给药后,患者会迅速出现意识丧失。

2.分布　分布容积大;由于代谢清除率高并能快速再分布至肌肉和脂肪组织中,丙泊酚的血药浓度在起始阶段快速下降。

3.蛋白结合　蛋白结合率高(97%～99%);血清蛋白水平的变化可能对药动学有影响。

4.半衰期　消除半衰期为 30～90 min。输注时间 8 h 的即时半衰期<40 min。

5.代谢　大部分通过结合成水溶性硫酸盐和葡萄糖醛酸代谢产物在肝代谢失活。超过肝血流量的高代谢清除表明有肝以外的脏器参与代谢(可能通过肺代谢)。

6.清除　代谢产物由肾排泄。少于给药剂量的 0.3% 以原型排出体外。

【药物相互作用】　与其他术前给药的药物、麻醉药、镇静催眠药和阿片类药物联用,丙泊酚对平均动脉压、心排血量、呼吸状态的作用可能被增强。丙泊酚和肌松药、局部麻醉药及非阿片类镇痛药无明显相互作用。

【全身反应和不良反应】

1.心血管系统　丙泊酚引起剂量相关的血压降低(收缩压、舒张压和平均血压下降 25%～40%),其与心排血量/心脏指数、每搏量和全身血管阻力(systemic vascular resistance,SVR)下降(15%)有关。这一现象在麻醉诱导期间最显著,但在连续静脉输注的患者身上会持续存在。这是由交感神经活性下降介导的血管舒张和心肌抑制引起的。与其他麻醉诱导药(如依托咪酯)相比,丙泊酚对心脏的负性肌力作用更强。这些作用在血容量不足和左心室功能低下的患者身上尤为明显。静脉输注丙泊酚之前充分补水可以减弱该药在血流动力学方面的影响。尽管诱导期全身血压降低,但心率(heart rate,HR)往往不受影响。丙泊酚可能抑制心率的压力感受器反射控制,且在 2 岁以下小儿中的抑制作用更为突出。有报道指出使用丙泊酚诱导麻醉后会出现严重的心动过缓和心脏停搏，提示在可能发生迷走神经兴奋时应给予抗胆碱药。使用丙泊酚麻醉时发生心动过缓相关死亡的风险为 1.4/100 000。

丙泊酚并不改变窦房结和房室结功能及旁路传导，因此在对于大多数快速心律失常进行射频消融术治疗时可选择丙泊酚作为麻醉药，但可被丙泊酚抑制的异位房性心动过速除外。对于先天性心脏病（congenital heart disease，CHD）患者，SVR 下降可产生多重影响，包括肺体循环血流量比值（Qp∶Qs）增加，左向右分流中左向右血流量减少和（或）右向左血流量增加，进而导致右向左分流的发绀型患者动脉血氧饱和度不足。丙泊酚与氯胺酮联合给药可以更好地维持平均动脉压（mean arterial pressure，MAP），这为心力储备偏低的患者提供了一个切实可行的镇静/麻醉策略。

2.中枢神经系统　在婴幼儿麻醉诱导和恢复期，患儿会自发出现无意识动作。这些兴奋性动作与皮质区癫痫样活性并无关联，而是由大脑皮质下区域抑制引起。丙泊酚在不影响大脑自动调节或脑对二氧化碳反应性的情况下，降低脑氧代谢率（cerebral metabolic rate for oxygen consumption，$CMRO_2$）、脑血流量（cerebral blood flow，CBF）和颅内压（intracranial pressure，ICP）。大剂量丙泊酚可以抑制脑电图爆发，降低体感诱发电位和运动诱发电位早成分，但并不影响脑干听觉诱发电位。在产生相同镇静效果情况下，丙泊酚和咪达唑仑能引起相同程度的记忆损害。

3.呼吸系统　麻醉诱导后，丙泊酚可剂量依赖性的抑制呼吸，其中 25%～35% 的患者发展成呼吸暂停。若与阿片类药物合用，呼吸暂停的时间会延长。对于使用丙泊酚镇静的具有自主呼吸的患者，每分通气量会发生改变，其中潮气量下降表现得最为明显，对高碳酸血症和缺氧的通气应答也变得迟钝。丙泊酚也能降低患者咽部和喉部的反应性，这有利于在不使用肌松药的情况下进行气管插管。丙泊酚同时能引起支气管扩张，从而缓解支气管痉挛，但并不影响缺氧性肺血管收缩。

4.肝、肾系统　丙泊酚不损害机体肝、肾功能，延长丙泊酚输注时间可能导致患者小便呈绿色，提示尿液中存在酚类物质。

5.其他　丙泊酚不影响凝血和血小板功能，也不会引起恶性高热，可用于遗传性卟啉病患者，对肾上腺皮质功能也无影响。

丙泊酚不能用于有鸡蛋过敏史的患者,对多种药物过敏的患者也应慎用,尤其是对肌松药过敏的患者。对花生和大豆过敏的患者也不能使用 Fresenius Propoven 制剂(译者注:一种含 1% 丙泊酚的注射剂),这一药物是近年来美国为弥补此类药物的严重缺乏而进口的。注射疼痛常有报道,可以通过从大静脉给药和(或)提前给予 1% 利多卡因或短效阿片类药物来缓解。

【毒性资料】　丙泊酚是妊娠安全性 B 类药物,易通过胎盘,经乳汁排泄。其与新生儿抑郁有关,但能迅速从新生儿血液循环中消除。妊娠期只有存在明确指征时才建议使用。丙泊酚成瘾的病例已有报道,大多数滥用者都具有医学专业背景。应用丙泊酚后,在恢复期常出现美梦、多情、幻觉及欣快感等。

【规格和配伍】　丙泊酚(2,6-二异丙基苯酚)通常制成轻微黏稠的乳白色乳剂,供静脉注射用。由 1% 的丙泊酚溶于 10% 大豆油,2.25% 甘油和 1.2% 纯化卵磷脂制成,并用氢氧化钠调节 pH,依地酸二钠(0.05%)抑制细菌生长。然而由于丙泊酚也能促进微生物(大肠埃希菌和假单胞菌)生长,必须严格执行无菌操作,可采用 70% 的异丙醇对安瓿颈表面和药瓶胶塞进行消毒。将药物吸入注射器后必须在 6h 内给药或者弃用。丙泊酚小输液直接静脉输注应在 12 h 内完成,输液管及未用完部分应在 12 h 后弃去。丙泊酚乳剂 pH 为 7～8.5,pKa 值为 11,分为 20ml、50ml、100ml 三种规格,丙泊酚含量为 10 mg/ml。乳剂应在 4～22℃(40～72℉)储存,不可冷冻。丙泊酚不能和全血或血浆共用输液管同时输注,因为与全血、血浆或血清混合可引起乳剂中的乳滴聚集。丙泊酚注射剂可与 5% 葡萄糖注射液,乳酸林格注射液,5% 葡萄糖-乳酸林格注射液,5% 葡萄糖和 0.45% 氯化钠混合注射液,5% 葡萄糖和 0.2% 氯化钠混合注射液配伍使用。

第二节　依托咪酯

【适应证】　依托咪酯因血流动力学稳定性常作为麻醉诱导药。它是非阿片类、非巴比妥类且无镇痛作用的镇静催眠药,既作为初始诱导药,又是全身麻醉的辅助维持药物。虽然缺乏依托咪酯在儿科患者中的安全性和有效性的文献证据,但是其临床选择性应用人群为心力储备有限患者,这部分患者中包括青少年患者和失代偿的先天性心脏病成年患者。

【药理作用】　依托咪酯是一种羧化咪唑类衍生物,1972 年应用于临床。有两种同分异构体,其中右旋体具有药理活性。依托咪酯的催眠作用机制尚不明确,可能与其增强中枢抑制性神经递质 GABA 的作用进而引起中枢抑制有关。

【用法用量】

1.麻醉诱导　平均剂量为 0.3 mg/kg(0.2～0.6 mg/kg),静脉注射。单剂量诱导后的麻醉持续时间呈剂量依赖性,剂量每增加 0.1 mg/kg,意识模糊时间延长 100s。由于不影响血流动力学,对心力储备不足患者来说,该药是合适的诱导药。

2.辅助用药时的麻醉维持剂量　按 10～20 μg/(kg·min),静脉输注,一般与一氧化氮和阿片类药物合用。催眠的目标血药浓度是 300～500 ng/ml。需在预定唤醒时间前约 10min 终止输注。

3.镇静　间断静脉推注 0.1～0.2 mg/kg,随后,根据需要每 3～5min 注射 0.05 mg/kg。重复推注给药确实使睡眠持续时间延长,但连续给药后患者依然迅速苏醒。由于对肾上腺皮质功能的抑制,依托咪酯不再常规用于延长 ICU 患者的镇静。更常见的是用于短小手术的镇静,例如心脏复律。

【药动学】

1.起效　单次静脉推注后,在一个臂-脑循环周期内,意识迅速丧失。

2.分布　分布容积大,表明存在相当多的组织摄取。

3.蛋白结合　蛋白结合率高,多数与白蛋白结合(75%);如果改变人血白蛋白浓度会导致未结合的、具有药理活性的依托咪酯血浆浓度急剧增加。

4.半衰期　初始分布半衰期为 3 min,再分布半衰期为 30 min。消除半衰期为 2～5 h。与硫喷妥钠相比,输注即时半衰期因持续输注而增加的可能性较小。

5.代谢　在肝内迅速经酯水解和 N-脱烷基氧化代谢为水溶性、失活的羧酸酯、扁桃酸和苯代谢物。

6.清除　肾(85%)和胆汁(13%)排泄。少于 3% 以原型排泄。

【药物相互作用】　依托咪酯不与肌松药、局麻药和非阿片类镇痛药发生明显的相互作用。术前给予阿片类药物和(或)苯二氮䓬类药物可以减少麻醉诱导所需剂量。

【全身反应和不良反应】

1.心血管系统　由于其在麻醉剂量时对心肌收缩性的影响较小,依托咪酯被强烈推荐用于只有极少或没有心力储备的患者的麻醉诱导。关于衰竭和未衰竭的人类心肌的体外实验表明,依托咪酯只有在超过临床剂量时才会产生负性肌力作用;此外,这一作用可被 β 肾上腺素能药物刺激所逆转。对于接受心导管插入术的儿童,0.3 mg/kg 的诱导剂量不足以造成任何血流动力学参数的变化,包括心率、平均动脉压、右心房压、主动脉压、肺动脉压(pulmonary artery pressure,PAP)、肺体循环血流量比值、肺血管阻力(pulmonary vascular resistance,PVR)、全身血管阻力或混合静脉氧饱和度。关于 1 名终末期心肌病患儿的病例报道证实了依托咪酯诱导后血流动力学的稳定性,这名患儿曾因氯胺酮诱导发生心血管虚脱。这一稳定现象归因于其对交感神经系统和压力感受器缺乏兴奋作用。依托咪酯诱导后可维持良好的心肌氧供求平衡,同时心肌氧耗降低,但对冠状动脉灌注压几乎没有影响。

2.中枢神经系统　依托咪酯有直接的脑血管收缩作用,可减少 34% 的脑血流量和 45% 的脑耗氧代谢率,对平均动脉压没有影响。在产生脑电图爆发抑制的适宜剂量,患者颅内压显著降低,同时脑灌注压保持正常。依托咪酯给药后,脑对二氧化碳的反应性保持正常,所以过度通气可进一步降低颅内压。有趣的是,较大剂量依托咪酯与周期性脑电图爆发性抑制的开始有关,而诱导剂量则通常与偶发性心肌痉挛活动(表现为兴奋性波峰脑电图)有关,提示有癫痫发作史的患者需慎用此类药物。这些短暂的自发性活动是由皮质下结构的解抑制引起的,这一过程通常抑制锥体外系活动。术前给予阿片类或者苯二氮䓬类药物可能会减少肌阵挛性活动的发生率。这种作用在伴有静脉注射疼痛的患者身上更常出现。

考虑到依托咪酯增加部分慢性癫痫患者的癫痫样活动,这能使接受致癫痫组织切除术患者发作病灶的术中标记更为容易。依托咪酯也会增加体感诱发电位(somatosensory evoked potentials,SSEPs)的波幅,使得监测这些反应更为可靠。

3.呼吸系统　依托咪酯对呼吸作用影响较小。麻醉诱导时,依托咪酯很少引起呼吸暂停,常导致潮气量减少伴随呼吸频率代偿性增加,这一过程持续 3~5min。术前给药可改变呼吸暂停发生率。诱导期也可能会伴随打嗝和咳嗽。依托咪酯可能不依赖于二氧化碳调节的延髓呼吸中枢直接促进呼吸。这一现象与组胺释放无关,可安全用于有反应性气道病史的患者。

4.胃肠道系统　依托咪酯引起恶心和呕吐的发生率为 30%~40%。

5.肝、肾系统　尚无肝、肾毒性的报道。

6.内分泌系统　依托咪酯临床应用最重要的限制性因素是其经典的肾上腺皮质功能短暂性抑制。产生这种作用是由于依托咪酯剂量依赖地可逆性抑制 11-β-羟化酶并轻度抑制 17-α-羟化酶,进而导致皮质醇前体和促肾上腺皮质激素(adrenocorticotropic hormone,ACTH)分泌增加。在接受心肺转流术的儿童中,单次诱导剂量引起的酶抑制导致血清皮质醇水平降低。理论上讲,这一皮质功能抑制作用对于需要完整的皮质醇反应以应对强刺激(如感染性休克和大型手术)的危重患者来说将是一个难题。

7.其他　静脉注射疼痛比较普遍,发生率高达患者总数的 80%,主要是由防腐剂丙二醇造成。注射痛可通过从大静脉注射或预先注射利多卡因减轻。报道指出注射依托咪酯后发生的血栓性浅静脉炎持续时间为 48~72 h。偶然性的动脉内注射不会产生有害性作用。

【毒理】　依托咪酯是妊娠安全性 C 类药物。该药是否通过乳汁排泄尚不明确,尽管动物研究未显示依托咪酯具有致畸性,但当给予高于人常用剂量数倍的药物时,会导致其他不良后果,如胎儿死亡和母体毒性。

【规格和配伍】　依托咪酯注射剂是依托咪酯溶于 35% 的丙二醇(pH 6.9)制备而成,浓度是 2 mg/ml。市售为 20mg(10ml)和 40mg(20ml)两种规格。储存温度应控制在 15~30℃(59 ~ 86°F)。当与其他常见麻醉药(如肌松药、血管活性药物或利多卡因)混合使用时,不会出现沉淀。

第三节　氯胺酮

【适应证】　氯胺酮来源于苯环己哌啶,能够产生"分离麻醉"效果,即类似全身僵硬的麻醉状态,于 1970 年开始用于临床。在应用中,患者通常无法言语交流,但可能处于觉醒状态。眼能够保持张开并伴有缓慢的眼球震颤,会有不同程度的非手术刺激性无意识四肢运动。由于其具有不同于其他麻醉诱导药良好的镇痛效果,氯胺酮是各医疗机构的常用药物。值得一提的是,在低于麻醉用剂量时,氯胺酮仍维持显著的镇痛效果,使之在创面敷料更换和短时清创术中很受欢迎。氯胺酮肌内注射后具有良好的吸收和生物利用度,可用于依从性差的小儿患者的麻醉诱导。由于氯胺酮不抑制心血管和呼吸系统,也适用于心脏病人群。氯胺酮的不良心理影响通常是限制其使用的主要原因。

【药理作用】 临床应用的氯胺酮是外消旋体的混合物,含有两种对映异构体。S(+)异构体更强效且具有平稳的苏醒特征。与其他全身麻醉药物不同的是,氯胺酮不通过 GABA 受体产生作用,而是通过多重机制发挥作用的,包括与 N-甲基-D-天冬氨酸(NMDA)受体、阿片受体、单胺能受体、毒蕈碱受体、电位敏感性钙通道相互作用。通过非竞争性拮抗 NMDA 受体钙通道微孔及与苯环己哌啶受体结合位点相互作用,可抑制 NMDA 受体活性,这一机制与全身麻醉和镇痛效果都相关。氯胺酮产生的镇痛和焦虑可能与其作用于阿片受体有关(μ 受体、δ 受体和 κ 受体)。氯胺酮作用于毒蕈碱受体,产生精神错乱、支气管扩张及拟交感神经的抗胆碱能症状。氯胺酮的镇痛作用可能也包括下调抑制单胺能疼痛途径。

【用法用量】

1.麻醉诱导 $1 \sim 2$ mg/kg,静脉注射;$4 \sim 8$ mg/kg,肌内注射;辅助应用其他药物(如咪达唑仑)时应考虑降低剂量。小儿患者不能通过静脉给药且不能耐受吸入麻醉的,考虑氯胺酮与格隆溴铵(止涎药)混合肌内注射,以降低氯胺酮诱导的唾液分泌而产生咳嗽和(或)喉头痉挛的可能性。肌内注射诱导给药途径在难以处理和生理发育迟滞患者中也很受关注。

2.维持剂量 $30 \sim 90$ μg/(kg·min),静脉输注,当辅助应用其他药物时可降低输注速率[$15 \sim 45$ μg/(kg·min)]。

3.镇静 间断静脉推注,$0.5 \sim 2$ mg/kg,之后根据需要,每 $10 \sim 15$min 按 $0.25 \sim 1$ mg/kg(初始剂量 1/2)重复注射。对于无法静脉给药的患者,考虑 $2 \sim 5$ mg/kg 肌内注射,根据需要,10min 后再次肌内注射

2～4mg/kg。口服剂量为 3～10mg/kg。

术前给予苯二氮䓬类药物可减少氯胺酮术中剂量。可使用止涎药抑制唾液分泌。

【药动学】

1.起效　氯胺酮在静脉注射 1 min 内、肌内注射 5 min 内迅速达到血药浓度峰值;高脂溶性确保其能迅速转运通过血-脑屏障。口服生物利用度较低,导致起效时间较慢(6 mg/kg 剂量下产生镇静作用需 20～25 min)。

2.分布　分布容积大。

3.蛋白结合　蛋白结合不明显(12%)。

4.半衰期　分布半衰期为 11～6 min。清除半衰期为 2～5 h。

5.代谢　通过肝微粒体酶代谢:N-去甲基化过程产生去甲氯胺酮,再被羟基化为羟基去甲氯胺酮。最终结合形成一种水溶性、无活性的葡萄糖醛酸苷衍生物。去甲氯胺酮是一种活性代谢产物,其药效强度为氯胺酮的 1/5～1/3,是氯胺酮药效延长的主要原因。

6.清除　高清除率。水溶性代谢物随尿排泄。低于 4% 以原型经尿排泄。

【药物相互作用】　氯胺酮与巴比妥类、苯二氮䓬类和(或)麻醉药品合用,会产生苏醒延迟。经常联用苯二氮䓬类药物以减少谵妄的发生,同时也可减轻氯胺酮引起的心脏刺激。地西泮可能会抑制氯胺酮的肝代谢,增加其半衰期。氯胺酮能增强非去极化肌松药的作用效果。此外,泮库溴铵可能会增加氯胺酮的心脏刺激作用。联用琥珀酰胆碱后呼吸暂停过程延长。接受氨茶碱治疗的患者随后应用氯胺酮可能会降低气道痉挛发作阈值。在服用维拉帕米期间,氯胺酮的升血压作用可被减轻,同时其增加心率作用被增强。

【全身反应和不良反应】

1.心血管系统　氯胺酮的显著特点是其对心血管系统的刺激,主要表现在血压、心率和心排血量增加。变化的血流动力学参数与劳动负荷和氧耗增加有关。因此,冠心病患者应慎用此药。氯胺酮的拟交感神经效应主要是由其直接刺激中枢神经系统导致的交感神经系统流出量增加及儿茶酚胺再摄取抑制介导的。关于衰竭及未衰竭人类心肌的体外研究强调氯胺酮具有直接的、剂量依赖性的负性肌力作用。一般来说,氯胺酮的拟交感活性掩盖(抵消)了其直接的抑制作用。对于那些拟交感神经张力已达最大限度的患者,如心肌病或其他疾病导致心肌储备极弱,使用氯胺酮会导致循环衰竭,因为内源性儿茶酚胺储备已耗竭,交感神经系统的代偿机制失效。同样的,那些长期服用 β 肾上腺素受体激动药的患者,因儿茶酚胺受体表达下调而对内源性儿茶酚胺的响应受限,从而暴露出氯胺酮的直接心肌抑制作用。

氯胺酮一直安全地用于冠心病患者的心脏手术,诱导麻醉后,仅轻微增加患者的心率和血压,心血管系统保持稳定。氯胺酮麻醉也特别适用于心脏压塞和缩窄性心包炎的患者,因为它能维持心率和右心房压力。当将氯胺酮给予接受心脏导管插入术的冠心病儿童时,2mg/kg 的剂量仅轻度增加(<10%)平均肺动脉压,不明显影响全身动脉压、全身血管阻力、肺体循环血流量比值或改变血液分流的方向。后续研究已证实氯胺酮几乎不改变患者的肺血管阻力,可以安全地用于肺动脉高压的患者。氯胺酮和丙泊酚复合用于全身麻醉具有血流动力学稳定、呼吸抑制轻、不影响自主呼吸的优势。

2.中枢神经系统　根据经验,颅内压增高患者使用氯胺酮存在一定禁忌,因为氯胺酮是一种强效脑血管扩张药,可增加脑血流量和颅内压。但近期的文献回顾表明,这种宽泛的结论是不准确的。氯胺酮确实能增加自主呼吸患者的脑血流量,但动脉二氧化碳分压上升更可能导致血管扩张。此外,Schwedler 等直接注射给予脑血管氯胺酮,对脑血管系统并无影响。在控制通气的情况下,氯胺酮可在不增加颅内压的前提下,安全地用于存在神经风险的患者,甚至能改善患者的脑灌注量。

氯胺酮在行为学方面的显著效应是由其对皮质和背侧丘脑中感觉相关区域的抑制及对锥体外系和边缘系统功能的增强介导的。背侧丘脑皮质和边缘系统功能的混乱使大脑神经中枢无法接受或处理感觉信息,其情感方面的作用意义也无法评估。这也是氯胺酮具有镇痛功能的因素之一,其镇痛作用同时由中枢和外周机制介导。氯胺酮对脑电图的影响表现为 α-波活性降低伴随 β-、δ-和 θ-波活性增加。皮质无癫痫样活动,氯胺酮是否能降低癫痫患者的发作阈值尚不清楚。在高剂量时,氯胺酮产生爆发抑制效应。氯胺酮也可增加皮质诱发电位的变化幅度。

氯胺酮最常见的不良事件是不同程度的不愉快反应。患者视觉、听觉、本体感觉方面的错觉及混合错觉(译者注:包括视觉、听觉、本体感觉等方面的错觉)被描述为真实可怕的噩梦、情绪和身体意象的改变、幻想和谵妄等,一般还伴随着兴奋、意识模糊、欣快和(或)恐惧感。这些症状通常在给予氯胺酮后1h出现,可能延迟发生至给药后24h。这些现象在儿童身上较少发生,预防给予苯二氮䓬类药物可以降低这些症状的发生率和严重程度,也可以作为减轻氯胺酮所致不愉快反应的治疗方法。

3.呼吸系统 尽管快速静脉推注给予氯胺酮后会出现短暂的每分通气量下降,但单独给药抑制呼吸中枢驱动力作用并不明显。CO_2刺激引起的通气反应正常。患者上呼吸道张力和保护性呼吸道反射,如咳嗽、呕吐、喷嚏、吞咽等都未受损害,但可能发生隐匿性误吸。一个潜在的呼吸系统问题是唾液和支气管黏液腺分泌增加引发的上呼吸道阻塞和喉头痉挛。因此,需要使用氯胺酮时,应将止涎药作为常规术前用药。氯胺酮作为一种强效支气管扩张药可以改善反应性气道病和支气管痉挛患者麻醉时的肺顺应性。

4.肝、肾系统 尚无肝、肾毒性的报道。但长期使用会导致肝药酶诱导和耐受性。

5.其他 氯胺酮不影响组胺释放,几乎不引起过敏反应。

【毒理】 氯胺酮极有可能被滥用,美国将其列为Ⅲ类管控物质,必须警惕出现非法和非医学用途。氯胺酮(外消旋混合物)的防腐剂具有潜在的神经毒性,所以在美国,硬脑膜外和蛛网膜下腔麻醉禁止使用氯胺酮。氯胺酮是FDA规定的妊娠安全性B类药物,未见致畸报道。

【规格和配伍】 氯胺酮注射剂分为10mg/ml、50mg/ml和100mg/ml3种规格,应储存在温度可控的避光条件下。100mg/ml溶液未经稀释不得使用,使用前至少加入等体积的无菌注射用水、生理盐水或5%葡萄糖溶液稀释。巴比妥类药物和氯胺酮存在物理性配伍禁忌,不能使用同一注射器给药,否则会出现沉淀。

第四节 右美托咪定

【适应证】 右美托咪定是选择性 α_2 肾上腺素能激动药,具有抗交感、镇静、抗焦虑和镇痛活性,目前用于儿科患者的侵入性和非侵入性操作、重症监护患者的镇静及外科手术的辅助麻醉用药。美国食品药品监督管理局批准右美托咪定仅用于成人,不能用于 18 岁以下患者。右美托咪定可用于儿科患者的部分医疗操作,包括 CT 和磁共振成像,经胸腔和经食管的超声心动描记术,心导管插入术,胸导管放置和前纵隔肿物活检。

【药理作用】　右美托咪定的作用机制与另一种 α_2 激动药可乐定不同,它与 α_2 受体的亲和力是与 α_1 受体亲和力的 8 倍。右美托咪定对 α_2 受体,尤其是对 α_{2a} 亚型的高选择性使其比可乐定具有更好的镇静和镇痛作用。右美托咪定与 α_2 肾上腺素受体结合后激活 G 蛋白发挥生理作用。α_2 受体存在于中枢和周围神经系统,血管平滑肌及包括肝、胰和肾在内的许多器官。α_2 受体同时分布于突触前和突触后,在正常生理情况下处于抑制状态。右美托咪定的镇静和抗焦虑作用主要与蓝斑(locus coeruleus,LC)突触后的 α_2 受体的激活相关,而其镇痛作用主要由脊髓 α_2 受体的激活介导。

【用法用量】

1.操作镇静诱导

婴儿和儿童:负荷剂量 10min 内 1~2 μg/kg;维持剂量,1~2 μg/(kg·h)。

青少年和成人:负荷剂量 10min 内 1 μg/kg;维持剂量 0.4~1 μg/(kg·h)。

侵入性操作过程中应用右美托咪定进行深度镇静可减少其他镇静或镇痛药物,如芬太尼、咪达唑仑或丙泊酚的用量,并能降低自发性通气患者呼吸抑制和气道阻塞的发生率。

2.ICU 镇静

婴儿和儿童:负荷剂量 10min 内 1 μg/kg;维持剂量 0.3~0.7 μg/(kg·h)。

青少年和成人:负荷剂量 10min 内 1 μg/kg;维持剂量 0.2~0.7 μg/(kg·h)。

右美托咪定可降低 ICU 机械通气患者镇静过程中对其他镇静药的用量,因为其不会显著地抑制通气,使用该药可使此类患者早日拔管。

【药动学】

1.起效　起效时间与是否使用负荷剂量和（或）输注速率相关。10min 内按 1 μg/kg 剂量快速推注，镇静作用通常在 5 min 以内出现。联用其他镇静药物可缩短起效时间。

2.分布半衰期（$t_{1/2}$）　迅速（7 min）。

3.蛋白结合　蛋白结合率 93%，非结合部分在肝损伤患者中显著降低。

4.消除半衰期（$t_{1/2\beta}$）　约 2h。

5.代谢　在肝内进行生物转化，即经细胞色素 P450 酶系进行葡萄糖醛酸化或氧化代谢。

6.消除　主要的排泄产物包括 N-葡萄糖醛酸苷类和 N-甲基 O-葡糖苷酸右美托咪定，均为无活性产物，主要从尿液排泄。

7.清除　新生儿和 1 岁以下婴儿中清除率下降约 50%。

【药物相互作用】　右美托咪定与麻醉药、镇静-催眠药、阿片类药物合用能增强这些药物的作用。未见本药与肌松药的相互作用。尽管具有高蛋白结合率，本药不会影响地高辛、苯妥英钠、华法林、普萘洛尔、茶碱或酮咯酸与蛋白结合。

【全身反应和不良反应】

1.心血管系统　右美托咪定对心脏无直接作用。给予成人负荷剂量（1 μg/kg）后，右美托咪定对血压产生双相调节作用。首先直接刺激周围神经系统突触后血管平滑肌的 α_{2b} 肾上腺素能受体导致高血压，继而活化中枢神经系统突触前 α_{2a} 肾上腺素能受体引起持久的低血压。这一中枢抗交感作用也会引起心率的显著下降。静脉推注右美托咪定发生高血压反应在儿童中的发生率（5%）低于成人（25%）；与儿童相比，在婴儿中高血压反应更为常见。给儿童单次推注（2 μg/kg）右美托咪定后，患儿心率和心脏指数（cardiac index，CI）显著下降，而持续给药〔推注＋1 μg/(kg·h) 输注〕后，患儿外周血管阻力增加，心率、心脏指数和心搏指数下降，血压无明显变化。给重症监护儿童患者低剂量输注右美托咪定产生的血流动力学作用有可能并不明显，而且其作用与患儿病情、血容量及其他配伍使用的镇静药相关。发生低血压和（或）心动过缓后需静脉补液，抬高下肢或使用阿托品或升压药物治疗。右美托咪定与成人窦性停搏和房室结传导障碍有关，并且可能增加儿童心脏传导阻滞的风险。先天性心脏病手术期间应用右美托咪定可降低室性、室上性心动过缓的发生率。

2.中枢神经系统 右美托咪定与中枢神经系统 α_2 受体结合产生剂量依赖性的镇静、抗焦虑和镇痛作用,可减少 ICU 镇静中其他镇静药的用量及外科手术中麻醉药用量。其降低最低肺泡有效浓度的作用在儿童中尚未确定。即使大剂量给予该药,轻度刺激患者即可觉醒,但很快又回到睡眠样状态。右美托咪定不会引起明显的记忆缺失,因此在外科手术中应使用其他麻醉药使患者避免回忆手术过程。美托咪定对颅内压无直接影响,但能保护成年患者脑自主调节功能。该药能减少儿童麻醉和手术后谵妄的发生率。右美托咪定在儿童心脏手术期间应用可减少患儿不安和攻击行为的发生率,并能降低术后对苯二氮䓬类药物和阿片类药物的需求。这些特性使该药成为多数儿童心脏手术后即刻拔管的理想镇静药。

3.呼吸系统 与其他镇静药相比,右美托咪定的独特之处在于它对儿童只产生极轻微的呼吸抑制,患儿呼吸速率正常,仅二氧化碳分压($PaCO_2$)轻度增加。即使对于严重的阻塞性睡眠呼吸暂停患者,使用右美托咪定进行深度镇静后,其气道开放性依然保持良好。这一独特优势使其用于气道异常且未使用气管内插管的儿童进行放射研究和小型手术成为可能。

4.肝、肾系统 肝疾病可明显降低右美托咪定的清除率,肝功能受损患者必须减少给药剂量。与健康人相比,严重肾疾病对右美托咪定药动学的影响并不显著。

【毒理】 右旋美托咪定是妊娠 C 类药物,经胎盘转运作用于胎儿。它在妊娠期的使用应符合"利大于弊"的原则。在已有幼儿患者过量使用的个案报道中(10 mg/kg 负荷剂量),其心脏镇静作用时间延长,患者呼吸功能仍保持稳定。

【规格和配伍】 盐酸右旋美托咪定是美托咪定 S-对映体,具有很强的亲脂性。常见白色粉末,易溶于水,水溶液 pH 为 7.1。右旋美托咪定给药前用生理盐水稀释为终浓度 4 μg/ml。右旋美托咪定可与乳酸林格注射液、5% 葡萄糖和 20% 甘露醇同时使用,但是不能与两性霉素 B 及地西泮一起使用。

第五节　瑞芬太尼

【适应证】　瑞芬太尼是一种强效阿片类药物,用于麻醉、镇痛和镇静。美国食品药品监督管理局(FDA)已批准将其用于儿童患者麻醉的诱导和维持。在儿童患者心脏手术、心导管插入术、食管超声心动图、胸管放置等其他的侵入性治疗中都有应用。由于存在急性耐受现象,瑞芬太尼不常规用于重症监护病房(ICU)长期镇静。

【药理作用】　瑞芬太尼是一种强效合成的阿片类药物,其与中枢神经系统 μ 受体结合,可被纳洛酮竞争性拮抗。瑞芬太尼起效快清除快,且基本不受肝、肾疾病的影响。血流动力学示瑞芬太尼和其他长效高剂量阿片类药物表现相似,并且在手术结束后可以进行气管拔管。因其代谢迅速,故术后可使用其他长效阿片类药物如吗啡或芬太尼镇痛。

【用法用量】　基于理想体重。

1.新生儿和婴儿　0.4～1 μg/(kg·min)静脉注射,补充剂量 1 mcg/kg,静脉注射。

2.儿童　0.5～1.3 μg/(kg·min)静脉注射,补充剂量 1 mcg/kg,静脉注射。

3.成人　0.05～2 μg/(kg·min)静脉注射,补充剂量 0.5～1mcg/kg,静脉注射。

瑞芬太尼不能单独用于全身麻醉,因不能保证患者意识消失。其他麻醉/镇静药联合瑞芬太尼使用时,往往需要减少使用剂量,最多须减至 75%。由于在使用瑞芬太尼时病人的个体差异对于临床效果影响显著,所以须谨慎根据患者差异而调整滴注速率。临床中常出现的不良反应有呼吸暂停、肌强直、心动过缓和低血压。

【药动学】

1.起效　尽管起效时间由给药速度决定,连续静脉注射给药后起效较快,一般为给药后数分钟。

2.分布　成人初始表观分布容积为 100 ml/kg,扩散至外周组织后Vd 达到稳态(350 ml/kg)。与成人相比,新生儿稳态 Vd 略高而青少年Vd 略低。

3.蛋白结合　约 70% 的药物是与血浆蛋白结合,其中 2/3 与 α_1-酸性糖蛋白结合。

4.半衰期　半衰期时间较短,为 $3\sim10min$,并随给药时间和剂量变化。新生儿与青少年患者无明显差别。

5.代谢　瑞芬太尼被血液和组织中的非特异性酯酶水解为非活性羧酸代谢物而失活。肾功能和肝功能损害对其代谢影响较小。

6.消除　消除速率在青年人体内约为 $40\ ml/(min\cdot kg)$,在新生儿体内增加到 $90\ ml/(min\cdot kg)$,而青少年体内约为 $57.2\ ml/(min\cdot kg)$。

【药物相互作用】　瑞芬太尼与其他的麻醉药联用可减少其使用剂量达到相似的麻醉效果。如果不减少其他麻醉药的用量可能会导致患者心血管和(或)呼吸系统的损害。

【全身反应和不良反应】

1.心血管系统　瑞芬太尼的效果与其他阿片类药物类似,包括降低心率、血压和心排血指数。其对心排血指数的降低的影响首要考虑为心率减慢,而收缩压及每搏量相对稳定。每搏量的维持依赖于术前体积状态,而血容量过低可加重心血管不良反应。瑞芬太尼给药前给予迷走神经系统药物阿托品或胃肠宁会改善心排血指数减少的状况。

2.中枢神经系统　单独使用瑞芬太尼进行麻醉时,会有少数患者出现意识丧失、失忆或者术中知晓。瑞芬太尼不会引起颅内压增高,不会影响脑血管对于 CO_2 的正常反应。平均动脉压降低会导致脑灌注压(CPP)有所降低。由于瑞芬太尼不会显著影响感觉和运动诱发电位的监测,所以通常用于外科手术中的平衡麻醉。

3.骨骼肌僵化　多达 20% 的患者在全身麻醉时会出现骨骼肌僵化,这主要和给药剂量及给药速度有关,且在单次给药时更易出现,胸壁强直可能会导致辅助通气困难。出现这种情况时解决方案主要有停止连续给药、降低给药剂量和使用肌肉神经阻断药。

4.呼吸系统　瑞芬太尼会引起剂量依赖性呼吸抑制,尤其是和其他麻醉药联合使用的时候。不过在暂停给药后每分通气量能够迅速恢复到正常水平($<10min$)。

5.肝和肾　瑞芬太尼对于肝功能或肾功能无显著影响。

6.其他　瑞芬太尼的不良反应包括恶心、呕吐、瘙痒、头晕、头痛、视觉障碍及颤抖。

【毒理】　瑞芬太尼使用过量的症状包括呼吸暂停、心动过缓、低血压和胸壁强直。解决方案主要为支持治疗,保持呼吸通畅、静脉内液体供给、阿托品对抗心动过缓,如有需要可使用 μ 阿片类药物拮抗药纳洛酮。

【配伍/给药】 瑞芬太尼在以下几种稀释剂中性质稳定:无菌水、5%葡萄糖、乳酸林格注射液生理盐水及其混合溶液等。除了用乳酸林格注射液稀释配制(4h),该药物在其他稀释剂配制后 24h 内性状保持稳定。瑞芬太尼的稀释浓度为 20～250 μg/ml。

第六节　芬太尼

【适应证】 芬太尼是一种阿片类药物,具有较强的麻醉、镇痛和镇静作用,效果约为硫酸吗啡的 100 倍。芬太尼在围术期中既可作为术前联合其他麻醉药品诱导和维持麻醉,也可用于术后镇痛。

【药理作用】 芬太尼是一种强效阿片类 μ 受体激动药,而该受体遍布整个中枢神经系统。芬太尼高度亲脂,可迅速穿过血-脑屏障。

【用法用量】 芬太尼主要静脉内给药,但也可通过其他途径例如肌内注射、经皮给药、经黏膜给药、鼻内给药、硬膜外给药和鞘内给药等。适应证的不同(镇痛与麻醉),气道处理方案,患者是否接受长期阿片类药物治疗等因素都会影响芬太尼使用的剂量。不同的患者在对药物的反应可能有很大的区别,这就要求经专业训练的医务人员在气道处理中格外关注滴注速度。长期接受阿片类药物治疗的患者可能需要非常高的剂量,甚至超过了下文所述的限值。

1. 镇静和镇痛

新生儿:单次剂量 0.5～2 μg/kg。

婴儿:单次剂量 1～2 μg/kg。

儿童:单次剂量 0.5～2 μg/kg。

2. 麻醉(总剂量取决于手术时长/手术类型)

新生儿:用于吸入麻醉时 1～5 μg/kg;用于阿片类药物麻醉时 20～100 μg/kg。

婴儿:用于吸入麻醉时 2～10 μg/kg;用于阿片类药物麻醉时 20～100 μg/kg。

儿童:用于吸入麻醉时 3～10 μg/kg;用于阿片类药物麻醉时 20～

100 μg/kg。

3.ICU 病房术后镇痛/镇静(取决于手术/气道的状态)

新生儿:持续以 0.5～5 μg/(kg·h)的速度给药。

婴儿:持续以 1～5 μg/(kg·h)的速度给药。

儿童:持续以 1～5 μg/(kg·h)的速度给药。

【药动学】

1.起效　单次静脉注射后快速起效;镇痛及呼吸抑制作用经数分钟达到最大值。

2.分布　因其脂溶性高,故其在肌肉和脂肪中再分布较多。相对于成年人、新生儿、婴儿及儿童具有较大的 V_d 值。

3.蛋白结合　在生理 pH 范围中,84% 与红细胞,α_1-酸性糖蛋白及血浆白蛋白结合。

4.消除半衰期　个体差异大,主要取决于年龄和给药剂量。对于接受长期给药的儿童其消除半衰期为 11～36h。

5.代谢　芬太尼主要由肝代谢,如果肝功能出现衰竭则直接影响药物的清除。

6.清除　个体差异大,主要取决于肝功、肝血流及 V_d。相较于正常的新生儿、早产儿的清除速率明显缓慢,正常新生儿的代谢速率则低于婴儿。

【药物相互作用】　芬太尼与其他阿片类药物,镇静催眠药物和麻醉药同时使用时具有累加效应。芬太尼用作平衡麻醉时,其他麻醉药的剂量可以酌量减少。

【全身反应和不良反应】

1.心血管系统　芬太尼是接受心脏手术的新生儿和婴儿首选的镇痛药。当芬太尼作为诱导药(50～75 μg/kg)与非除极肌松药泮库溴铵联用时,可以最小化对心脏速率和血压的影响,也可使患者对于气管插管无明显(应激)反应。在接受芬太尼麻醉(25μg/kg)的先天性心脏手术婴儿患者中,心率和心排血指数均无显著的变化,平均肺动脉压和肺血管阻力指数均未见明显变化。当给幼儿患者使用高剂量的芬太尼而未和迷走神经阻滞药物联用时,患者可能出现显著的心率、动脉血压和心输出量降低。芬太尼会使交感神经系统变得迟钝,并抑制手术所引起的激素分泌和代谢紊乱,这点已被证实可以改善新生儿患者的手术结果。

因当芬太尼与其他镇静催眠药物如咪达唑仑联用与麻醉和镇静过程中，新生儿患者出现血压过低，而幼儿患者出现了心功能受损的情况，故须非常谨慎。

2.呼吸系统　芬太尼会导致的呼吸抑制呈剂量依赖性，表现为呼吸频率下降，潮气量增加。芬太尼能够快速通过血-脑屏障，相较于其他的阿片类药物，更易导致幼儿患者呼吸暂停。在新生儿患者中，小剂量注射芬太尼（1～2 mg/kg）可能会导致胸肌强直，但可通过注射肌松药或纳洛酮缓解。

3.中枢神经系统　芬太尼在剂量较低时（1～3 μg/kg）发挥镇痛和镇静作用，当剂量加大时可能会导致意识消失。即使在高剂量（10～100 μg/kg），芬太尼不产生镇静和催眠作用。故全麻时须与其他的催眠镇静药物（苯二氮䓬、氯胺酮、异丙酚、吸入麻醉药）联用。对于是否在新生儿和幼儿患者心脏手术中将芬太尼作为的唯一麻醉药，现仍存在分歧。在术后使用芬太尼镇痛的儿童患者则可能出现急性耐受（24～48h），需提高要用药量。

4.其他　使用芬太尼可能会导致恶心、呕吐、瘙痒和缩瞳。

【毒理】　芬太尼过量的症状类似于其他阿片类药物，包括呼吸暂停、心动过缓、低血压和胸壁强直。解决方案主要为保持呼吸通畅、静脉内体液供给、阿托品对抗心动过缓。如有需要可使用类似纳洛酮的 μ 阿片类药物拮抗药。

【配伍/给药】　枸橼酸芬太尼注射液不含防腐剂，一般浓度为 50 μg/ml，包装通常为 2 ml、5 ml、20 ml、50 ml 安瓿和（或）玻璃药瓶，其在以下几种稀释剂中性质稳定：无菌水、5%葡萄糖和生理盐水。

第七节　苯二氮䓬类：咪达唑仑和劳拉西泮

【适应证】　苯二氮䓬类药物有抗焦虑、催眠、抗惊厥、肌肉松弛和导致不同程度的顺行性记忆缺失，咪达唑仑是围术期常用的药物之一，咪达唑仑作为术前用药和静脉镇静。对于血流动力学指标不稳定的患者和不能耐受挥发性药物的心脏抑制作用的婴儿患者，咪达唑仑往往与芬太尼联用于麻醉。劳拉西泮常用作 ICU 患者间歇性镇静。

【药理作用】　苯二氮䓬类药物与 CNS 中突触后神经末梢的 GABA

受体结合,从而促进 GABA 抑制效应。大脑皮质 GABA 受体含量最高,其次为下背侧丘脑、小脑、中脑、海马、髓质和脊髓。当苯二氮䓬类药物占用 20% GABA 受体时可抗焦虑,30%~50%产生镇静作用,而>60%时则导致意识消失。咪达唑仑和劳拉西泮药效分别是地西泮药效的 3~6 倍和 5~10 倍。

【咪达唑仑用法用量】

1.抗焦虑,诱导遗忘,镇静　患者年龄 6 个月以上,平均单剂口服量为 0.25~0.5mg / kg(6 个月至 6 岁的幼儿患者或顺应性低患者可以酌量增加药量至 1mg/kg,上限为 20 mg),术前 30min 给药。手术开始前 60min 内可肌内注射,剂量为 0.1~0.15mg/kg(较重焦虑患者可酌量增加至 0.5mg/kg,上限 10mg)。患者年龄 6 个月至 5 岁,初始剂量 0.05~0.1mg/kg,静脉注射至期望效果(或 2~3min 延迟),总剂量为 0.6mg/kg,总给药量不应超过 6 mg。患者年龄 6~12 岁,初始剂量 0.025~0.05mg/kg 静脉给药,滴定至期望的效果的(可延迟 2~3min),总剂量为 0.4 mg/kg。总剂量不超过 10 mg。健康成人和儿童(>12 岁):以小剂量重复静脉注射 1~2mg 以达到期望效果,术前 1h 肌内注射 0.07~0.08mg/kg(通常 5mg)。

咪达唑仑的其他给药途径:鼻内给药剂量 0.2mg/kg,5~15min 后可重复给药,总剂量为 0.6mg/kg。与阿片类药物联用时,应调整剂量以避免呼吸抑制和低血压。当使用咪达唑仑进行术前麻醉时可适当降低静脉麻醉诱导剂的使用量。

2.麻醉诱导　健康的成年人,未进行术前麻醉的患者,0.3~0.35 mg/kg,静脉注射;已镇静或麻醉的患者,0.15~0.25 mg/kg,静脉注射,2min 起效。如果患者耐药,可增加初始剂量的 25%但总量不应超过 0.6 mg/kg。

3.重症监护中机械通气患者的镇静

(1)新生儿:无静脉注射负荷剂量;<32 周 0.03 mg/(kg·h) [0.5 μg/(kg·min)],>32 周以静脉注射 0.06 mg/(kg·h)[1 μg/(kg·min)]持续给药。因可能诱发严重的低血压和癫痫,禁止对新生儿患者快速静脉注射。

(2)幼儿和儿童:静脉注射负荷剂量 0.05~0.2 mg/kg,随后静脉注射 0.06~0.12 mg/(kg·h)[1~2 μg/(kg·min)]持续给药。给药速率

可调整±25％以达到理想效果。

(3)健康成人和儿童＞12 岁：静脉注射负荷剂量 0.01～0.05 mg/kg，后根据需要静脉注射 0.02～0.1 mg/(kg·h)持续给药。当与麻醉性镇痛联合用药时可降低药量，使用时应建立最小有效输注速率以避免累积效应及停药后的快速恢复。

【咪达唑仑药动学】

1.起效　由于咪达唑仑的高脂溶性，短时间内会由脑重新分布于无活性组织，故其作用时间较短。肌内注射时生物利用度较高(＞90％)；注射后 30min 达到峰值。儿童术前口服用药会产生稳定的镇静效果(10min)及显著抗焦虑效果(15min)。后续静脉给药，2～3min 达到峰值。

2.蛋白结合　蛋白结合率高(96％～98％)。

3.半衰期　咪达唑仑的消除半衰期为 1～4 h，短于地西泮和劳拉西泮。

4.代谢　排泄前经肝代谢产生共轭羟基化代谢产物。由于肝的首关效应，口服时仅 50％进入体循环。

5.清除　经肾排泄，代谢产物 a-羟基咪达唑仑具有咪达唑仑 20％～30％的药效，在无重要器官功能不全患者，其被肾快速清除，但在肾功不全的患者可积蓄。少量(＜0.5％)咪达唑仑不经代谢直接以原型由肾排出体外。

【劳拉西泮用法用量】

1.术前抗焦虑、镇静及诱导麻醉时：口服或肌内注射 0.05 mg/kg 给药(1 个月至 12 岁患者，给药量不超过 2 mg，13 岁以上患者，给药量不超过 4 mg)；静脉注射 0.01～0.04 mg/kg 给药(不超过 2 mg)。

2.镇静　静脉输液 0.01～0.1 mg/(kg·h)。在接受持续输注劳拉西泮后，患者血液丙二醇含量会显著的增高，因此须对患者可能出现丙二醇毒性包括代谢性酸中毒，肾功能不全或肾衰竭，精神状态改变，溶血及渗透压增高等症状进行监测。

间断静脉注射给药，作为麻醉诱导药时每 2～6h 0.02～0.06 mg/kg。

由于起效较慢，劳拉西泮一般不做麻醉诱导药使用。

【劳拉西泮药动学】

1.起效　口服和肌内注射效果稳定，但起效较慢。口服后 1～2h 达峰值,肌内注射 3h 后达峰值,而静脉注射用于诱导麻醉,术前 15～20min 给药。

2.分布　　V_d 0.8～1.3 L/kg。

3.蛋白结合　　蛋白结合率高(91%)。

4.半衰期　　消除半衰期为 10～20 h。

5.代谢　　经肝代谢为劳拉西泮葡糖苷酸进入肠肝循环。

6.清除　　大部分经肾(88%)和粪便(7%)代谢排泄,少量(0.3%)未经代谢而排出。

【药物相互作用】　与任何 CNS 抑制药尤其是麻醉药联用时其镇静效果更为显著,但可能引起运动协调能力降低和认知功能受损。

【全身反应和不良反应】

1.心血管系统　　劳拉西泮和咪达唑仑相比,此类苯二氮䓬类药物减弱 SVR 和降低动脉血压的效果更明显。苯二氮䓬类药物使用时压力感受性反射激活会增加 HR。血流动力学效果呈剂量依赖性,即血药浓度高时 SBP 降低更显著。但是,血浆药物浓度会有一个平台期,表现对动脉血压影响不大。当苯二氮䓬类药物与阿片类药物合用时,会对血压产生协同作用。对于儿童先天性心脏病患者,芬太尼/咪达唑仑可降低 HR 从而减少 22% 的 CO。由于 HR 的降低,所以可使用迷走神经松弛药(阿托品或泮库)来缓解。

2.中枢神经系统　　苯二氮䓬类药物对于 $CMRO_2$(脑氧代谢率)和 CBF(局部脑血流灌注)产生剂量相关性抑制。脑血管对 CO_2 反应正常,EEG 示 α 波减少且 β 波增加,无平线 EGG。苯二氮䓬类药物,尤其是咪达唑仑和地西泮可作为强效抗痉挛药物,可用于缓解由于癫痫及由于局部麻醉毒性引起的痉挛。

3.呼吸系统　　苯二氮䓬药物会引起中枢呼吸系统的剂量相关性抑制。主要表现为潮气量减少、呼吸频率及肺泡无效腔增加。快速静脉注射较高剂量(即>0.15 mg/kg 咪达唑仑)时也可能出现呼吸暂停,尤其是先前已使用阿片类药的患者。苯二氮䓬类药物和阿片类药物联用时呼吸抑制的作用更强。单独使用咪达唑仑(0.05 mg/kg 静脉注射)时对于呼吸影响不明显,与芬太尼联用时(2 μg/kg,静脉注射)则易导致低氧血症和呼吸暂停。苯二氮䓬类药物可降低吞咽反射,减少上呼吸道活动。

4.其他　虽然苯二氮䓬常作为抗焦虑药物使用,但在极少数情况下会引起如刺激、易怒、不安、激动、侵略行为、敌视或愤怒等不良反应。这些不良反应较少发生,且不可预知。

【毒理】　咪达唑仑和劳拉西泮使用时须严格管理以避免滥用和药物依赖。由于减量或药物停用后仍可见生理或心理依赖性,故治疗剂量也可导致患者产生依赖性。短效苯二氮䓬类药物在停药 1～2d 会出现戒断症状(易怒、失眠、发抖),而长效苯二氮䓬类药物停药 2～5d 出现戒断症状。氟马西尼为苯二氮䓬类特异性拮抗药,用于逆转苯二氮䓬类药物的镇静和呼吸抑制作用。其固有活性较小,用作竞争性拮抗药。

【配伍/给药】　常用劳拉西泮溶液浓度为 2mg/ml 或 4mg/ml,溶剂为 80% 的聚乙二醇,2% 苄醇作防腐剂。避光储存在冰箱中。未稀释的溶液适用于肌内注射给药。静脉注射给药时,应用等体积注射液等(注射用无菌水,生理盐水或 D5W)稀释。口服药液给药浓度(2 mg/ml)及片剂(0.5mg、1mg、2mg)。

常用咪达唑仑注射液由咪达唑仑溶液(1mg/ml 或 5 mg/ml)与生理盐水、0.01% 乙二胺四乙酸二钠混溶,并加入 1% 的苄醇作为防腐剂,用 HCl 及 NaCl 将 pH 调至 3 以保持其水溶性。咪达唑仑在以下几种稀释剂中性质稳定:5% 葡萄糖、生理盐水、乳酸林格注射等。咪达唑仑常与吗啡、哌替啶、阿托品或东莨菪碱联用,也可口服 (2 mg/ml)。

第八节　挥发性麻醉药:异氟醚、七氟醚和地氟醚

【适应证】　常用于全身麻醉,会导致患者伤害性刺激及失忆。

【药理作用】　这类药品的作用机制尚未明确,但应为多点起效。皮质介导可导致患者健忘和意识消失,运动障碍和镇痛效果与皮质下结构如脊髓、脑干有关,对于全身麻醉药物,突触传递比轴突传导更为敏感。在分子水平,挥发性麻醉药直接作用于蛋白质,改变或调节离子通道的功能。现已证明其能对 $GABA_A$,乙酰胆碱受体及谷氨酸受体产生影响。

【用法用量】　吸入麻醉药的效价强度往往由最低肺泡有效浓度(MAC)表示。其含义为在一个大气压下,使 50% 的患者对外科切皮(有害性刺激)不再产生体动反应。吸入麻醉药的剂量反应曲线并不与麻醉

药剂量呈线性关系,当 1.3MAC 时至少 95％的患者不产生体动反应。当与其他麻醉药(一氧化二氮、阿片制剂和苯二氮䓬药物)联用时,患者 MAC 会降低。MAC 与患者年龄成负相关,因此与幼儿与成人相比,婴儿需要较高的麻醉药浓度。表 14-1、表 14-2 和表 14-3 列举了异氟醚、七氟醚和地氟醚的 MAC。

表 14-1　异氟醚:MAC 与年龄的关系

年龄	MAC（％ 经验值）
35 周	1.4
0～1 个月	1.5
1～6 个月	1.8
6～12 个月	1.6
1～5 岁	1.6
成人	1.2

表 14-2　七氟醚:MAC 与年龄的关系

年龄	MAC(％ 经验值）
0～30d	3.3
1～6 个月	3.2
6～12 个月	2.5
1～12 岁	2.5
成人	2.6
老年人	1.5

表 14-3　地氟醚：MAC 与年龄的关系

年龄	MAC（% 经验值）
0～30d	9.16
1～6 个月	9.42
6～12 个月	9.98
1～3 岁	8.72
3～5 岁	8.62
5～12 岁	7.98
>12 岁	6

【药动学】

1.摄取和分布　相较于成人或幼儿,吸入麻醉药在婴儿体内的吸收和分布更为迅速。对于任何麻醉药,其起效和恢复的时间都与麻醉药的溶解度及患者每分通气量和 CO(心排血量)有关。与成人相比,幼儿患者呼吸频率、CI 更高,血管丰富的器官的药物分布比例也更高。从右至左的分流可对血液中的麻醉药产生稀释效果,因为有一部分系统分压绕过肺。由于 CPB 需要更长的时间来平衡麻醉药,在这期间麻醉药浓度会有所降低,影响麻醉深度。

2.消除与代谢　挥发性麻醉药主要经呼吸排出体外,其取决于用药的时间、药物血液溶解度。一般来说,异氟醚、七氟醚和地氟醚麻醉药浓度的半衰时间<5min,且受麻醉时长影响不显著。七氟醚和地氟醚的 80% 浓度衰减时间<8min,且受麻醉时长影响不显著。相较而言,异氟醚在 60min 的麻醉过后,其 80% 浓度衰减时间为 30～35min。以上 3 种麻醉药均有少量肝代谢。

【全身反应和不良反应】

1.心血管系统　由于 SVR 减少及交感紧张,吸入麻醉药对血压产生剂量依赖性降低,同时抑制心肌的收缩力。需要注意的是吸入麻醉药对于新生儿的心肌抑制作用非常强烈。相较于异氟醚和地氟醚,七氟醚仅在浓度较高(>1.5 MAC)时增加 HR。吸入性麻醉药对于肺血管阻力的影响则相对规律。

2.中枢神经系统 挥发性麻醉药不会导致逆行性遗忘。$CMRO_2$降低了与脑活性药物。大脑血管舒张和大脑血管阻力下降导致脑血流量（CBF）增加，从而增加 ICP 患者占位性病变。尚无证据表明异氟醚、七氟醚和地氟醚会导致癫痫样 EEG，然而吸入麻醉药会降低感觉、视觉和听觉诱发电位的幅度，增加其潜伏期。

3.呼吸系统 吸入麻醉一般为浅全身麻醉且保留自主呼吸。呼吸频率增加并不能改善由潮气量减少所造成的净通气量减少及 $PaCO_2$ 增加。呼吸中枢对高二氧化碳水平及低氧血症的反应也相对减弱。虽然吸入麻醉药可扩张支气管周围的肌肉，但其并不能改善支气管狭窄，对于呼吸道阻力的改变亦较微弱。

4.其他 不良反应包括恶心、呕吐和颤抖。

【毒理】 过量使用强效吸入性麻醉药可导致呼吸骤停和严重心血管事件。解决方案主要为停止给药、保持呼吸畅通、静脉输液和使用正性肌力药物。

【规格和配伍】 异氟醚、七氟醚及地氟醚易挥发，常作为喷雾剂使用且无须稀释。

参考文献

[1] Wysowski DK, Pollock ML. Reports of death with use of propofol (Diprivan) for nonprocedural (long-term) sedation and literature review. Anesthesiology,2006,105:1047-1051.

[2] Akin A,Esmaoglu A,Guler G,et al.Propofol and propofolketamine in pediatric patients undergoing cardiac catheterization.Pediatr Cardiol,2005,26:553-557.

[3] Sarkar M,Laussen PC,Zurakowski D,et al. Hemodynamic responses to etomidate on induction of anesthesia in pediatric patients. Anesth Analg,2005,101:645-650.

[4] Williams GD,Philip BM,Chu LF,et al.Ketamine does not increase pulmonary vascular resistance in children with pulmonary hypertension undergoing sevoflurane anesthesia and spontaneous ventilation. Anesth Analg,2007,105:1578-1584.

[5] Himmelseher S,Durieux ME.Revising a dogma:ketamine for patients with neurologic injury? Anesth Analg,2005,101:524-534.

[6] Bar-Joseph G,Guilburd Y,Tamir A,et al.Effectiveness of ketamine in decreasing intracranial pressure in children with intracranial hypertension.J Neurosurg Pediatr,2009,4:40-46.

[7] Siddappa R,Riggins J,Kariyanna S,et al.High-dose dexmedetomidine sedation for pediatric MRI.Paediatr Anaesth,2011,21(2):153-158.

[8] Dexmedetomidine HCl [package insert]. Lake Forest, IL: Hospira, Inc.,2010.

[9] Mason KP,Zurakowski D,Zgleszewski S,et al.Incidence and predictors of hypertension during high-dose dexmedetomidine sedation for pediatric MRI.Pediatr Anaesth,2010,20: 516-523.

[10] Wong J,Steil GM,Curtis M,et al.Cardiovascular effects of dexme-detomidine sedation in children.Anesth Analg,2012,114:193-199.

[11] Chrysostomou C,Sanchez-de-Toledo J,Wearden P,et al.Perioperative use of dexmedetomidine is associated with decreased incidence of ventricular and supraventricular tachyarrhythmias after congenital cardiac operations. Ann Thorac Surg,2011,92:964-972.

[12] Drummond JC,Dao AV,Roth DM,et al.Effect of dexmedetomidine on cerebral blood flow velocity,cerebral metabolic rate,and carbon dioxide response in normal humans.Anesthesiology,2008,108:225-232.

[13] Patel A, Davidson M, Tran MC, et al. Dexmedetomidine infusion for analgesia and prevention of emergence agitation in children with obstructive sleep apnea syndrome undergoing tonsillectomy and adenoidectomy.Anesth Analg,2010,111:1004-1010.

[14] Remifentanil HCl [package insert].Lake Forest,IL: Hospira,Inc.,2009.

[15] Chanavaz C,Tirel O,Wodey E,et al.Haemodynamic effects of remifentanil in children with and without intravenous atropine. An echocardiographic study.Paediatr Anaesth,2005,94:74-79.

[16] Frei FJ,Ryhalt SE,Duitmann E,et al.Intraoperative monitoring of motor-evoked potentials in children undergoing spine surgery. Spine, 2007, 32: 911-917.

第 15 章

多器官衰竭患者用药管理

一、病理生理学

多血管功能不全综合征(multiple organ dysfunction syndrome, MODS)发病初期可引起血管舒张和内皮功能障碍,导致毛细血管血浆渗漏至细胞外间隙,从而产生血清稀释效应,这种稀释效应又可被大多数患者所接受的液体复苏所放大。随着体液的蓄积,患者出现水肿。通常患者因心肌功能障碍而产生血流动力学的改变,随后可导致组织和器官灌注不足。

MODS 通常包括肾功能障碍(renal dysfunction)或肝功能障碍(hepatic dysfunction)或两者兼而有之。器官灌注不足可导致或加重其功能障碍。随着负责药物代谢和排泄器官功能的减退,药物清除率随之下降。当患者伴有肾功能障碍、充血性心力衰竭、腹水和(或)炎症时,体液会随之蓄积;对于肝功能障碍患者,白蛋白和糖蛋白合成减少,导致高度蛋白结合药物的蛋白结合率降低。

二、药物的化学性质

药物的分布依赖于其化学性质。离子电荷影响药物的脂/水分配,决定药物的亲水性或亲脂性。亲水性药物分子滞留于血管内和细胞间隙的细胞外液而不进入细胞膜,如氨基糖苷类和 β-内酰胺类抗生素。亲脂性药物分子可穿过细胞膜、分布到细胞内和脂肪组织中,如苯二氮䓬类、胺碘酮、苯妥英/磷苯妥英、氟喹诺酮类和林可酰胺类。分子大小也可影响药物的分布,较大的分子滞留于血管内,而较小的分子则可自由分散于血管外。如万古霉素即为一种大分子药物。

三、药效学

药效学描述了药物在作用部位的浓度与药理效应之间的关系。MODS 发病初期,伴随着水肿及体液蓄积,药物血清浓度下降。心功能障碍、血管扩张和毛细血管渗漏会影响血液循环并累及药物的转运。由于 MODS 早期阶段药物分布容积增加、转运降低，导致药物，尤其是亲水性药物在靶部位的浓度低于其治疗浓度，从而影响药物疗效，并可能导致治疗失败。

MODS 后期阶段可能会出现两种相反的药效学结果。器官功能障碍最终会降低药物及其代谢产物的消除，导致药物在体内蓄积，尤其在作用部位蓄积，从而产生毒性作用。此外，活性代谢产物也可能以这种方式在体内蓄积，进一步提高药物疗效和（或）增加其毒性作用。MODS后期阶段仍会存在过量液体的血液稀释效应。心、肝及肾功能的下降则对药物浓度产生相反的作用，导致药物在受体位点的暴露低于其治疗浓度。因患者机体状况和药物性质不同，MODS 患者用药过程可能会出现药效降低或毒性作用增大。

四、药动学

危重患者用药过程中常见药动学的改变。药动学是指机体如何影响药物的体内过程，其动力学过程包括吸收、分布、代谢、排泄。

胃肠功能、pH 及正常菌群存在与否均可影响药物的吸收过程。此外，患者血流动力学的改变可引起肠道血流灌注不足。药物吸收具有不稳定性和可变性，超过 20％的危重患者可出现胃排空延迟。目前尚无法精确、持续地测定胃的功能变化及随之的药物吸收情况。尽管患者可以忍受肠道给药，这也不能保证药物的充分吸收。应用肠内药物制剂时必须评定患者的生理反应。对怀疑有胃肠功能障碍的患者，采用胃肠外给药方式较为稳妥。

药物分布受水合状态、机体成分（脂肪组织含量）及低蛋白血症影响。水合作用影响药物的分布容积。MODS 患者常接收大量复苏液体，引起体内液体总量显著增加。因此，药物会具有较大的分布容积，并且会导致其血清浓度降低。患者的脂肪组织比重较大时，亲脂性药物更多地分布于脂肪组织而有可能远离受体靶点。

许多药物有相当大的比例（超过血清浓度的 70％）与血清蛋白结合，只有少部分游离或未结合的药物能够作用于受体位点。危重患者人血白蛋白浓度显著降低，尤其在 MODS 早期阶段。若患者出现低白蛋白血症，则正常情况下蛋白结合率高的药物游离部分血清浓度升高，从而可以自由分布到组织中而发挥生理效应。此外,毒素类或其他蛋白结合药物会与之竞争性结合血清蛋白,从而将这些蛋白结合率高的药物置换出来。这种情况可导致药物毒性显著增加,尤其当药物在血清中的游离部分治疗窗较窄时。此类药物包括苯妥英/磷苯妥英、利多卡因、普萘洛尔和华法林。

药物的代谢和清除很大程度上取决于肝、肾功能及其血流量,相关内容将在本章后面部分详细讨论。

五、心血管功能障碍

心血管功能障碍影响 MODS 患者的药物治疗。心脏功能恶化时因为心排血量降低、体液蓄积会使药物分布延迟,从而阻碍药物的转运。心脏功能不正常也可导致肾损伤。MODS 患者出现的微血管病变进一步阻碍了药物的转运及其药理作用的发挥。

六、肝功能障碍

肝功能障碍时,首关效应的改变及机体解剖学、生理学的变化可影响药物治疗。胆汁淤积、肝细胞损伤、肝血流灌注不足、溶血或者肝毒素都可以导致肝损伤。残余肝功能可随肝衰竭的程度而变,其功能状况只能通过临床观察及酶、胆红素、白蛋白及凝血时间的实验室检测值来评估。与其结合作用(conjugation)相比,细胞色素 P450 酶对肝功能障碍更为敏感。肝微血管及大血管损伤、纤维化及肝硬化均可抑制药物代谢、降低药物清除率。因此,对于肝功能障碍患者,应减少经肝代谢的药物剂量,并且制订个体化用药方案。

首关效应是指药物口服后被胃肠道和肝中的酶所代谢从而使到达体循环中的原药量显著降低。对于 MODS 患者,体循环及肝血流量的减少,可降低药物到肝的转运。肝功能障碍时,对于在肝中代谢或消除的药物来说,其一小部分即可导致药物蓄积、产生毒性作用。此外,肝炎可导致肝药酶活性降低,这些肝药酶在药物的 I 相、II 相代谢中起重要作用。所有这些因素均可导致药物蓄积、全身血药浓度高于治疗浓度及毒性作用。普萘洛尔即为一种主要在肝中代谢和清除的药物。

七、肾衰竭

如何确定肾衰竭(renal failure)患儿最合适的给药剂量,在临床上面临诸多挑战。最理想的方法是测定危重患儿24h尿肌酐清除率。然而,当测定肌酐清除率不能实现时,可以通过已经确立的公式来估算肌酐清除率,如在儿童中运用 Bedside Schwartz 方程,在年龄较大的青少年和成人中运用 Cockroft-Gault 方程。在危重儿童患者中运用这些公式时必须谨慎推断,因为血浆中肌酐浓度可能会因为患者活动减少和肌肉量减少而降低。

伴有肾损伤的危重患者用药时需调整给药方案,这可以通过减少给药剂量或者延长给药间隔来实现,从而防止药物蓄积及其引发的不良反应。尤其是药物具有肾毒性及治疗窗较窄时,更应调整给药方案。对已经存在肾损伤的患者,更应注意药物疗效和毒性作用的平衡,以免引起更严重的肾损伤。

对已经明确血药浓度与最佳疗效相关性的药物来说,更容易调整给药方案,因为给药剂量或给药间隔可以基于检测结果来逐步调整。该类药物有万古霉素、氨基糖苷类抗生素(庆大霉素、妥布霉素、阿米卡星)、抗癫痫药(苯妥英钠、苯巴比妥)和心脏用药(地高辛)。这些药物都具有相对较窄的治疗窗,因此用于肾损伤患者时,必须进行治疗药物监测。对于浓度依赖型药物需调整给药间隔,确保足够的药物峰浓度以获得最大疗效。

然而,对于血药浓度与疗效不相关的药物来说,较难确定其治疗效果,应该考虑通过药效学来实现最佳治疗结果。例如,对于时间依赖型抗生素,最明智的方法是减少给药剂量,而不是调整给药间隔,以确保高于药物最低抑菌浓度的时间。

许多已经出版的文献,可以为肾功能受损或者肾衰竭患者用药提供推荐剂量。对肾功能受损患者,每日检查用药剂量很有必要,以防止药物毒性和不良事件的发生,从而确保预期的治疗效果。

八、肾替代治疗

如何确定接受肾替代治疗(renal replacement therapy,RRT)期间患者的给药剂量,临床上也面临着挑战。针对不同的发病机制应采用不同的治疗模式。患者接受的治疗模式不同,药物的清除率也相应改变。

在血液透析中,血液作为晶体溶液,以对流的方式自半透膜一侧泵至另一侧。大分子药物,例如万古霉素,通过半透膜的弥散速度较慢,其给药剂量的大小取决于给药时间(透析中或透析后)、使用的过滤器的类型及透析持续时间。

血液滤过、持续肾脏替代治疗(continuous renal replacement therapy,CRRT)、持续动脉-静脉血液滤过(continuous arteriovenous hemofiltration,CAVH)或持续静脉-静脉血液滤过(continuous venovenous hemofiltration,CVVH)不同于血液透析,血液透析中血液在压力作用下允许水和高分子量溶质分子以对流的方式透过高通透性膜。较大的药物分子,例如肝素、胰岛素和万古霉素,用此方法清除效率较高。持续静脉-静脉血液滤过透析(continuous venovenous hemofiltration with dialysis,CVVHD)是在血液滤过系统中增加了透析过程。急性高钾血症或高氨血症可用这种透析模式。

患者的给药剂量根据其所接受的 RRT 的类型而有所变化,因为每种模式均可影响药物的清除率。影响药物清除率的因素包括分子量、膜过滤器的孔径、膜过滤器对药物的吸附、药物的蛋白结合率、置换液的配制和超滤速率。除了已经出版的三级参考文献外,尚有文章提及特定的 RRT 对给药剂量的影响。

九、体外膜肺氧合

体外膜肺氧合(extracorporeal membrane oxygenation,ECMO)同样对药物清除率产生影响,其在重症 MODS 患者中多有应用。然而,关于 ECMO 对儿童患者药物代谢和清除的影响,目前尚没有足够的文献描述。

因为 ECMO 循环回路可能使患者的细胞外液体积加倍,因而可以改变药物的表观分布容积。这种影响在分布容积较小的药物中更加显著,然而该影响的程度目前尚不确切。实施 ECMO 过程中影响药物清除率的其他因素包括:药物蛋白结合率降低、药物附着于泵的管道和氧合器上(以及随后装置的结合位点饱和后所发生的药物吸附变化),以及药物是否直接加入 ECMO 循环回路中而不是给予患者。

尽管某些药物已经研究的较为透彻,有关 ECMO 对药物清除率影响的资料仍然有限。研究较多的抗生素包括庆大霉素和万古霉素。部分研究结果显示接受 ECMO 治疗的患者中庆大霉素半衰期增加了 2 倍;若干研究结果推荐庆大霉素应从 18h 给药方案开始,然后通过检测血药浓度水平来确定合适的给药周期,以避免药物毒性。万古霉素经常用于儿科重症监护病房接受 ECMO 治疗的患者。ECMO 治疗的患者使用万古霉素时,建议改变药物处置方法。基于既往的研究结果,推荐 18~24h 的给药间隔,并且应当密切监测药物的谷浓度,以维持合适的药物治疗浓度。

因为药物在 ECMO 回路中会有损失,所以,接受 ECMO 治疗的患者对吗啡和芬太尼的需求量增加。芬太尼在循环回路中的损耗程度大于吗啡。ECMO 膜氧合器是药物损失的主要位点,而且这种药物与膜氧合器的结合是不可逆的。

通常,接受 ECMO 治疗的儿科患者的药物清除率会降低。导致这种清除率降低的因素很多,其中包括因为疾病和器官灌注所引发的器官功能降低。药物吸附于氧合器和循环回路中的程度对其药动学参数也有很大影响。药物警戒(pharmacoviligilance)对于能否取得预期的药物治疗效果至关重要。

十、结论

当论及 MODS 患者的用药管理时,有必要评估患者所用药物的化学特性及器官功能障碍的程度对药物的药效学和药动学的特殊影响。MODS 的生理效应可能导致药物的血浆浓度难以预测。适当的药物治疗方案对于最大限度地提高 MODS 患者的治疗效果必不可少。

参考文献

[1] Choi G,Gomersall CD,Tian Q,et al.Principles of antibacterial dosing in continuous renal replacement therapy.Blood Purif,2010,30:195-212.

[2] DiPiro JT, Spruill WJ, Wade WE, et al. Concepts in clinical pharmacokinetics. 4th ed. Bethesda: American Society of Health-System Pharmacists Inc.,2005.

[3] Ulldemolins M,Roberts JA,Lipman J,et al.Antibiotic dosing in multiple organ dysfunction syndrome.Chest,2011,139(5):1210-1220.

[4] Roberts JA,Joynt GM,Choi GY,et al.How to optimize antimicrobial pre-

scriptions in the intensive care unit: principles of individualized dosing using pharmacokinetics and pharmacodynamics. Int J Antimicrob Agents, 2012,39(3):187-192.

[5]　Pea F, Pavan F, Furlanut M. Clinical relevance of pharmacokinetics and pharmacodynamics in cardiac critical care patients. Clin Pharmacokinet, 2008,47(7):449-462.

[6]　Kshatriya S, Kozman H, Siddiqui D, et al. The kidney in heart failure: friend or foe? Am J Med Sci,2012,344(3):228-232.

[7]　Spapan H. Liver perfusion in sepsis, septic shock, and multiorgan failure. Anat Rec,2008,291(6):714-720.

[8]　Cockroft D, Gault M. Prediction of creatinine clearance from serum creatine. Nephron,1976,16(1):31-41.

[9]　Gilbert B, Robbins P, Livornese Jr LL. Use of antibacterial agents in renal failure. Infect Dis Clin North Am,2009,23(4):899-924.

[10]　Roberts JA, Lipman J. Pharmacokinetic issues for antibiotics in the critically ill patient. Crit Care Med,2009,37(3):840-851.

[11]　Micromedex® Healthcare Series [Internet database]. Greenwood Village: Thomson Reuters (Healthcare) Inc,2012.

[12]　Lexi-Comp Online™, Pediatric & Neonatal Lexi-Drugs Online™. Hudson: Lexi-Comp, Inc,2011.

[13]　Aronoff GR, Berns JS, Brier ME, et al. Drug prescribing in renal failure. 4th ed. Philadelphia: American College of Physicians,1999.

[14]　Orr RA, Gengler R, Moritz M. Renal failure and replacement therapy. In: Munoz R, Morell V, DaCruz E, Vetterly C, editors. Critical care of children with heart disease. London: Springer,2011: P688-703.

[15]　Choi G, Gomersal CD, Tian Q, et al. Principles of antibacterial dosing in continuous renal replacement therapy. Crit Care Med, 2009, 37 (7): 2268-2282.

[16]　Wearden PD, Morell VO, Munoz R. Extracorporeal membrane oxygenation and drug clearance. In: Munoz R, editor. Handbook of pediatric cardiovascular drugs.1st ed. London: Springer,2008:215-222.

[17]　Southgate WM, DiPiro JT, Robertson AF. Pharmacokinetics of gentamicin in neonates on extracorporeal membrane oxygenation. Antimicrob Agents Chemother,1989,33:817-819.

[18] Mulla H,Pooboni S.Population pharmacokinetic of vancomycin in patients receiving extracorporeal membrane oxygenation.Br J Clin Pharmacol,2005, 60:265-275.

[19] Buck ML.Pharmacokinetic changes during extracorporeal membrane oxygenation: implications for drug therapy in neonates.Clin Pharmacokinet, 2003,42:403-417.

[20] Rosen DA,Rosen KR.A comparison of fentanyl update by three different membrane oxygenators.Anesthesiology,1986,65:A128.

第 16 章

高胆固醇血症和血脂异常的药物治疗

第一节　治疗标准和指南

对于儿童血脂水平异常(表 16-1)的初期和主要的治疗方法是改变饮食结构和活动水平。脂代谢紊乱可根据 2011 版指南(表 16-2)采用药物治疗。成人治疗终点和目标可根据高风险人群和存在的其他心血管(CV)风险因素(表 16-3)来调整。尽管在小儿科的治疗终点数据远远少于成人数据,小儿脂代谢紊乱的治疗指南也反映了这种考虑。来自小儿体内大量的结果数据非常缺乏,故通常在制定决策过程中更倾向于用父母和(或)患者体内的数据做参考。

表 16-1　血脂水平分类,单位 mmol/L(mg/dl)

	TC	LDL	TG	HDL
异常*	>5.2(>200)	>3.38(>130)	>3.9(>150)	1.04(<40)
分界线*	4.42～4.94 (170～199)	2.86～3.35 (110～129)	3.38～3.9 (130～150)	1.04～1.17(40 ～45)
可接受水平	<4.42(<170)	<2.86(<110)	3.38(<130)	1.17(<45)
理想水平		1.82(70)		1.56(<60)

* >95th百分位数,来自脂代谢临床研究结果;**>75th<95th百分位数,对总胆固醇(TC)和低密度脂蛋白(LDL)的终点定义是参考国家胆固醇教育项目(NCEP)和美国儿科学会(AAP)分别发表于 1992 年和 1998 年的两篇论文。三酰甘油(TG)和高密度脂蛋白(HDL)的终点是来自于作者临床实践和基于血脂临床研究中儿童正常值结果。学龄儿童相比青春期少年有更低的 TG 和更高的 HDL 值。男孩青春期发育过后会有更低的 HDL,原因可能是睾酮含量增高

表 16-2　AAP/NCEP 对于进行药物治疗初期的推荐

药物治疗指征

饮食和生活方式的改变对血脂的影响并不明显

≥6 个月

年龄≥10 岁

LDL≥4.94mmol/L(190mg/dl)

或

1.LDL≥4.16mmol/L(160mg/dl)＋早期冠状动脉疾病家庭史,或

2.2 个及以上心血管风险因素,或

3.冠状动脉疾病或相当情况(卒中,外周动脉疾病,糖尿病)

摘自:指南 http://www.nhlbi.nih.gov/guidelines/cvd-ped/.

表 16-3　根据心血管风险因素改变治疗终点的相关条件

风险人群	个体风险因素
家族性高胆固醇血症-纯合型,杂合型	高血压
糖尿病-1 型和 2 型	肥胖
心脏移植	胰岛素抵抗,空腹血糖＞100mg/dl, 　　HbA1c＞7%
川崎病±冠状动脉瘤	低 HDL
慢性肾病-移植,肾功能不全	高 TG
慢性炎性疾病-系统性红斑狼疮 　　(SLE),硬皮病	与家族史一致的脂蛋白升高
纵隔放、化疗前	性别（男）
先天性心脏病	第 1 手或第 2 手烟暴露 蛋白酶抑制药治疗 HIV 显著的不运动性(marked inactivity) 特别严重的家族史

缩写:Hb.血红素;HIV.人类免疫缺陷性病毒

第二节　非药物降脂

饮食和活动

对于血脂水平异常的饮食咨询应该有针对性,应该强调儿童和家庭环境对脂肪摄入的影响。低密度脂蛋白(LDL)升高时,从 2 岁开始进食低脂饮食是安全的且一般可达到目的。低脂儿童 2 号饮食要求饱和脂肪≤7%,且全部脂肪占总卡路里的 20%～30%,而饮食中的胆固醇(TC)摄入量应限制在<200 mg/d。对于那些有高风险因素(相比身高来说更重的体重,早期动脉粥样硬化家族史)的儿童,低脂饮食可从 1 岁开始给予。三酰甘油(TG)增高常多见于肥胖型儿童,如果能实现降低饮食中糖类(碳水化合物)含量和(或)血糖负荷的话,通常是有效的。加强锻炼也是一个重要的治疗手段,它可以降低总胆固醇(TC)水平和增加高密度脂蛋白(HDL)含量。我们推荐每周 5d,每天 60min 的锻炼方式,逐渐增加儿童运动量,最终达到与国家指南要求一致的运动标准。

第三节　药物治疗

如果连续 6 个月或以上通过饮食和运动改善的结果数据并不理想(见表 16-2),则需要开始应用降脂药物。相关治疗药物汇总见表 16-4。

表 16-4　成人标准剂量和剂型,如无特殊注明以 mg 为单位

	每天起始剂量	每天最大剂量	剂型
考来烯胺	2～4 g[a] 儿童:每天 240 mg/kg 　(无水树脂)分 3 个 　包装 可能需要摸索剂量,或 　采用 <10 岁儿童:2 g/d 起 　始剂量,用量范围为 　1～4 g/d	16 g	4 g/包或勺

续表

	每天起始剂量	每天最大剂量	剂型
考来替泊	2.5～5 g[a]	20 g	5 g(包或勺)
考来维仑	1.25 g[a]	4.375 g	0.625g(每片)
普伐他汀	20	40	10、20、40
阿托伐他汀	5～10	80	10、20、40、80
辛伐他汀	20	40	10、20、40、80
氟伐他汀	20	80	10、20、40、80
瑞舒伐他汀	5	40	5、10、20、40
洛伐他汀	20	80	10、20、40、80
依泽替米贝	10	10	10
吉非贝齐	900(分装 2 袋)	1200	600
非诺贝特	48	145	48、145、67、134、200 仿制药[b]
烟酸	500	2000	500、750、1000[c]
ω-3 脂肪酸	500	4000	500、1000

[a]考来烯胺,考来替泊和考来维仑应被分成 2 日剂量,每个剂量应用 8 盎司(约226.8ml)水服下

[b] 200 mg 非诺贝特仿制药等效于 145 mg 母体保护药物

[c]剂量不可随意替换,即 3 片(考来烯胺 500 mg)并不等效于 2 片(每片 750 mg)。高于2000 mg 剂量的烟酸可产生更强的降低 LDL 作用,但会有更高的肝毒性风险,所以并不推荐使用。相关药物的详细信息见正文

一、胆酸螯合剂:考来烯胺(消胆胺)、考来替泊(降脂树脂Ⅱ号)和考来维仑

胆酸螯合剂是一类可以降低总胆固醇(TC)、低密度脂蛋白(LDL)和心血管(CV)风险的药物,安全性好,但不易耐受。它们是儿童和成人应用时间最长、经验最丰富的一类药物。一项最早报道用于药物降脂的临床研究试验结果表明,应用消胆胺降低 1% TC 时,可降低 2% 的冠状

动脉疾病事件发生率。在儿童中进行的临床试验结果表明,降低 TC 和 LDL 的同时可以适当增加 HDL 含量。

【适应证】LDL 升高且:①年龄＜10 岁;②年龄≥10 岁且不能耐受他汀类药物,父母对他汀类药物有担心或作为辅助药物。

考来替泊在儿童中应用的安全性和有效性并未得到证实。

【药理作用】　具有正电荷的螯合剂在小肠中与具有负电荷的胆酸结合,从而阻止含有胆固醇的胆汁再吸收,这就增加了肝生成胆汁的量。当胆汁合成增加后,TG 量也相应增加,从而使得 TG 浓度增加。胆汁合成的增加也相应增加 LDL-C 通过肝的清除率,并上调 LDL 受体数量,导致 3-羟基-3-甲基戊二酰辅酶 A(HMG-CoA)还原酶活性增加,所以他汀类药物加胆酸结合树脂类药物是一个有效的合并用药。

【用法用量】　见表 16-4,表中每个剂量于餐时用 8 盎司水送服。

【药动学】

1.吸收　螯合剂主要保留在肠道中,而不被吸收进入体循环,因而不良反应较小。最大的降脂作用出现在用药后 2 周。

2.药物相互作用　与他汀类或烟酸能够很好结合,从而最大程度地降低 LDL。然而,如果需要同时服用其他药物,如他汀类和多种维生素(MVI),则应该注意与螯合剂分开服用,或者提前 1h 或者滞后 4h 服用,以避免药物吸收的降低。

【不良反应】

1.胃肠道方面　胃胀,便秘(通过服药前应经过冷冻并嘱咐患者静坐数小时,及通过食物纤维或车前草补充剂来增加纤维和水分的摄入量来改善)。

2.依从性降低　因药粉较硬或药丸较大所致。一项研究表明,约 40% 的具有家族性高胆固醇血症的儿童应用治疗 18 周后不能依从。

3.代谢　高三酰甘油血症。

4.其他　罕见高氯血症酸中毒报道。

【毒理】　考来烯胺(消胆胺)是一种用于治疗中毒的药物。

【禁忌证/注意事项】　TG＞10.4mmol/L(400mg/dl);不能耐受或不能接受药物避孕者。

二、HMG-CoA 还原酶抑制药:普伐他汀(帕伐他汀)、阿托伐他汀、辛伐他汀、氟伐他汀、瑞舒伐他汀(罗苏伐他汀)、洛伐他汀

HMG-CoA 还原酶抑制药,通常指的是他汀类药物,广泛应用于成人中有或没有心血管疾病的患者,以减少其 LDL 含量,已经证明可以降低 $25\%\sim30\%$ 的心血管事件发生率。如果减少 LDL 的水平相同,则这类药物具有相似的药效,然而,当使用最大剂量的某些他汀类药物时,可能进一步提高 HDL 水平(瑞舒伐他汀＞辛伐他汀＞阿托伐他汀)。已有8篇已发表的在2个月至2岁的小儿中应用 HMG-CoA 还原酶抑制药的临床试验。男性和女性均可入组,且受试者主要是那些具有家族高胆固醇血症的人。这些临床试验规模相对较小,最多入组 214 例,评价的药物包括辛伐他汀、洛伐他汀、普伐他汀和阿托伐他汀。另一项瑞舒伐他汀临床试验正在进行中。这些临床试验已经证实了他汀类具有良好的依从性(90%)和有效性(表 16-5),最小的不良反应及对生长和发育没有影响[尽管有些受试者出现了 DHEA 和(或)氢化可的松水平的增高]。然而,并没有长期的安全性数据,也没有特定的临床试验来证实是否会影响青春期的发育,一个原因就是因为胆固醇是性激素的前体化合物。

表 16-5　不同干预对血脂指标的治疗作用,以改变的百分比表示

药　物	TC	LDL	HDL	TG	备注
胆酸结合树脂	↓7～17	↓10～20	↑2～8	↑6～12	
HMG-CoA 还原酶抑制药	↓13～30	↓17～41	↑3～11	↓2～18	
依泽替米贝		↓15～20	↑1～2	↓5	↓ 植物固醇吸收
烟酸		↓25	↑15～30	↓35～50	↓ Lp (a) 30%～50%

续表

药 物	TC	LDL	HDL	TG	备注
贝 特 类（Fibrates）	↓13	↓20	↑15	↓30～50	能见到 ↑LDL
鱼油		?↑		↓25～45	
低脂饮食	↓17	↓25	↑2	↓6	
低糖类饮食	↓3	↑4	↑4	↓48	
低血糖负荷饮食	↓10	↓9	↑2	↓35	
有氧运动	↓5～30		↑		

数据来源于 Tonstad,de Jongh,Knipscheer,Weigman,Lambert,Stein,and McCrindle. 烟酸和纤维酸类数据来源于成人用药结果，因为缺乏儿童用药数据（Goodman and Gillman,11th ed).饮食数据来源于 Sondike 等

【适应证】 适用于 LDL 升高且年龄在 10 岁以上的患者。FDA 明确了辛伐他汀、洛伐他汀和阿托伐他汀等用于治疗 10 岁以上儿童的杂合型家族性高胆固醇血症，而普伐他汀可在 7 岁以上的上述患儿中应用。

【药理作用】 可竞争性抑制肝中胆固醇合成的关键步骤，使得 LDL 合成增加和受体衰竭减少，从而导致被肝吸收的 LDL 增加。另外，作为 LDL 前体的 VLDL 和 IDL 水平也会减少，这可以解释为什么在通常无活性 LDL 受体的纯合子型家族性高胆固醇血症患者体内可见 LDL 的减少。他汀类也有与减少 CV 风险相关的作用，这些作用包括降低 C 反应蛋白（一种不依赖于胆固醇水平的 CV 疾病风险因素）的消炎作用，稳定动脉粥样硬化斑块，改进内皮功能，降低血小板聚集作用。也有癌症和白内障生成的证据。对他汀类药物的响应也可能会受到基因多态性的调节，尽管基因检测技术并没有在临床中应用。

【用法用量】 见表 16-4。每天饮用的葡萄柚汁＞1 夸脱可致人体内阿托伐他汀浓度增高。

【药动学】

1.吸收 小肠上段。

2.代谢 除普伐他汀外，其他他汀类药物均可被肝 CYP 酶代谢（普

伐他汀在肝胞液中经磺化代谢)。辛伐他汀和洛伐他汀亲脂性更强并可转化成β-羟基酸,而瑞舒伐他汀、阿托伐他汀、普伐他汀和氟伐他汀亲水性更强。

3.半衰期　大多数他汀类的半衰期为 1～4h,而瑞舒伐他汀和阿托伐他汀半衰期约为 20h。

4.蛋白结合　他汀类主要以蛋白结合形式存在,除普伐他汀外(仅约 50% 的蛋白结合形式存在)。

5.消除　他汀类主要通过胃肠道(GI)排出。

应该特别注意,他汀类药物要在晚上服用,因为人体内胆固醇合成最高速率是在夜里 12 时到凌晨 2 时。开始治疗 7～10d,或改变剂量后可见 LDL 的减少,剂量效应通常在连续用药 4 周或改变剂量后进行评价。他汀类也有增加小肠胆固醇吸收的作用,这意味着与胆固醇吸收抑制药合用效果更佳。

【药物相互作用】　通过 CYP 酶系代谢的药物之间相互作用研究已经非常广泛,包括贝特类(吉非贝齐,非诺贝特)、烟酸、华法林、地高辛、胺碘酮、大环内酯类、米贝地尔、抗真菌药、环孢素、萘发扎酮和蛋白酶抵制剂。HMG-CoA 还原酶抑制药最严重的不良反应是横纹肌溶解,且通常是药物-药物相互作用的结果。普伐他汀通常不太可能与这些药物发生相互作用,因其并不通过 CYP 酶系代谢。合并用任何一种他汀类药物如果剂量在常用剂量的 25%(大多数他汀类药物最大剂量是 20mg,瑞舒伐他汀是 10mg)且严密监测状态下都是可以接受的。如果在给予他汀类药物 4h 后给予胆酸结合树脂,则这两类药物可以相互结合,而他汀类药物活性。这种结合过程的另一个作用是导致 LDL 下降值约增加 20%。与依泽替米贝合用可产生额外的 20%LDL 降低,不良反应风险并不会增加。

【不良反应】

1.常见(General data)　尽管早期有肝毒性和肌病的报道,他汀类药物在成人中的应用还是相对非常安全的。在小儿中应用的临床试验规模较小,也没有显示出有明显的不良反应,包括横纹肌溶解。在 14 236 例成人随机给予阿托伐他汀的临床试验中,未出现肝功损害或横纹肌溶解症等严重不良事件,且在高剂量组、低剂量组和安慰剂组中不良事件,包括肝功能检测异常(LFT)和肌酸激酶增高等的,发生率是相近的。他汀类药物化学结构上的差异可能是造成个体耐受程度不同的原因,因而一种他汀类药物造成的不良事件并不能预测另一种他汀类药物也能造成同样的结果。临床上取得共识,需注意在基线(给药前)、每次改变剂量后的6周、12周及稳态剂量给药6个月时,监测肝功能和肌酸激酶(CK)水平。

2.肝　与剂量相关并可恢复的肝功能检测(LFT)结果升高(大于正常值上限的3倍)的最初报道显示,与安慰剂一样,发生率在1.1%。有30例报道在使用他汀类药物后出现了严重的肝衰竭。

3.肌肉　成人应用他汀类药物后约0.17%发生CK升高(大于正常值上限的10倍),而在应用安慰剂患者中其发生率为0.13%。CK升高的患者中很少有人报道有肌肉痛的症状。肌肉痛与发生流感时伴随的肌痛类似,最初发生在四肢同时伴随虚弱和乏力。如果患者出现了小便深褐色或肌肉痛的症状,就应停用他汀类药物并检测CK值以确定是否确实发生了肌病。在那些真正发生了肌病的患者中,有>50%的人接受了增加此类风险的其他药物,也有像肝功能或肾功能不全、年龄(特别是>80岁)、小样本(相对于小儿人群)等医学问题。在住院患者中应用阿托伐他汀、辛伐他汀的横纹肌溶解发生率为每10 000个患者年0.44(95%置信区间为0.20~0.84),而贝特类发生率为2.82(95%置信区间为0.58~8.24)。对于只需要服用他汀类一种降脂药的患者来说,22 727例患者在服用1年会出现1例需要入院治疗的横纹肌溶解症患者。

4.神经系统　头痛、少见周围神经病变、睡眠和情绪紊乱和认知困难。

5.皮肤　皮疹、癣状斑疹。

6.其他　胃肠道不适。

【禁忌证/注意事项】　妊娠(致畸);肝疾病,可能是脂肪肝;见药物-药物相互作用。

三、胆固醇吸收抑制药:依泽替米贝

【适应证】　适用于单独应用他汀类药物不能有效控制的LDL升高;谷固醇血症。

【药理作用】　依泽替米贝可以选择性地抑制膳食中54%的胆固醇

和植物甾醇类的吸收,通过空肠刷状缘上的转移蛋白 NPC1L1 阻止胆酸的重吸收。吸收的降低导致循环至肝中的乳糜微粒中胆固醇的减少,从而使肝中 LDL 受体上调,循环中 LDL 水平减少。机体防御性地增加 LDL 合成使得本药与一种他汀类药物合用时特别有效。HDL 增加和 TG 降低。依泽替米贝也抵制植物甾醇如菜油甾醇和谷甾醇的吸收约40%,这使得本药成为一种有效的谷固醇血症治疗药物,这是一种可导致早期 CV 疾病的少见疾病。一项青少年中进行的持续 1 周时间多次给药的临床试验结果显示,青少年体内药动学特征与成人相似。一项在小儿中应用的临床试验正在进行中。但由于该药的安全性数据基本来自成人,且缺少减少 CV 事件方面的结果数据,本药并不作为临床一线用药。

【用法用量】　10mg/d,年龄不限,空腹或餐后服药均可。

【药动学】

1.吸收和代谢　在小肠壁经葡萄糖醛酸化代谢并有肝肠循环现象,推测可能具有较小的全身暴露量(生物利用度低),因此不良反应很低。

2.排泄　大部分通过粪便排泄。

【药物相互作用】　与环孢素和吉非贝齐使用可以使两者血药浓度均升高。

【不良反应】

1.胃肠道　腹泻、恶心、味觉改变、胰腺炎、胆石症。

2.肌肉　可能加重他汀类药物导致的肌痛。

3.肝　肝功能检查(LFT)升高,可能并不比安慰剂组高。

4.血液　血小板减少。

5.其他　血管性水肿、皮疹,对脂溶性维生素吸收无影响。

【禁忌证/注意事项】　与胆酸结合树脂合用可抑制依泽替米贝吸收。给予孕鼠和兔高剂量药物可导致胚胎骨骼发育异常,故孕妇禁用。

四、贝特类:非诺贝特和吉非贝齐

【适应证】　适用于控制饮食无效并具有导致胰腺炎风险的 TG 升高[TG>13～36mmol/L(500～1000mg/dl)]。非诺贝特对 HDL 的增高能力强于吉非贝齐。吉非贝齐可提高 LDL 水平。在 Fredrichson Ⅲ型(异常 β 脂蛋白血症)患者中可见最强降低 TG 作用,对乳糜微粒血症,同时应用低脂和无酒精饮食也有效。这类药物也增加纤维蛋白溶解,抑制凝血。减少 TG 也就相应减少了成人冠状动脉疾病的风险。具有 CV 病史患者应用贝特类药物,未来发病减少 22% 且不显著降低 LDL 或 TC 水平。该作用结果可能是与抗凝血作用或增加 HLD 水平有关。在小儿患者中未证实吉非贝齐的安全性和有效性,故仅限于严重情况下和年龄大些的青少年患者使用。

【药理作用】　与肝过氧物酶增殖子激活受体(PPAR)α 作用可激活游离脂肪酸氧化并增加脂蛋白脂酶的产生,这可帮助 TG 与 VLDL 的清除和 HDL 的表达。

【用法用量】　见表 16-4。

【药动学】

1.吸收　饭前 30min 服用吸收最佳。

2.蛋白结合　与白蛋白结合。

3.半衰期　非诺贝特半衰期为 20h 而吉非贝齐为 1h。

4.代谢和消除　均为葡萄糖醛酸化合物并从尿液中排出体外。

【药物相互作用】　与华法林使用时可延长凝血时间。如与他汀类药物合用可增加肌病风险,如需联合应用,可降低他汀类药物剂量并每 3 个月监测 CK 水平直到给药方案达到稳态。非诺贝特发生肌病的概率较吉非贝齐少见。与环孢素合用时可使环孢素浓度增加约 3 倍。

【不良反应】

1.胃肠道　成人中不良反应发生率为 5%,LFTs 和 CK 增高较他汀类药物少见。

2.代谢　增加 LDL,特别是那些只带有轻度 TGs 升高的患者(代谢综合征)。一项小型儿童临床试验($n=14$)结果表明在青少年中使用不良反应很少。

【禁忌证/注意事项】

1.禁与他汀类和吉非贝齐(非诺贝特相对安全些)合用。

2.肾功能不全。

3.孕 C 级药物作用未知。

五、烟酸

【适应证】　适用于低 HDL-C,高三酰甘油血症,也可用于考虑有家族史但不确切的高胆固醇血症的脂蛋白(a)增高患者。

【药理作用】　嘧啶-3-羧酸或烟酸是一个在大剂量下可降低 VLDL 产生和 TG 合成的 B 族维生素。它可通过降低动物脂肪组织中脂蛋白脂肪酶来减少 TG 脂溶解且可减少循环中游离脂肪酸进入肝而导致肝合成 GC 的减少。可能也会有对 TG 合成限速酶(二酰基-丙三醇-乙酰转移酶2)的抑制作用。肝合成 TG 的减少导致 VLDL 水平的降低和 LDL 水平的降低。血中 TG 的清除在烟酸作用下可增加,因为烟酸可改善脂蛋白脂酶的功能。ApoA-1 的清除可导致 HDL 水平的增加。ABCA1 膜胆固醇转运子在烟酸作用下上调。此外,烟酸也是唯一可显著降低脂蛋白(a)[LP(a),约降低 40%]的药物,尽管还有一些没有作用。对 TG 作用结果可在给药 1 周后显现,而 LDL 水平的降低通常要在 3～6 周才能出现。在儿科应用的经验还很有限:有案例报道,对儿科患者使用烟酸可减少 LDL30%,76%(16/21)的受试者伴有可逆的常见不良反应。由于存在快速抗药反应和其他不良反应,很少在儿科应用烟酸。

【成人用法用量】　有数种不可相互替代的制剂。

1.常规制剂　起始剂量为 100mg 口服,每日 2 次且每 7d 增加 100mg 直到达到 1.5～2g 剂量。每 2～4 周检查肝功能(LFTs)、白蛋白、葡萄糖、尿酸水平和空腹时脂质水平,直到剂量达到稳态后可每 3～6 个月进行 1 次实验室检查。

2.缓释剂型　初始剂量为晚上口服 500mg,每日 1 次且每 4 周这样不太频繁地、根据实验室检查结果和药物的作用效果及不良反应来增加剂量,最大剂量可达每日 2g。

3.常规(晶型)　50～500mg,可购自 OTC,并不被广大医师所推荐。

4.缓释制剂　(6～8h)作为一种缓慢释放的剂型可以获得。这种缓慢释放的剂型(Niaspan,烟酸控释制剂)每日只服 1 次剂量,是 FDA 批准的唯一处方剂型(见表 16-4)。

【药动学】

1.吸收　水溶性。

2.作用起效　常规制剂烟酸在给药后 60min 内达到血药清峰值。

3.代谢　肝代谢。

4.消除　通过尿液排出或以烟酸原型排出体外。

【药物相互作用】　与胆酸结合树脂在合适的剂量和持续时间情况下可获得更有效的结果。如与一个他汀类药物合用,需要密切注意肌病增加的风险且他汀用量应为最大剂量的 25%。与烟、酒合用时可见面色潮红和头晕。

【不良反应】

1.快速抗药反应　面色潮红、皮肤瘙痒和头痛等不良反应通常由前列腺素调解,某些情况下可应用抗组胺和(或)阿司匹林来治疗或预防,一般 1~2 周可恢复正常。如果同服乙醇(酒精)或热饮料可能会加重面色潮红症状。

2.肝　剂量相关的肝毒性常见于剂量每日>2g 的购自 OTC 的制剂,也包括肝衰竭患者使用缓释制剂时。缓慢释放剂型可导致更少的肝毒性。流感样症状,LDL 非常显著地增高(>50%)可提示肝衰竭。在改善脂质水平时见到的最大报道剂量为每日 4~6g,但肝毒性在剂量高于每日 2g 时会增加。

3.肌肉　与他汀类药物合用时出现 CK 升高肌肉痉挛和横纹肌溶解症的肌病报道很少。

4.心血管　心悸、心房心律失常、血压过低。

5.代谢　中度血糖升高、高尿酸血症。

6.皮肤　黑色棘皮症(用水杨酸类制剂治疗)、干皮症。

7.眼科　中毒引起的弱视和黄斑性病变(非常少见且可逆)。

8.其他　胃肠道上部不适(与食物同服时可改善)。

【禁忌证】　肝病、严重痛风(血尿酸水平升高)、消化性溃疡、活动性出血、对烟酸过敏、不稳定型心绞痛、糖尿病(可能会需要血糖过低时的升糖治疗)和妊娠(动物中有出生肢体缺陷)。

六、ω-3 脂肪酸

【适应证】　适用于成人 TG >13mmol/L(500 mg/dl)时的辅助治疗。在儿童中的安全性和有效性未证实。

【药理作用】　在脂肪含量丰富的鱼类(鲔鱼、鲑鱼、旗鱼)中被发现,ω-3 脂肪酸可能对血栓形成,心律失常,炎症,高血压有一定的抑制作用并能改进内皮功能。一些研究表明,其可降低 CV 事件的发生率。20 例轻度 TG 升高的儿童应用 DHA 后发现可有利于脂肪含量的改变。确切机制尚不清楚,但可能与降低肝中 TG 合成有关。

【用法用量】

1.青少年　每日 1000～4000 mg。

2.成人　每日 4000 mg 或更多。

【药动学】　通常会在给药后 1 个月内起效。

【药物相互作用】　未知。

【不良反应】

1.代谢　LDL 升高。

2.皮肤　皮疹。

3.心血管　心绞痛。

4.其他　后背痛、呼出鱼味(可通过服用冻丸和睡前服药来减少)。

【毒理】　对某些购自 OTC 的制剂要适当关注纯度和汞含量,因为缺少相应规定。对于重度 TG 升高的患者可通过处方购买经过 FDA 批准的一种纯度更高的制剂。

第四节　总　结

对于脂代谢紊乱的治疗,改变生活方式是关键。但对于高 LDL 胆固醇的儿童应该考虑应用药物治疗,同时考虑风险因素或高 TG 带来的胰腺炎风险。降脂类药物通常可以很好地耐受并且疗效确切。然而,对于长期使用此类药物的安全性和疗效我们的认识还存在空白,针对每名儿童的治疗应该综合考虑家族风险和对药物治疗的态度。进一步深入理解动脉粥样硬化的形成因素和改进临床前疾病的非侵入性衡量方法可以允许我们采用更为精确的靶向技术治疗,并可解释其他风险因素中脂代谢异常值的意义。

参考文献

[1]　Ebbeling CB,Leidig MM,Sinclair KB,et al.Effects of an ad libitum low-glycemic load diet on cardiovascular disease risk factors in obese young adults.Am J Clin Nutr,2005,81:976-982.

[2]　Zhou Z,Rahme E,Pilote L.Are statins created equal? Evidence from randomized trials of pravastatin, simvastatin, and atorvastatin for

cardiovascular disease prevention.Am Heart J,2006,151:273-281.

[3] Sleijfer S,van der Gaast A,Planting AS,et al.The potential of statins as part of anti-cancer treatment.Eur J Cancer,2005,41:516-522.

[4] Klein BE,Klein R,Lee KE,et al.Statin use and incident nuclear cataract. JAMA,2006,295:2752-2758.

[5] Kajinami K,Okabayashi M,Sato R,et al.Statin pharmacogenomics: what have we learned,and what remains unanswered? Curr Opin Lipidol,2005, 16:606-613.

[6] Pearson TA, Denke MA, McBride PE, et al. A community-based, randomized trial of ezetimibe added to statin therapy to attain therapy to attain NCEP ATP Ⅲ goals For LDL cholesterol in hypercholesterolemic patients: the ezetimibe add-on to statin for effectiveness (EASE) trial. Mayo Clin Proc,2005,80: 587-595.

[7] Newman C,Tsai J,Szarek M,et al,Comparative safety of atorvastatin 80 mg versus 10 mg derived from analysis of 49 completed trials in 14236 patients.Am J Cardiol,2006,97: 61-67.

第 17 章

体外膜肺氧合与透析/持续肾替代治疗的药物清除

一、概述

过去 20 年来，体外膜肺氧合（extracorporeal membrane oxygenation, ECMO)用于儿科，尤其是新生儿心肺衰竭患者越来越普遍。然而，有关 ECMO 对儿童体内药物代谢及消除的影响的研究资料相对匮乏。由于其本身的性质，ECMO 用于大多数的危重患儿，这些患儿往往已接受最大限度地药理学支持——接受多种改善循环的血管活性药物、高剂量的镇静药和肌松药及预防性或治疗性抗生素。此外，利尿药和肾替代治疗也经常用以维持体液平衡。

对于救治危重患儿，尤其合并有急性肾损伤（acute kidney injury, AKI)患儿的医疗团队来说，药物的体外清除（clearance)是临床面临的一项重大挑战。这种情况下，确定合理的药物剂量需要通晓特定药物多方面的性质、肾支持治疗（renal supportive therapy, RST)的模式、透析膜的特性及透析剂量。此外，仔细评估急性肾损伤患儿的残肾功能和药物非肾清除的可能性，有助于优化主要经过肾清除的药物治疗方案。

本章综述了 ECMO 可能影响药物清除率的一般方式、影响药物清除率的肾支持治疗及药物的性质。

二、通则

药物的分布容积和清除率影响其半衰期。药物的清除率和分布容积受多种不同机制的影响，同样的机制在实施 ECMO 支持治疗期间可能会彻底改变。药物的分布容积能把体内药物总量和全血或血浆中药物浓度联系起来，除其他性质之外，分布容积受药物的 pKa 值、药物与组织或血浆蛋白结合程度及其亲水性或亲脂性（分配系数）等性质影响。ECMO 通过多种方式改变药物的表观分布容积，其中最明显的是 ECMO 回路改变细胞外液容量的程度。由于 ECMO 回路的预充量常规为 200～400 ml,实施 ECMO 治疗时,婴儿的循环血容量(80～85 ml/kg)可急剧加倍。这种效应对分布容积较小的药物比对分布容积较大的药物产生的影响更为显著。而危重患儿需求的持续静脉补液通常会加剧这种稀释效应。此外,出血性并发症往往需要多次输入红细胞、血小板和血浆。而血管腔隙中液体的流失必然需要反复静脉补液,以维持足够的循环血量。不足为奇,患有呼吸衰竭的婴儿接受 ECMO 治疗后体重增加了 30%,该现象已经为临床所关注。ECMO 增加细胞内液及细胞外液的程度尚有争议;这种细胞内、外液的增加更有可能与基础疾病的进程有关,而不是 ECMO 本身所致。由于 ECMO 过程中液体量的额外增加及循环回路变化时药物的损失,药物清除率和分布容积所受的影响只能加剧。相反,预充液和反复输血也会稀释血浆蛋白,导致药物与蛋白结合降低、游离药物浓度升高及表观分布容积降低。然而,游离药物比例的增加,更有可能导致其在组织中的再分布,从而可能增加表观分布容积。其他影响血浆蛋白的因素包括肝素对蛋白的结合及蛋白质通过氧合器滤膜时变性的可能性。因其庞大的表面积,氧合器可能会特别影响药物的浓度和表观分布容积。经证实,硅树脂氧合器对亲脂性药物具有更高的亲和力。Dagan 及其同事在体外模型中检测了使用氧合器前、后几种药物的浓度。研究人员同时应用新管路和已用过的管路来监测药物的丢失,发现应用 ECMO 新管路后,药物流经氧合器后血药浓度显著降低,其中苯妥英钠下降了 43%、万古霉素和吗啡下降了 36%、苯巴比妥和庆大霉素分别下降了 17% 和 10%。而患者使用管路 5d 后,药物损失显著减少,其中吗啡、万古霉素、苯巴比妥浓度分别下降了 16%、11%、6%。上述结果表明,循环管路应用数天后,其结合位点趋于饱和。

　　将药物直接注入循环回路中,根据药物是在 ECMO 之前还是在其之后注入及所使用的氧合器类型不同,可能观察到不同的效果。经证实,分配系数对于循环回路中的药物损失量尤为重要。

　　药物在循环回路中也有可能混合不完全。通常以采用硅树脂静脉壶或储血囊作为保险措施。当循环回路回血不足,如回路管扭结或血容量不足,机器即可报警,血泵关闭,以避免混入空气。此时,静脉壶血流量降低、层流增加。经证实,在 ECMO 回路静脉壶的远端注入染料,10min 内可混合完全;而在静脉壶的近端注入药物,则混合不彻底。在相同的研究中,循环液流速低于 250 ml/min 可导致药物汇集于 ECMO 系统中。

ECMO 过程中,药物的清除率或消除率也受影响。与分布容积相似,药物清除率受 ECMO 对药物结合程度的影响。药物通常经由肝和肾清除,但肺和其他器官也可清除药物。药物的清除率与其在这些器官中的分布量密切相关,即器官的血流量、分布容积及结合或未结合的药物比例。ECMO 可改变终末器官灌注,尤其是在静脉-动脉 ECMO 治疗过程中搏动缺失时最为显著。搏动血流的缺失可能会导致全身血管阻力增高、毛细血管及淋巴回流减少。而搏动血流缺失时,肾血流也发生改变,导致肾功能下降和肾素-血管紧张素系统激活。肝血流量下降也可能影响药物代谢。毛细血管流量降低,骨骼肌、脂肪组织、骨和皮肤及肝、肾血流量减少,均可降低药物的分布容积和清除率,并改变药物半衰期。终末器官灌注的改变也可能与基础疾病的状况有关。如果 ECMO 过程中采用人工低温进行脑保护,则脑灌注及酶的功能会有更显著的改变。在静脉-动脉 ECMO 中,仅支气管血流流入肺部,这会显著改变经肺分布或代谢的药物的结合或消除。重要的是,ECMO 开始时,肾、肝和其他器官经常遭受损伤,这种损伤可能影响器官自身药物清除力。

三、肾支持治疗中影响清除率的药物特性

为了获得尽可能好的临床结果,接受持续肾替代治疗(continuous renal replacement therapy,CRRT)的患者给药时必须考虑每种药物个体化的药动学和药效学特性。包括药物的分布容积(V_d)、分子量(MW)和蛋白质结合率等相关特性可以决定有多少药物可通过 CRRT 清除。分布容积大(>1 L/kg 体重)、分子量大于血液滤器孔径或蛋白结合率高的药物(>50%)几乎不太可能通过间断血液透析(intermittent hemodialysis,IHD)或 CRRT 清除。值得注意的是,只有游离的、未结合的药物部分才能通过肾支持治疗(renal supportive therapy,RST)清除,该部分药物比例计算为"1-蛋白结合率"。此外,由于相似的原因,亲脂性较强的药物不太可能通过 RST 清除。

四、清除的机制

透析通过两种机制清除溶质:弥散和对流。这两种机制均需要一种

允许血管腔隙中的溶质分子通过的半透膜。弥散清除顺浓度梯度由高浓度至低浓度进行,清除率与分子大小成反比。对流清除发生于"溶剂牵拉"过程中,血浆中的水分被推动或者滤过半透膜,从而带动其中所有溶解的溶质分子通过半透膜。因此,对流清除较少受溶质分子大小影响;与弥散清除相比,对流方式可更有效地清除大分子溶质分子。所有透析模式均可被设置为弥散或对流清除,或者弥散-对流相结合清除溶质。

五、肾支持治疗模式

间断血液透析(IHD)、腹膜透析(peritoneal dialysis,PD)和持续肾替代治疗(CRRT)构成了急性肾损害危重患者的 3 种最常见的肾支持治疗(RST)模式。尽管 PD 经常持续用于 ICU 患者,尤其用于婴儿心肺转流术(cardiopulmonary bypass,CPB)后早期,CRRT 一般指静脉-静脉模式的持续体外清除,本章亦用作此意,但 RST 模式的选择取决于不同的患者特征,如下所述。

六、间断血液透析

间断血液透析(IHD)通常适用于需要接受 RST 的病情较稳定、较大的患儿。每次透析通常持续 3～4h,以求每次透析后小分子溶质的清除率达到 65%～70%,尿素氮清除率可作为溶质清除率的替代指标。IHD 清除以弥散方式为主,在脱水过程中(称之为超滤)同时伴有部分对流清除。血液透析器的滤膜具有多种分子截留量,超过截留量的溶质分子无法通过(通常是 15～30 kDa)。高通量膜具有较大的孔径(分子截留量可达 60 kDa),可用于清除促炎症细胞因子。在一个标准的 IHD 过程中,分子量<1000 Da 的溶质分子(对于高流通膜来说,分子量<2000 Da)清除效果显著。

七、腹膜透析

腹膜透析(PD)是通过向腹腔中缓慢灌入电解质平衡液,并利用腹膜的半通透性进行物质转运而清除溶质。溶质清除率受灌入腹腔的液体量及患者 1d 内接受的换袋或循环次数的影响。一次透析循环包含灌液时间、透析液留腹时间和排液时间。尽管为满足患者的特定需求,PD

循环时间可以调整,但标准的 PD 循环处方包含 5min 灌液、45min 留腹和 10min 排液。PD 超滤是通过改变透析液的渗透浓度(通常根据葡萄糖复合物计算)来实现的。PD 通常用于婴儿心肺转流术(CPB)后,因为 PD 导管可以在手术室中放置于高危患者体内。对于这些婴儿来说,PD 是理想的方法,因为它不需要像 IHD 或 CRRT 清除一样为了清除而进行体外循环,而体外循环可导致较小患者心血管功能的不稳定和血液暴露。

急性 PD 清除率的计算基于小分子溶质的清除率和由根据患者体表面积标准化的每日 PD 透析液处方总量。与 IHD 和 CRRT 膜相反,每个患者的腹膜弥散能力是未知的,而且很少被测定。然而,对于较小的患者而言,其腹膜表面积与体表面积的比值相对较高,这可能会导致相对较大的弥散清除率。

八、持续肾替代治疗

持续肾替代治疗(CRRT)已经成为急性肾损伤危重患儿中应用最广泛的 RST 模式。CRRT 易于配置,可以提供对流清除(持续静脉血液滤过,CVVH)、弥散清除(持续静脉-静脉血液透析,CVVHD)或者对流-弥散结合清除(持续静脉-静脉血液透析滤过,CVVHDF)。这些模式均能超滤脱水。尽管单纯超滤(缓慢持续超滤,SCUF)为 EMCO 支持治疗的主要方式,但很少用于儿科 CRRT,我们将在本章的 ECMO 部分予以讨论。

尽管高通量膜的确存在,而典型的 CRRT 膜孔径为 $15 \sim 30$ kDa。虽然 CRRT 单位时间内的清除效率较 IHD 低,但其连续性可使每日清除率显著高于 IHD,这对于给药剂量的确定极其重要,尤其是对于小分子量、低表观分布容积和低蛋白结合率的药物。CRRT 的清除率定义为:根据患者体格标准化的每日透析液和置换液速率之和,表示为 L/(kg·h)或 ml/(h·1.73m^2)(适用于较小的儿童)。

九、汇总

心血管药物在急诊监护病区患者的透析清除率尚未被广泛研究;更多的研究集中于急性透析中抗菌药物的清除或慢性透析中抗高血压药物的清除。CRRT 对正性肌力药清除极少,如多巴胺和去甲肾上腺素。

一项儿科研究证明,CRRT 清除率接近该过程中血管加压素的体外清除率。最后一项研究是 CVVHDF 模式被有效应用于 1 例阿替洛尔过量的病例。

这些小规模的研究突出了上面提到的原则——具有低蛋白结合率、小分子量及低表观分布容积的药物可能容易被 IHD 或 CRRT 清除。关于心血管药物清除的文献极少,所以可根据如下的经验性方法来评估是否需要药物剂量调整。

1.对于 $V_d<1$ L/kg、分子量<2 kDa 且蛋白结合率低于 50% 的药物需调整剂量。

2.对于 IHD,考虑在透析中间或在透析治疗结束时给予一次追加剂量(通常用于抗惊厥和抗微生物药物)。

3.为接受 CRRT 治疗患者制定处方时,应根据药品说明书对应的肾功能清除率确定药物给药剂量和给药间隔。例如,如果 CRRT 剂量为 25 ml/(kg·h),这相当于一个体重 70kg 的成年人 29 ml/min 的清除率。因此,给药剂量应当根据 CRRT 清除率和残肾功能清除率之和进行调整。

十、结论

体外膜肺氧合(ECMO)对小儿患者的药物清除率具有潜在的多方面的影响。一般来说,ECMO 可增加药物的分布容积。这种影响的大小取决于儿童的体格大小、ECMO 预充液的多少、药物在未接受 ECMO 支持治疗患者中的分布容积。ECMO 对药物作用最可变的影响是循环回路和氧合器结合药物的程度。ECMO 对高分配系数(亦即高亲脂性)的药物影响最大。很显然,当使用新的循环回路时,这些药动学的改变最为显著,而随着时间推移,这些改变将会减少。因此,在实施 ECMO 期间,与 ECMO 后期相比,在 ECMO 早期增加给药剂量是有必要的。建议医师对接受 ECMO 支持治疗的患儿经常监测药物浓度及其治疗效果,以确保药物剂量合理。

参考文献

[1] Vrancken SL, Heijst AF, Zegers M, et al. Influence of volume replacement with colloids versus crystalloids in neonates on venoarterial extracorporeal

membrane oxygenation on fluid retention, fluid balance, and ECMO run time.ASAIO J,2005,51:808-812.

[2] Kazzi NJ,Schwartz CA,Palder SB,et al.Effect of extracorporeal membrane oxygenation on body water content and distribution in lambs. ASAIO Trans,1990,36:817-820.

[3] Rosen DA,Rosen KR,Leong P.Uptake of lorazepam and midazolam by the Scimed membrane oxygenator.Anesthesiology,1990,73:A474.

[4] Dagan O,Klein J,Greunwald C,et al.Preliminary studies of the effects of extracorporeal membrane oxygenator on the disposition of common pediatric drugs.Ther Drug Monit,1993,15:233-236.

[5] Mulla H,Lawson G,von Anrep C,et al.In vitro evaluation of sedative drug losses during extracorporeal membrane oxygenation. Perfusion, 2000, 15: 21-26.

[6] Hoie EB,Hall MC,Schaff LJ.Effects of injection site and flow rate on the distribution of injected solutions in an extracorporeal membrane oxygenation circuit.Am J Hosp Pharm,1993,50:1902-1906.

[7] Shevde K,DuBois WJ.Pro: pulsatile flow is preferable to nonpulsatile flow during cardiopulmonary bypass.J Cardiothorac Anesth,1987,1:165-168.

[8] Mavroudis C.To pulse or not to pulse.Ann Thorac Surg,1978,25:259-271.

[9] Hynynen M,Olkkola KT,Naveri E,et al.Thiopentone pharmacokinetics during cardiopulmonary bypass with a nonpulsatile or pulsatile flow.Acta Anaesthesiol Scand,1989,33:554-560.

[10] Bartlett RH.Extracorporeal life support for cardiopulmonary failure.Curr Probl Surg,1990,27:621-705.

[11] Bentley JB,Conahan III TJ,Cork RC.Fentanyl sequestration in the lungs during cardiopulmonary bypass.Clin Pharmacol Ther,1983,34:703-706.

[12] Churchwell MD,Mueller BA.Drug dosing during continuous renal replacement therapy.Semin Dial,2009,22:185-188.

[13] Pea F,Viale P,Pavan F,et al.Pharmacokinetic considerations for antimicrobial therapy in patients receiving renal replacement therapy.Clin Pharmacokinet,2007,46:997-1038.

[14] Sorof JM,Stromberg D,Brewer ED,et al.Early initiation of peritoneal dialysis after surgical repair of congenital heart disease.Pediatr Nephrol,1999, 13:641-645.

［15］Stromberg D,Fraser Jr CD,Sorof JM,et al.Peritoneal dialysis.An adjunct to pediatric postcardiotomy fluid management.Tex Heart Inst J,1997,24：269-277.

［16］Picca S,Ricci Z,Picardo S.Acute kidney injury in an infant after cardiopulmonary bypass.Semin Nephrol,2008,28：470-476.

［17］Ponce D,Brito GA,Abrao JG,et al.Different prescribed doses of high-volume peritoneal dialysis and outcome of patients with acute kidney injury.Adv Perit Dial,2011,27：118-124.

［18］Warady BA,Bunchman T.Dialysis therapy for children with acute renal failure：survey results.Pediatr Nephrol,2000,15：11-13.

［19］Uchino S,Kellum JA,Bellomo R,et al.Acute renal failure in critically ill patients：a multinational,multicenter study.JAMA,2005,294：813-818.

［20］Symons JM,Chua AN,Somers MJ,et al.Demographic characteristics of pediatric continuous renal replacement therapy：a report of the prospective pediatric continuous renal replacement therapy registry.Clin J Am Soc Nephrol,2007,2：732-738.

［21］Honore PM, Matson JR. Hemofiltration, adsorption, sieving and the challenge of sepsis therapy design.Crit Care,2002,6：394-396.

［22］Veltri MA,Neu AM,Fivush BA,et al.Drug dosing during intermittent hemodialysis and continuous renal replacement therapy：special considerations in pediatric patients.Paediatr Drugs,2004,6：45-65.

［23］Palevsky PM,Zhang JH,O'Connor TZ,et al.Intensity of renal support in critically ill patients with acute kidney injury. N Engl J Med,2008,359：7-20.

［24］Bellomo R,McGrath B,Boyce N.Effect of continuous venovenous hemofiltration with dialysis on hormone and catecholamine clearance in critically ill patients with acute renal failure.Crit Care Med,1994,22：833-837.

［25］Baird JS.The sieving coefficient and clearance of vasopressin during continuous renal replacement therapy in critically ill children.J Crit Care,2010,25：591-594.

［26］Pfaender M,Casetti PG,Azzolini M,et al.Successful treatment of a massive atenolol and nifedipine overdose with CVVHDF.Minerva Anestesiol,2008,74：97-100.

第 18 章

肠外营养

一、概述

患有先天性心脏病的婴儿中生长障碍较为常见，且营养不良会使患有重大疾病的儿童接受手术的疗效更差。相对于年龄稍长的儿童和成人，新生儿进行体外循环（cardiopulmonary bypass，CPB）时会经受更严重的应激反应，这将使新生儿发病、出现器官功能障碍和术后并发症的风险增高。新生儿心脏术后的护理具有多样性和复杂性。营养在保持体重、促进伤口愈合和促进生长中发挥着至关重要的作用。

20世纪60年代晚期，Dudrick 和他的同事们证明全肠外营养（total parenteral natrition，TPN）可成功输送至胃肠功能衰竭的患者。他们的工作为全肠外营养的应用树立了范例，全肠外营养应用到越来越多的患者身上，其中甚至包括非胃肠功能衰竭的患者，如恶性肿瘤和重症监护患者。肠外营养是提供营养支持最为有效的方式，但花费昂贵。在为患者开具全肠外营养处方前，需由注册营养师对患者进行全面的营养评估。

本章旨在为心脏病患者输注安全的全肠外营养提供指南。该部分内容包括：讨论如何评估肠外营养和液体量的目标；给药途径的选择；起始和后续的肠外营养支持；并发症；全肠外营养的安全过渡。

二、适应证和给药途径

大量文献报道，若对于患者可行，则应优先早期应用肠内营养（enteral nutrition，EN）支持。然而，在小儿心脏病患者群体中有一些因素会影响营养支持方法的选择，这些因素大部分取决于出生时特定的心脏病变。不管是发绀型或非发绀型心脏病，亦或需要使用 CPB 进行手术修复，新生儿均面临代谢需求增加和术后并发症的风险。值得注意的是，低心排血量和（或）全身器官灌注降低会增加先天性发绀型心脏病婴儿患坏死性小肠结肠炎（necrotizing enter colitisNEC）的风险；因而，在进行矫正或姑息性手术前,不宜进行肠内喂养。可尽早给予全肠外营养以支持重要的器官功能,防止营养不良和保持去脂体重。

开始和优化术后心脏病患者的全肠外营养支持时可能会出现很多障碍,包括血流动力学不稳、高血糖、低血压及药物输注所致的液体摄入限制。如果液体摄入限制低于50%的维持量,静脉注射液(IVF)可使用更高浓度的葡萄糖溶液以提供 $62.76 \sim 83.68$ kJ/(kg・d)[$15 \sim 20$ kcal/(kg・d)]的能量,直至营养溶液的量开始增长。

Duggan与其同事建议当营养不良患儿接受EN不能超过3d时可进行TPN支持;但少于5d的TPN疗程并不能显著改善营养状况。通常认为出生体重低或早产婴儿在出生24 h内需开始营养支持。如果次佳的营养方案预计超过7d,则建议通过中央静脉给予全肠外营养。4种典型的中央静脉导管:外周导入中央静脉置管(PICC)、非隧道式导管、隧道式导管和完全置入式静脉输液泵。当通过中央静脉提供类似TPN的高渗溶液时,用放射显影确定合适的导管尖端位置对于患者的安全至关重要。中央静脉导管最理想的位置是右心房和上腔静脉的交汇处,因为此处有一个直径很大的血管,静脉血流量最大。操作者应该熟悉使用TPN时医院特定的操作手册及导管尖端位置。

如果次佳的营养方案预计少于7d,通过外周静脉输注浓度较低的溶液应可满足需求。通过外周静脉输注肠外营养(parenteral nutrition, PN)的渗透压浓度限值,提供所有能量需求可能很困难。由于静脉炎和硬化症的风险,通过外周静脉输注PN的最大渗透压浓度应严格限制在 $900 \sim 950$ mOsm/L。这大致相当于10%葡萄糖溶液和2%含有标准量电解质和矿物质的氨基酸溶液。10%和20%静脉脂肪乳溶液均为等渗热量来源,能通过外周静脉或中央静脉给药。

三、营养评估

为心脏病患者进行肠外营养支持的第一步是确定营养目标。具有儿科经验的注册营养师对确定营养需求、目标及可能影响营养摄入的因素是非常关键的。精确的人体测量数据对评估很重要,这些测量基于计算体表面积、体重指数、体液及常量和微量的营养需求等数据。确定能量需求的方法,例如间接测热法,将有助于为危重患者制定营养目标。预定方程往往过高或过低估算机体需要,且未考虑代谢状态的改变。而获取肠外营养支持时,从食物中获取热能常被忽略,因此焦[耳](卡路里)的计算要比肠内营养小约10%。

　　鉴于以上提及的诸多营养支持障碍,心脏病患者应首先确定液体需要量。估计所需的液体需要量,最常用方法为 Holliday-Segar 法。具体见表 18-1。

表 18-1　推荐日补液量

体重(kg)	需要液体量
0～10	100ml/kg
10～20	1000ml(10kg)＋每千克(kg)体重 50ml/kg(>10kg)
>20	1500ml(20kg)＋每千克(kg)体重 20ml/kg(>20kg)

　　当机体处于非显性液体流失(如发热、呼吸急促),显性液体流失(如腹泻、呕吐),胃造口处的液体流失及其他的胃输出增加时,液体需要量也应增加。提供全肠外营养支持时,对患者水合状态进行常规临床评价至关重要。

　　当能提供液体 30～40ml/(kg·d)或更多时,才能停止全肠外营养支持。心脏术后,应该严格控制液体量以避免液体潴留。手术炎症反应会引起毛细血管渗漏症状,进而发生水肿。影响肠外营养液体所需量的因素包括患者持续或者间歇性用药增加的液体量和排便是否通畅。心脏术后首次给予肠外营养支持,液体摄入应严格控制在维持液体量的50%～80%。当患者恢复和停止药物治疗后,可适当放宽液体量,肠外营养的液体量应该增至液体维持量的目标值,以满足每日的液体需求。

四、起始期和后续期

　　全肠外营养的起始期和后续期要谨慎考虑患者的代谢状态、实验室指标及能量需求。手术后由于氮的流失,应补充足够蛋白质。急性手术后为了满足基础能量供应,起始剂量推荐 230～251kJ/(kg·d)[55～60 kcal/(kg·d)]。后续应每日给予全肠外营养支持,直至达到营养目标。对于婴儿患者,为了促进恢复和愈合,全肠外营养支持剂量通常为377～418kJ/(kg·d)[90～100 kcal/(kg·d)],以及 3～4 g/kg 蛋白。还应关注患者由于压力引起的代谢变化,常监测 C 反应蛋白(CRP)和其他炎症标记物。心脏病患者术后常处于机械通气状态,使用镇静药和(或)使用神经肌肉阻滞药治疗等均会影响静息能量供应。

患儿的最小能量需求和卡路里目标值因年龄而异。表 18-2 列出了患儿(年龄＞1 个月)的最小能量需求。

表 18-2　年龄＞1 个月患儿所需的卡路里指南

	1 个月至 1 岁	1～3 岁	4～10 岁	＞11 岁
初始[kJ/(kg·d)]	146～188	167～188	146～167	125～167
	1 个月至 1 岁	1～7 岁	7～12 岁	＞12 岁
最大[kJ/(kg·d)]	355～439	314～377	209～314	126～209

肠外营养主要由常量营养元素组成,包括糖类(碳水化合物)、蛋白质和脂肪。在全肠外营养中电解质和矿物质(如钠、钾、氯、钙和磷)亦是重要的组成部分。全肠外营养通常会添加微量元素(如锌和铜),加入某些药物例如雷尼替丁和胰岛素以减少液体总量。如果全肠外营养支持方案有缺陷,可根据其他指南制订方案以保证临床用药安全。肠外营养中常量营养素及其能量密度见表 18-3。

表 18-3　肠外营养中常量营养素及能量密度

常量营养素	能量密度(kcal/g)
葡萄糖	3.4
氨基酸	4
脂肪	9

糖类是肠外营养的主要能量来源,主要以葡萄糖的形式存在。如果给予过量,可能出现高血糖和过度喂养。因此,应注意葡萄糖输注率(GIR),起始给予低剂量再逐渐增加。婴幼儿患者 GIR 通常不宜超过15mg/(kg·min),表 18-4 超过了 12～15mg/(kg·min)的范围。肠外营

养中的蛋白质主要以结晶氨基酸形式存在,作为酶合成的理想底物,可使非脂体重增加,但不是能量的主要来源。对肠外营养中的蛋白质不耐受,往往表现为血尿素氮(BUN)和肌酐的升高。如果心脏病患者处于极度脱水状态,通常很难判断是否对肠外营养中的蛋白质不耐受。脂质主要以大豆和(或)红花乳剂的形式存在,预防必需脂肪酸的缺乏,是另一等渗高焦[耳](卡路里)的能量来源。患者对脂质的耐受性可以通过对三酰甘油(TG),γ-谷酰胺转肽酶(GGT)和胆红素的水平等肝功能指标进行监测。建议每周监测肝功能2次,如出现三酰甘油血症,则应立即减少脂质输注。

表 18-4　预防低血糖的最低葡萄糖用量

年龄	葡萄糖消耗[mg/(kg·min)]
新生儿	6
婴儿	8
1 岁	7
5 岁	4.7
青少年	1.9

　　表 18-5 综合列出了肠外营养支持中葡萄糖,蛋白质和脂质初始、后续剂量及这些成分的目标值。

　　20 世纪 70 年代至 80 年代间,儿科的维生素及矿物质指南由 2 个组织所提出,即美国医学会(AMA)和食物营养部门的营养专家咨询组。随着时代发展,出现了多种成人使用的复合维生素制剂,但仅有一种婴幼儿和儿童专用复合维生素制剂。因此,美国临床营养学会临床实践问题委员会(ASCN)回顾分析了应用复合维生素的所有数据,结果见表18-6。值得注意的是,肠外营养中儿童用复合维生素(MVI Pediatric)与成人用复合维生素存在很大差异。儿童用复合维生素包括维生素 K,较高剂量维生素 D 和较低剂量维生素 B。维生素和矿物质的使用剂量以体重为基础,因此,准确测量体重非常必要。当前的公式不包括营养不良和肝、肾功能不全及早产儿、短肠综合征等情况。因此,建议根据情况进行相应的营养调整。

表 18-5　肠外营养支持葡萄糖、蛋白质以及脂质初始剂量、后续计量及最大剂量

年龄	初始剂量			后续剂量			最大剂量		
	葡萄糖 mg/(kg·min)	蛋白质 g/(kg·d)	脂肪 g/(kg·d)	葡萄糖 mg/(kg·min)	蛋白质 g/(kg·d)	脂肪 g/(kg·d)	葡萄糖 mg/(kg·min)	蛋白质 g/(kg·d)	脂肪 g/(kg·d)
早产儿									
<1岁	5~7	1~3	0.5~2	1~2	0.5~1	0.25~1	14	3~4	3~3.5
非早产儿									
<1岁	6~9	1~3	0.5~2	1~2	0.5~1	0.5~1	14	2.5~3.5	3
1~10岁	7~9	1~2	1~2	2~3	1	0.5~1	11	1~3	2~3
>10岁	3.5~5	0.8~1.5	1	1~3	1	1	7	0.8~2.5	1~2.5

表 18-6 静脉用多元维生素的推荐摄入水平

维生素	足月儿	早产儿 当前建议量	早产儿 最新估计量
维生素 A(U)	2300	920	1643
维生素 E(mg)	7	2.8	2.8
维生素 K(μg)	200	80	80
维生素 D(U)	400	160	160
维生素 C(mg)	80	32	25
维生素 B_1(mg)	1.2	0.48	0.35
维生素 B_2(mg)	1.4	0.56	0.15
烟酸(mg)	17	6.8	6.8
泛酸酯（mg)	5	2	2
维生素 B_6(mg)	1	0.4	0.18
维生素 B_{12}(μg)	1	0.4	0.3
生物素（μg)	20	8	6
叶酸(μg)	140	56	56

引自:Green 等

美国肠内肠外营养学会(ASPEN)已经批准一些婴幼儿和儿童使用电解质和微量元素给予剂量指南。指南提供了肠外营养支持中这些成分的剂量参考范围见表 18-7。

表 18-7 美国肠内肠外营养学会(ASPEN)为婴幼儿制定的电解质和微量元素应用指南。肠外营养制剂中这些物质剂量的推荐范围

电解质	早产儿	婴儿/幼儿	青少年和儿童(>50kg)
钠	1~2.5mmol/kg	1~2.5mmol/kg	0.5~1mmol/kg
钾	1~2mmol/kg	1~2mmol/kg	0.5~1mmol/kg
钙	1~2mmol/kg	0.25~2mmol/kg	5~10mmol/d

续表

电解质	早产儿	婴儿/幼儿	青少年和儿童（>50kg）
磷	1～2mmol/kg	0.5～2mmol/kg	10～40mmol/d
镁	0.15～ 0.25mmol/kg	0.15～ 0.25mmol/kg	5～15mmol/d
醋酸盐	需要时使用,注意保持酸碱平衡		
氯化物	需要时使用,注意保持酸碱平衡		

经 Mirtallo 等允许再版

参考 ASPEN 第 34 章:儿科营养支持核心课程

* 假设器官功能正常和损耗正常

微量元素亦广泛添加于肠外营养液中,以下是用于肠外营养支持的微量元素推荐表(表18-8)。

有胆汁淤积的患者,肠外营养不应给予铜和锰。肾功能不全时,应减少给予硒、铬、钼剂量或不给予。

表 18-8　肠外营养制剂中微量元素推荐范围

微　量 元素	早产儿 < 3kg [μg/ (kg·d)]	足月儿 3～10kg [μg/ (kg·d)]	儿童 10～40kg[μg/ (kg·d)]	青少年>40kg
锌	400	50～250	50～125	2～5mg/d
铜	20	20	5～20	200～500μg/d
锰	1	1	1	40～100μg/d
铬	0.05～0.2	0.2	0.14～0.2	5～15μg/d
硒	1.5～2	2	1～2	40～60μg/d

经 Mirtallo 等允许再版

参考 ASPEN 第 34 章:儿科营养支持核心课程

* 假设器官功能正常和损耗正常

五、肠外营养监测

肠外营养支持的目的是在危重疾病情况下不能提供肠内营养支持时,给予全部的营养支持。应每日监测电解质,以期钠、钾、氯、钙、镁、磷的水平达到正常。应根据实验室监测值对电解质用量进行调整,但是仅通过全肠外营养支持难以纠正电解质水平,快速静脉注射电解质液更适合纠正电解质紊乱。通过检测葡萄糖水平,调整适当的葡萄糖输注率,通过检测碳酸氢盐的水平,判断酸中毒的情况及是否需要加入醋酸盐。

当 TPN 处方稳定后,即可逐渐减少电解质监测次数,可以从每日监测 1 次减为每周监测 1～2 次。

对于需要利尿药治疗的患者而言,在进行 TPN 实验室监测时,通常需要更频繁地监测电解质水平。这是由于应用利尿药时,通常都会出现电解质异常,尤其是低血钾。监测尿素氮(BUN)和肌酐水平可以观察利尿药的疗效。有些患者还需要更频繁地监测电解质,例如应用心室辅助装置(VAD)进行免疫抑制治疗或透析的患者。表 18-9 为接受营养支持患者的常见代谢情况。

表 18-9　接受营养支持患者常见代谢

并发症	可能原因	临床表现	预防/治疗方法
高血糖	糖尿病,代谢性应激,葡萄糖超量摄入,皮质激素,腹膜透析	血糖升高,> 11.1mmol/L	降低或限制葡萄糖摄入,增加胰岛素
高三酰甘油血症	脂质超量摄入,肝衰竭/败血症,药物治疗	血清三酰甘油> 5.2mmol/L (200mg/dl)	避免过高或过少摄入脂质,0.5 ～ 1g/(kg·d)
低钾血症	药物(呋塞米),胃肠道损失增加,钾补充不足	代谢性碱中毒,心律失常,肌肉无力,肠梗阻	肠外营养增加钾,补充钾

续表

并发症	可能原因	临床表现	预防/治疗方法
高钾血症	肾功能不全,药物治疗(螺内酯),钾超量	心律失常,感觉异常	每天监测浓度,肠外营养减少钾
低钠血症	体液过多,抗利尿激素分泌异常综合征(SIADH),损失增加	癫痫发作,意识错乱,昏睡	液体限制/避免过度输液,增加Na/替换
高钠血症	脱水,钠超量摄入,渗透性利尿	口渴,肌肉震颤,血清水平升高	脱水情况下补充体液,肠外营养减少钠
代谢性酸中毒	肠道或肾碳酸氢盐丢失过多,乳酸性酸中毒,氯化物过高	N/V/D,惊厥	增加醋酸盐,减少氯化物
代谢性碱中毒	胃酸损失,碱摄入过多,利尿疗法过激	N/V/D,惊厥	监测/处理排泄物,处理潜在原因

六、用药方案与肠外营养

接受 PN 支持的心脏病患者通常需要多套治疗方案。很多问题都与该治疗方案是否与 TPN 营养支持有配伍禁忌或可否同时给药相关。应尽可能避免同时给药,以免发生沉淀、渗透和(或)感染。总体来说,很多药品与 PN 和脂类同时给药是安全的,包括以下心脏病治疗药物:阿托品、克林霉素、地高辛、肾上腺素、庆大霉素、肝素、胰岛素、吗啡、雷尼替丁、他克莫司和万古霉素。与 PN 存在配伍禁忌的药物包括:奥曲肽、两性霉素、氨苄西林、甲氧氯普胺、硝普盐等。在同时给予药物和 PN 前,建议先咨询药师。

七、局限性和特殊状况

1%～9%的儿科患者在心脏外科术后会发生急性肾衰竭（ARF）。这种状况对患者的 PN 治疗影响很大。由于 ARF 患儿不能常规足量补充液体和电解质，因此用药方案必须重点关注避免体容量超负荷和高钾血症，这些都将影响 PN 的处方拟定。如果 ARF 患儿需要透析治疗，则由于蛋白质会快速转运和消耗，需要增加蛋白质量。

为避免液体容量超负荷和全身水肿，通常会限制心脏外科术后患者的液体摄入量。另外，还需要通过限制患者的给药方法和冲洗量，来进一步控制患者的肠外营养液体摄入量。为保证营养量，有时要用到浓缩的营养液。有时会应用腹膜透析（PD）来辅助术后的体液清除，这样能够保证给予患儿更多的营养液。患者开始恢复健康后，可耐受更多的液体量，营养液占供给液体总量比例增加后，之前的给药疗法就应相应地停止或改进。

采用体外膜式氧合器（ECMO）治疗的患者需要立即给予营养支持。由于基础性疾病、液体吸收受限和高蛋白分解代谢等原因，该类患者很难获得足够的营养，而营养不良则会导致痊愈延迟、体重下降。整个 ECMO 疗程中均需 TPN 支持，脂类对患者而言是安全的。PN 开始的时候，可提供 $418.4\sim520.1kJ/(kg\cdot d)[100\sim120kcal/(kg\cdot d)]$ 的能量，而蛋白质最大需要量为 $3g/(kg\cdot d)$。

如果心脏病患者是开放性伤口或胸腔闭合延迟，则需要额外增加营养。由于机体需求量大，患者更容易感染，脂肪丢失。对于术后患者而言，摄入足量蛋白质是最重要的营养干预措施，可促进蛋白合成最大化和保持骨骼肌的蛋白量，亦可促进伤口愈合和炎症因子应答。至今，尚未见专门针对婴幼儿压力性溃疡的营养治疗指南。压力性溃疡可获取一些实验室检查结果，包括白蛋白水平、前白蛋白、锌代谢和血细胞计数。需要评估所有可能影响组织耐力的内源性和外源性因素。内源性因素包括维生素 A、维生素 C、维生素 D、维生素 B_2、钙、锌和铜等的不足。一般建议检测维生素的吸收情况，不过该建议暂时还没有循证医学支持证据。系统综述/Meta 分析和临床随机对照试验常支持该结论：压力性溃疡急症患者应加强肠内营养和（或）补充精氨酸、维生素 C 和锌。

八、并发症

虽然 PN 在急症、重症情况下是非常有必要的,但也必须了解其所带来的风险。TPN 最常见的、能快速发生的并发症是静脉导管炎,其次是感染。导管对于血管来说是异物,容易引起感染或凝血。需要每天仔细观察患者和管路状况,监测及预防并发症的发生。长期 TPN 支持治疗,会发生导致肝胆管功能障碍的并发症,包括 TPN 胆汁淤积和胆囊炎。为监测预防并发症,建议每周监测肝功能,包括三酰甘油、胆红素和肝酶学等指标监测。

九、PN 的过渡

根据病情缓解情况,治疗方式可逐步由 PN 向 EN 或经口进食过渡。在此过程中,有很多需要考虑的因素:年龄、EN 耐受量或经口进食量变化、心理因素、就医流程、喂养困难和长时间食欲不良等疾病史,这些都是影响患者能否快速停止 PN 的因素。建议减少每小时的输注速率直至与肠内喂养的速率相适应。另一个方法是 TPN 减半或减少输注的总小时数,鼓励增加经口进食量。尽管可应用过渡方法,但必须注意监测血糖、营养摄入量和体液状态。

十、结论

总之,TPN 能够作为心脏病房婴幼儿的急救药品。对于刚出生尚不能获取足够营养的婴幼儿来说,早期营养支持能够预防营养不良,保持体重,促进身体正常发育成长。给予 TPN 时,需要仔细观察和常规监测,经常评估患者状况和营养治疗方案,从而确保 PN 安全、经济、有效。

参考文献

[1] Energy and protein requirements. Report of a joint FAO/WHO/UNU expert consultation. World Health Organization technical report series, 1985,724:1-206,Epub 1985/01/01.

[2] Baldwin KM. Incidence and prevalence of pressure ulcers in children. Adv Skin Wound Care,2002,15(3):121-124,Epub 2002/06/11.

[3] De Luis DA, Izaola O, Cuellar L, et al. Nutritional assessment: predictive

variables at hospital admission related with length of stay. Ann Nutr Metab,2006,50(4):394-398.Epub 2006/07/04.

[4] Desneves KJ,Todorovic BE,Cassar A,Crowe TC.Treatment with supplementary arginine,vitamin C and zinc in patients with pressure ulcers:a randomised controlled trial.Clin Nutr,2005,24(6):979-987.Epub 2005/11/22.

[5] Dorner B,Posthauer ME,Thomas D.The role of nutrition in pressure ulcer prevention and treatment:National Pressure Ulcer Advisory Panel white paper.Adv Skin Wound Care,2009,22(5):212-221.Epub 2009/06/13.

[6] Duggan C,Rizzo C,Cooper A,et al.Effectiveness of a clinical practice guideline for parenteral nutrition:a 5-year follow-up study in a pediatric teaching hospital.J Parenter Enteral Nutr,2002,26(6):377-381.Epub 2002/10/31.

[7] Greene HL,Hambidge KM,Schanler R,et al.Guidelines for the use of vitamins,trace elements,calcium,magnesium,and phosphorus in infants and children receiving total parenteral nutrition:report of the Subcommittee on Pediatric Parenteral Nutrient Requierments from the Committee on Clinical Practice Issues of the Anerucab Society for Clinincal Nutrition.Am J Clin Nutr,1988,48(5):1324-1342.Epub 1988/11/01.

[8] Hess L,Crossen J,edtitors.Clincinnati children's pediatric nutirtion handbook.Cincinnati:Clincinnati children's Hospital,2008.

[9] Koletzko B,Goulet O,Hunt J,et al.Guidelines on Paediatric Parenteral Nutrition of the European Society of Paediatric Gastroenterology,Hepatology and Nutrition (ESPGHAN) and the European Society for Clinical Nutrition and Metabolism (ESPEN) and the European Society for Clinical Nutrition and Metabolism (ESPEN),Supported by the European Society of Paediatric Research (ESPR).J Pediatr Gastroenterol Nutr,2005,41 Suppl 2:S1-87.Epub 2005/10/29.

[10] Hendricks KM,Duggan C,Allan Walker W.Manual of pediatric nutrition. 3rd ed.Hamilton:BC Decker,2000:586P.

[11] Kudsk KA,Tolley EA,DeWitt RC,et al.Preoperative albumin and surgical site identify surgical risk for major postoperative complications.J Parenter Enteral Nutr,2003,27(1):1-9.Epub 2003/01/29.

[12] Leite HP,Fisberg M,de Carvalho WB,et al.Serum albumin and clinical outcome in pediatric cardiac surgery.Nutrition,2005,21(5):553-558.Epub

2005/04/27.

[13] Mirtallo J, Canada T, Johnson D, et al. Safe practices for parenteral nutrition.J Parenter Enteral Nutr,2004,28(6):S39-70.Epub 2004/12/01.

[14] Owens JL,Musa N.Nutrition support after neonatal cardiac surgery.Nutr Clin Pract,2009,24(2):242-249.Epub 2009/03/27.

[15] Posthauer ME.The role of nutrition in wound care.Adv Skin Wound Care, 2012,25(2):62-63.Epub 2012/01/20.

[16] Rodriguez-Key M, Alonzi A. Nutrition, skin integrity, and pressure ulcer healing in chronically ill children: an overview.Ostomy Wound Manage, 2007,53(6):56-58,60,2,passim.Epub 2007/06/26.

[17] Shulman RJ, Phillips S. Parenteral nutrition in infants and children. J Parenter Enteral Nutr,2003,36(5):587-607.Epub 2003/04/30.

[18] Skillman HE,Wischmeyer PE.Nutrition therapy in critically ill infants and children.J Parenter Enteral Nutr,2008,32(5):520-534.Epub 2008/08/30.

[19] Stratton RJ, Ek AC, Engfer M, et al. Enteral nutritional support in prevention and treatment of pressure ulcers:a systematic review and meta-analysis.Ageing Res Rev,2005,4(3):422-450.Epub 2005/08/06.

[20] Susan S,Baker RDB,Davis AM.Pediatric nutrition support.1st ed.Sudbury: Jones and Bartlett Publishers,2007:583P.

[21] Valentine CJ, Puthoff TD. Enhancing parenteral nutrition therapy for the neonate.Nutr Clin Pract,2007,22(2):183-193.Epub 2007/03/22.

[22] Wilmore DW,Dudrick SJ.Growth and development of an infant receiving all nutrients exclusively by vein. JAMA, 1968, 203(10): 860-864. Epub 1968/03/04.

[23] Jaksic T,Hull MA,Modi BP,et al.A.S.P.E.N.Clinical guidelines: nutrition supported with extracorporea membrane oxygenation. JPEN Journal of parenteral and enteral nutrition,2010,34(3):247-253.Epub 2010/05/15.

[24] Nieman CL,Nepa A,Cohen SS,et al.The A.S.P.E.N.Pediatric Nutrition Support Core Curriculum.In:Corkins MR,ed.Silver Spring,MD:American Society for Parenteral and Enteral Nutrition,2010.

[25] Cameron JW,Rosenthal A,Olson AD.Malnutrition in hospitalized children with congenital heart disease.Arch Pediatr Adolesc Med,1995,149(10): 1098-1102.

第 19 章

用药差错

美国医学研究所报道曾以"人非圣贤,孰能无过:建立一个更安全的卫生系统"作为新闻大标题,讲述了数字惊人的医疗差错所消耗的人力成本。该报道主要内容总结如下:每年有44 000～98 000起由于医疗差错导致死亡的事件,用药差错是其主要原因,其次是手术失误和并发症;美国由于医疗差错死亡的人数超过乳腺癌、艾滋病或车祸死亡的人数;2％的住院患者会经历药物不良事件,并导致住院时间延长;平均每例药物不良事件会增加近4700美元的医疗成本;美国每年医疗差错所消耗的成本在8.5亿～17亿美元;计算机化医嘱录入(computerized provider order Entry,CPOE)可以提高用药安全。

在过去的20年里,儿科及新生儿住院患者的用药差错报道频率持续增加。用药差错是药物使用过程中,从处方和转录配药、管理或监测中任意一个环节可能出现的错误。这些差错发生在患者住院期间,可能是由医师、药师、护士、其他医院工作人员引起或患者自身原因引起。

在儿科,大多数药物剂量根据体重为基础确定。每天,医师、药师和儿童医院护士提供儿科和新生儿患者的特殊用药需求的总重量在400g至200kg,这可能导致500倍的剂量差错;相反,成年患者可能会遇到潜在的最大剂量误差在双倍剂量之间。这种潜在的差异有多种原因:①制药厂商提供药物的单位剂量包装适合成人使用的。制药厂几乎不会生产适用于儿科或新生儿的单位剂量或者剂型。儿科药师必须经常准备稀释、重新包装或复合剂型。②大多数医疗机构只是围绕成年患者的需求,极少数工作人员接受了专门的儿科护理培训。③儿童由于器官功能不成熟,承受用药差错的能力低。④当出现一些正常反应时,儿童不能及时提供有效的反馈。最常见的儿科差错实例如表19-1所列。

表 19-1　常见的儿科用药差错类型

最常见的儿科用药差错类型	儿科用药差错最常见的原因
剂量/数量差错(37.5%)	执行缺陷(43%)
遗漏的错误(19.9%)	知识缺陷(29.9%)
未经授权的/错误的药物(13.7%)	不遵循程序/协议(20.7%)
处方错误(9.4%)	错误传达(16.8%)
错误给药技术/错误的时间/药物制备错误/剂型错误/错误给药途径	计算误差/计算机输入错误/监控不足或缺乏/泵的使用不当/文档错误

注:2006—2007 年美国药典 MEDMARX 数据库

　　美国市场上有超过 10 000 种药物未标有儿科使用说明,也没有在儿童或新生儿人群中进行相关研究。这使儿科和新生儿患者的用药差错风险增加。研究表明,大多数儿科用药差错主要发生在 2 岁以下。此外,根据 MEDMARX 数据库,将近 2.5% 的儿科用药差错会导致患者损伤。

　　儿科和新生儿重症监护病房是用药差错的高发地带。重症监护患者的治疗方案复杂,需要大量计算。通常药物的需求很紧急,工作人员在紧张的环境下又有额外的压力,就可能导致错误发生。差错、药物不良反应(ADRs)和药物相互作用就很常见。表 19-2 列出了被认为高风险的药物。这些药物需要"特别关注",因为它们已与儿科患者的高发病率和高病死率相关。高风险药物应该在患者完成体重称量,在药师和护士对患者给药前的双重检查后才可调配或使用。

表 19-2　高风险高警觉药物

氯化钾

氯化钠(高浓度)

胰岛素

麻醉镇痛药

肝素、华法林

化疗药物

镁剂

钙剂

多巴胺、血管活性药物

TPN（全胃肠营养药）

这些年来，关于儿科用药差错预防策略的几篇出色的报道已经发表。他们为系统的改进、以药房为单元的药师、教育、自动化和 CPOE 系统的优点提供建议。系统的改进包括药物浓度标准化，聘请专职人员和保持关注患者。单位式的临床药师的价值已被证明可以减少潜在的和实际的用药差错。研究证明药师参与预防、发现和更正患者医嘱，尤其是当药物的给药前审查与减小患者伤害具有明显相关性。CPOE 还可以减小用药差错。CPOE 潜在的优势很多，包括以下几点：减少重复化实验；能推荐便宜药物治疗；增加治疗途径；每年减少数百万美元；降低周转时间；节省药房时间；节省护理时间；减少 50% 的处方差错。然而，医院计算机系统和软件应用程序通常是为成人患者开发的。为成人患者提供医疗保障为所有医疗保障的 95%。而儿科只占了剩余的 5%，在美国 7000 所医院只有 1%(75)是儿童医院。专为成人设计的 CPOE 系统在儿科中适用。随着更多系统的自动化和 CPOE 的实施，计算机医嘱输入的错误风险将极大可能的提高。采用可靠的临床决策支持系统、设计最有效的工作流程对于安全最大化非常重要。

其他已投放到市场 CPOE 软件包括全肠外营养(TNP)医嘱和复合过程，这使得这种高风险的疗法与条形码更安全。条形码技术已经帮助改善药物的安全管理在床边减少用药错误报道。

工作环境等因素也易导致用药差错的发生。工作人员被频繁打断、长时间工作或值班、噪声过大及光线不足是数个导致用药差错常见的医院环境因素。表 19-3 例举更完整的影响因素。意识到并持续努力减少这些因素的影响，尤其是在执行计算时。

预防用药差错应侧重以下基本概念：①制定执行标准，完成医嘱；只使用通用名，不使用药物名称缩写，列出"不使用"的缩略语。②可标准化内容包括剂量、给药时间、储存、包装和标签;胰岛素和钾的剂量;潜在致命危险的相关药物。③单位剂量系统的药物分布。④简化,即限制输液泵类型的数目。⑤由药房负责的所有静脉注射的药物和解决方案。⑥显示可靠的过敏信息。⑦避免长时间连续工作。⑧电脑化的药物概况。⑨有效的药物不良事件监测系统。⑩采用列出"听似、看似"的药物并使用塔尔曼字母区分药物名称(例如:多巴胺与多巴酚丁胺和尼卡地平与硝苯地平)。

表 19-3　环境因素与用药错误关联

干扰:手机,传呼机
人员安排:临时的,经验不足的或者数量不够的员工
换班
患者转移
缺乏沟通交流
口头医嘱
紧急情况:蓝色代码,STAT 医嘱
信息不可用
患者姓名相同或相近
药物"类似或药名相近"或缩写相似
空间不足
电脑系统

自 2003 年以来,医疗机构评审联合委员会(JCAHO)每年都发表患者年度安全目标以提高患者安全和患者护理。目标重点在于医疗保健安全问题,以及如何解决这些问题。由于这些目标涉及用药安全,已列于表 19-4。

表 19-4　　2012JCAHO 患者安全目标

正确识别患者

NPSG.01.01.01　　通过至少两种方法识别患者。例如,通过患者的姓名和出生日期。这样做是为了确保每个患者得到正确的药物和治疗

NPSG.01.03.01　　在输血时,确保正确的患者等到正确的血液

加强员工的交流与沟通

NPSG.02.03.01　　及时将重要的测验结果通知正确的员工

安全用药

NPSG.03.04.01　　手术前,标签未标识的药品。例如药物的注射器、烧杯和水盆。将药品和一些器皿建立一个特殊的区域

NPSG.03.05.01　　服用薄血药物的患者需要额外的照顾

NPSG.03.06.01　　记录和传递关于患者的药物正确的信息。找出患者服用什么药物。将给患者哪些药物与新药进行比较。要让患者知道哪些药物在家里的时候服用。告诉患者每次他们去看医师时带上他们最新的药物清单是十分重要的

预防感染

NPSG.07.01.01　　使用疾病控制和预防中心或世界健康组织的手清洗指南。设定改善手部清洁的目标

NPSG.07.03.01　　使用可靠的方案预防难治性感染

NPSG.07.04.01　　使用可靠的方案预防中央静脉血行感染

NPSG.07.05.01　　使用被证实的准则,以预防术后感染

NPSG.07.06.01　　使用被证实的准则来预防由导管引起的泌尿道感染

识别患者的安全风险

NPSG.15.01.01　　找出哪些患者最有可能试图自杀

预防手术中的差错

正确识别患者	
UP. 01. 01. 01	确保给正确的患者的正确部位做正确的手术
UP. 01. 02. 01	在患者正确标记的位置做手术
UP. 01. 03. 01	手术前暂停确保不犯任何错误

　　JCAHO 还罗列了官方"不能使用"常用缩略语导致用药差错见表 19-5。

表 19-5　JCAHO 官方"不使用"常用缩略语

不使用	潜在的问题	使　用
U(单位)	误认为"0",数字"4"或"cc",存在 10 倍错误	写成"unit"
IU(国际单位)	误认为 I.V(静脉注射)或数字 10	写成"international u-nit"
Q.D.,QD,q.d.,qd(每天)	互相看错	写成"every other day"
Q.O.D.,QOD,q.o.d.,qod(每隔 1 天)	Q 之后误认为"I","0"误认为"I";存在 4 倍错误	
Trailing zero(X. 0 mg)	小数点消失	写成 X mg
缺乏小数点前的零(.X mg)	存在 10 倍的错误	写成 0.X mg
MS	可认为是硫酸吗啡或硫酸镁	写成"morphine sulfate"
MSO_4 and $MgSO_4$	互相误认	写成"magnesium sulfate"

　　减少用药差错的最佳办法是预测在你的机构中发生的错误,意识到用药差错通常是系统错误和非人为错误。错误的发生几乎都是多因素的,鼓励报道错误,了解哪些患者人群处于高风险状态,了解哪些过程出了差错,并把重点放在这些方面进行改进。知道哪些药物是高危药物,会使患者处于高风险状态,开发需要格外谨慎,确保安全的程序。

其他文献中提供的关于儿科用药差错和药物不良反应的报道请参阅相关文献。

儿童药物不良反应

在美国,药物不良反应仍然是造成发病率和病死率的主要原因,具有负面经济效应,估计每年损失超过 300 亿美元。据估计在美国 2%～6%患者住院是由于处方药物不良反应。介于 5%～30%的入院患者曾经历过药物不良反应。住院患者的药物致命反应发生率约为 0.3%。在美国,上市药物的毒副作用是排名第 10 位的死亡原因。有许多对药物不良反应的不同定义。世界卫生组织(WTO),美国食品药品监督管理局(FDA),卫生系统药师协会(ASHP)的版本详见表 19-6。

在正确服用药物的情况下,药物不良反应还是可能发生。在正确的时间根据正确的指示服用正确剂量的药物,仍然会出现药物不良反应。大多数不良反应是在新药上市前的临床试验阶段发现的,那个阶段的所有药物不良反应均需要向 FDA 和药品制造商报告。一旦药物通过FDA 批准上市,药物不良反应报告就是自愿的。自愿报告依赖于医疗专业人员的诚意和善意,故易导致药物不良反应的严重漏报。因此,药物不良反应的实际发生率是未知的。2001 年,Carleton 等报道:美国,医师自愿向 FDA 报告药品不良反应为每 336 年 1 次,而药师报告率为每26 年 1 次。这些比例是根据美国医师和药师的数量和 1997—1998 年报告给 FDA 不良反应人数所统计得到的。保守估计,美国 5%的住院治疗是由于药物不良反应引起的。1994 年,医院共有 720 万例严重药物不良反应,其中 10.6 万例的不良反应是致命的。

表 19-6　药物不良反应定义

组　织	定　义
1.WHO	指在常规剂量下,以预防、诊断或治疗为目的的药物使用所引发的任何有害的,非预期的药物反应
2.FDA	药物使用相关的任何经验,无论是否与药物有关,包括任何不良反应、损伤、毒性或引起过敏反应,或者完全无疗效

组　织	定　义
3.ASHP	药物的任何意外,或过度反应
	(1)要求停药
	(2)要求更改药物治疗方案
	(3)要求修改剂量
	(4)要求入院治疗
	(5)延长住院时间
	(6)要求支持治疗
	(7)使诊断复杂
	(8)负面影响预测
	(9)导致短暂性或永久性的伤害,残疾或死亡

　　由于目前市场上超过 75% 的药物还没有对儿童患者进行研究,也没有标记儿科使用的适应证,因此,儿童的药物不良反应还不太清楚。已经有许多临床医师指出儿童是"治疗孤儿"。此外,婴幼儿不能评估和表达自己对药物的反应。由于婴幼儿不成熟的器官系统和不同的代谢途径,成人研究获得的信息不能直接应用于婴幼儿。对于在儿科应用的药物信息通常是不包括在该药的说明书中的。相反,会出现:"未批准用于年龄<12 岁的儿童"或"对儿童的安全性和有效性尚未确定"。已经提出了儿科药物不良反应监测和报告的主动监测系统。关于儿科住院患者的药物不良反应的报道发生率将会发生变化的前沿研究,其中说明取决于疾病的严重性和并发药物的数量。报道药物不良反应的发生率为 4.4%~16.8%。Gill 等的前沿研究,儿科 ICU 的药物不良反应的发生率为 7%。另一项前沿研究,Weiss 等在儿科隔离病房研究药物不良反应,在他们的研究中,21.5% 的患者发生不良反应。儿童报告药物不良反应的主动监测系统通过家庭儿科医师网络报告发生率占非住院患者的 1.5%。显然,主动报告在像医院这样的受控制的环境下可能更好,可获得更完整的数据。Le 等综述了以社区为基础的三级护理,儿童教学医院为期 10 年的儿童药物不良反应的回顾性群组研究,共有 1087个药物不良反应报告,占总发病率的 1.6%。该发生率与前瞻性的、主动监测方法的先前报告率相比极低。主动监测系统必须落实到位,因为

缺乏儿科药物不良反应报道,仍然是个严重的问题。

　　表 19-7 中列出了儿科患者药物不良反应报告中的药物种类。表 19-8 列出了报道在文献中的儿科药物不良反应类型。

表 19-7　儿科患者药物不良反应的前 10 种药物

药物种类	频率
1.抗生素	常用
2.麻醉镇痛药	
3.抗惊厥药	
4.镇静药/抗焦虑药/催眠药	
5.抗肿瘤药	
6.抗真菌药	
7.胃肠道药物	
8.皮质激素	
9.心血管药物	
10.免疫球蛋白	不常用

表 19-8　儿科药物不良反应的前 10 种类型

药物不良反应类型	频率
1.皮疹	常见
2.红肿	
3.瘙痒,风疹块	
4.血压发生变化	
5.发热、发冷、颤栗	
6.中性粒细胞减少症、血小板减少症	
7.心律失常	
8.呼吸抑制	
9.肾功能下降	
10.肝功能检验异常	不常见

　　对儿科药物不良反应上市后监测不能过分强调。报告系统必须改

进,并且报告必须强制,不再是自愿的。所有医院都要求具备药物不良反应报告系统。大多数包括对药物不良反应报告的FDA的医学观察项目的使用。FDA将通知所有报告药物不良反应的药品制造商,并要求其跟踪关注相关报告。图19-1列举了一个退伍军人卫生保健系统的通报系统。

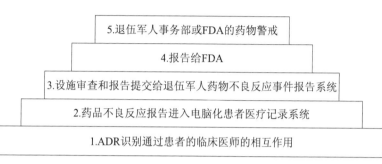

5.退伍军人事务部或FDA的药物警戒

4.报告给FDA

3.设施审查和报告提交给退伍军人药物不良反应事件报告系统

2.药品不良反应报告进入电脑化患者医疗记录系统

1.ADR识别通过患者的临床医师的相互作用

图19-1 退伍军人事务部健康系统的过敏及药物不良反应链的金字塔表示形式

药物基因组学是对药物反应个体差异的遗传作用研究。它是指所有确定药物行为的许多不同的基因研究概况。药物基因组学领域已取得一定进展,以帮助识别儿童和成人的严重、致命的不良反应的遗传基础。例如,在患者CYP2C9和VKORC1基因变异检测可防止患者服用华法林后出血风险增加。药物基因组学领域的快速发展目的在于建立一种改善药物治疗和实现效益最大化、不利影响和毒性最小化的合理方法。这些方法是"个体化医疗"的前提,药物治疗将针对每个患者的基因进行优化。近年来,蒽环类药物的心脏毒性基因、顺铂致聋和可待因的快速药物代谢基因已被确定。随着药物治疗前基因筛选试验的未来发展,这些已知的不良反应可减少或避免。在此之前,药物不良反应的报道制度必须改进。

参考文献

[1] Kohn LT,Corrigan JM,Donaldson MD (eds).Institute of Medicine,Committee on Quality Health Care in America. To err is human: building a safer health system. Report of the Institute of Medicine. Washington,DC: National Academy Press,2000.

[2] Crowley E,Williams R,Cousins D.Medication errors in children: a descriptive summary of medication error reports submitted to the United States Pharmacopeia.Curr Ther Res,2001,26:627-640.

[3] Poole RL,Benitz WE.Medication errors in children.JAMA,2001,286(8): 915-916.

[4] Folli HL, Poole RL, Benitz WE, et al. Medication error prevention by clinical pharmacist in two children's hospital.Pediatrics,1987,79:718-722.

[5] Bates DW,Cullen DJ,Laird LA,et al.Incidence of adverse drug events and potential adverse drug events.Implications for prevention.ADE Prevention Study Group.JAMA,1995,274:29-34.

[6] Levine SR,Cohen MR,Poole RL,et al.Guidelines for preventing medication errors in pediatrics.J Pediatr Pharmacol Ther,2001,6:426-442.

[7] Fernandez CV,Gillis-Ring J.Strategies for the prevention of medical error in pediatrics.J Pediatr,2003,143(2):155-162.

[8] Anderson BJ,Ellis JF.Common errors of drug administration in infants. Paediatr Drugs,1999,1(2):93-107.

[9] URL:http://www.jointcommission.org/sentinel_event_alert_issue_39_ preventing_pediatric_medication_errors/.

[10] Dickson CJ, Wagner DS, Shaw BE, et al. A systematic approach to improving medication safety in a pediatric intensive care unit.Crit Care Nurs Q,2012,35:15-26.

[11] Kaushal R,Bates DW,Landrigan C,et al.Medication errors and averse drug events in pediatric inpatients.JAMA,2001,285: 2114-2120.

[12] Beckett RD,Sheehan AH,Reddan JG.Factors associated with reported preventable adverse drug events: a retrospective, case-control study. Ann Pharmacother,2012,46:634-640.

[13] Upperman JS,Staley P,Friend K,et al.The impact of hospital wide computerized physician order entry on medical errors in a pediatric hospital.J Pediatr Surg,2005,40:57-59.

[14] Abramson EL, Patel V, Malhortra S, et al. Physician experiences transitioning between an older versus newer electronic health record for electronic prescribing.Int J Med Inform,2012,81(8):539-548.doi:10.1016/ j.ijmedinf.2012.02.010 Epub 2012.

[15] Richardson B, Bromirski B, Hayden A.Implementing a safe and reliable

process for medication administration.Clin Nurse Spec,2012,26(3):169-176.doi:10.1097/NUR.0b013e3182503fbe.

[16] MMS.URL: www.montereymedicalsolutions.com,2006.

[17] JCAHO.URL: www.jointcommission.org,2012.

[18] Ricci M, Goldman AP, de Leval MR, et al. Pitfalls of adverse event reporting in paediatric cardiac intensive care. Arch Dis Child,2004,89:856-859.

[19] Cimino MA,Kirschbaum MS,et al.Assessing medication prescribing errors in pediatric intensive care units.Pediatr Crit Care Med,2004,5:124-132.

[20] Ross LM,Wallace J,Paton JY.Medication errors in a paediatric teaching hospital in the UK: five years operational experience.Arch Dis Child,2000,83:492-497.

[21] Sullivan JE,Buchino JJ.Medication errors in pediatric-the octopus evading defeat.J Surg Oncol,2004,88:182-188.

[22] Carleton B, Lesko A, Milton J, et al. Active surveillance systems for pediatric adverse drug reactions: an idea whose time has come.Curr Ther Res,2001,62(10):738-742.

[23] Carlton B,Poole RL,Milton J,et al.The pediatric adverse reaction reporting system.J Pediatr Pharm Pract,1999,4(6):284-307.

[24] Gill AM, Leach HJ, et al. Adverse drug reactions in a pediatric intensive care unit.Acta Paediatr,1995,84:438-441.

[25] Wiss J,Krebs S,et al.Survey of adverse drug reactions on a pediatric ward: a strategy for early and detailed defection.Pediatrics,2002,110:254-257.

[26] Menniti-Ippolito F,Rachetti R,et al.Active monitoring of adverse drug reactions in children.Lancet,2000,355:1613-1614.

[27] Le J,Nguyen T,et al.Adverse drug reactions among children over a 10-year period.Pediatrics,2006,118(2):555-562.

[28] Emmendorfer T,Glassman PA,Morre V,et al.Monitoring adverse drug reactions across a nationwide health care system using information technology.Am J Health Syst Pharm,2012,69:321-328.

[29] Neville KA, Becker ML, Goldman JL, et al. Developemental pharmacogenomics.Paediatr Anaesth,2011,21:255-265.

[30] Zdanowicz MM.Pharmacogenomics: Past,present,and future,In concepts in pharmacogenomics.Bethesda,MD: American society of health-system

pharmacists,2010.

[31] Koren G, Cairns J, Chitayat G, et al. Pharmacogenetics of morphine poisoning in a breast fed neonate of a codeine-prescribed mother. Lancet, 2006,368:704.

[32] Visscher H,Ross CJD,Rassekh R,et al.Pharmacogenomic prediction of anthracycline-induced cardiotoxicity in children.J Clin Oncol,2011,29:1-12.

[33] Mukherjea D, Rybak LP. Pharmacogenomics of cisplatin-induced ototoxicity.Pharmacogenomics,2011,12(7):1039-1050.

[34] Carleton BC,Poole RL,Smith MA,et al.Adverse drug reaction active surveillance: Developing a national network in Canada's children's hospitals. Pharmacoepidemiology and drug safety,2009,18:1-8.

索引